Pourquoi LES RÉGIMES FONT GROSSIR

SANDRA AAMODT

Pourquoi LES RÉGIMES FONT GROSSIR

Hugo Doc

Ouvrage dirigé par Sophie Descours
Traduction : Danielle Lafarge
Graphisme de couverture et intérieur : Laetitia Kalafat

Titre original : *Why Diets Make Us Fat*

1re publication par Current, un label de Penguin Publishing Group, département de Penguin Random House LLC

34-36, rue La Pérouse, 75116 Paris
www.hugoetcie.fr

ISBN : 978-2-7556-2935-4
Dépôt légal : février 2017

Imprimé en Espagne par CPI Blackprint

Introduction

Il y a quelques années, mon mari et moi avons rendu visite à des amis qui avaient deux jeunes adolescentes. Elles étaient toutes les deux belles, intelligentes et aimées de leurs parents, mais une seule était mince. L'autre avait commencé à prendre du poids à la puberté et ses parents ne savaient pas quoi faire. Ils avaient beau lui dire de manger moins et de bouger plus, lui préparer des menus spéciaux… l'aiguille de la balance poursuivait inexorablement sa montée.

Leur souci de bien faire ne faisait qu'empirer la situation. Elle traînait les pieds pour venir à table et, quand ils parvenaient à la persuader de partager leur repas, elle mangeait du bout des lèvres. Par contre, la nourriture disparaissait subrepticement du réfrigérateur la nuit. Au lieu d'aider la jeune fille à maigrir, l'anxiété parentale ne faisait qu'accroître ses troubles de comportement alimentaire et augmenter sa prise de poids.

Je savais bien ce qu'elle ressentait, parce que j'avais moi-même connu les mêmes problèmes à l'adolescence : je me détestais parce que je n'arrivais pas à satisfaire aux diktats culturels de la maigreur. Maintenant que je suis devenue neuroscientifique, je connais les fondements biologiques de ces souffrances. Il a été maintes fois démontré que les régimes – la volonté de manger moins pour perdre du poids – fonctionnent rarement à long terme et que leurs effets secondaires indésirables sont considérables.

Quand j'ai découvert ces preuves, après avoir passé trente ans à perdre et à reprendre les mêmes 10 kg, ma relation à la nourriture en a été transformée. Au début, je n'étais pas sûre que ce changement d'approche soit efficace. J'ai donc tenté une expérience. Au Nouvel An 2010, j'ai pris pour résolution de passer une année entière sans faire de régime, ni me peser, et de faire du sport tous les jours. J'ai été si contente du résultat que, depuis, j'ai gardé ces trois bonnes habitudes. Pendant la première moitié de ma vie d'adulte, mon poids avait tendance à fluctuer d'une vingtaine de kilos selon que je m'affamais ou que je me goinfrais. Désormais, il reste stable, même si je ne me stresse plus à propos des calories. Et des études ont démontré que mon expérience n'a rien d'extraordinaire.

Si les régimes étaient efficaces, nous serions tous minces à l'heure qu'il est. Au lieu de ça, des centaines de millions de gens se sont engagés dans une guerre perdue d'avance : ils se battent non pas contre un ennemi extérieur, mais contre leur propre corps. Aux États-Unis, 108 millions de personnes ont entamé un régime l'année dernière – et la moitié d'entre elles n'étaient pas en surpoids. Pourtant, des études ont démonté que les personnes qui ont fait un régime reprennent presque toujours, dans les années qui suivent, les kilos perdus, quel que soit le régime suivi. D'ailleurs, elles prennent souvent plus de poids qu'elles n'en ont perdu. En moyenne, sur une période de cinq ans, les personnes qui ont fait un régime pèsent plus que les personnes qui avaient le même poids de départ et qui n'ont pas fait de régime.

Beaucoup de gens sont persuadés que, s'ils ne font pas attention à ce qu'ils mangent, ils risquent de grossir, de tomber malades et de mourir précocement. Cette croyance répandue prend le problème à l'envers. À long terme, les gens grossissent et sont en mauvaise santé à cause des régimes, car ces derniers les empêchent de ressentir la faim, ce qui augmente leur vulnérabilité face au grignotage émotionnel et aux campagnes de marketing de l'industrie agroalimentaire. Des recherches indiquent que le cycle infernal de la perte et de la prise de poids n'est pas meilleur pour la santé que le maintien d'un poids plus élevé avec un mode de vie sain. L'exercice élimine la plupart des risques pour la santé liés à l'obésité et il aide aussi à prévenir la prise de poids future. Mais seulement si les gens n'arrêtent pas de faire du sport lorsqu'ils découvrent que cela ne leur fait pas perdre du poids.

Lorsque nous aurons compris comment le cerveau régule le poids, nous pourrons arrêter de nous battre contre ce système de régulation et, au contraire, apprendre à le laisser nous aider. Tout comme le corps a besoin d'un certain nombre d'heures de sommeil, le cerveau a une fourchette de poids privilégiée qu'il va s'efforcer de défendre pour chacun d'entre nous. Chez la plupart des gens, le système cérébral de régulation du poids maintient un poids de forme stable, à condition qu'on lui laisse faire son travail. Ce système fonctionne surtout au niveau inconscient en influant sur la faim et sur l'activité de diverses façons, ainsi que sur le métabolisme en modifiant la quantité d'énergie brûlée par les muscles. Il est difficile de perdre durablement du poids car, lorsqu'une personne en surpoids mincit grâce à un régime, le cerveau réagit exactement comme si une personne mince se privait de nourriture. Cela déclenche un mécanisme irrépressible visant à maintenir le poids corporel dans une certaine fourchette.

La croyance selon laquelle faire un régime permet de contrôler son poids est non seulement infondée, mais elle est aussi dangereuse. J'ai écrit ce livre parce que j'ai vu trop d'enfants en bonne santé devenir des adolescents obnubilés par les régimes et s'apprêtant à devenir des adultes perpétuellement en lutte contre la prise de poids et les désordres alimentaires. Les parents contribuent souvent sans s'en rendre compte à ces problèmes en harcelant leurs enfants à propos de leur poids ou en surveillant eux-mêmes constamment ce qu'ils mangent. Avec l'aide d'un bon thérapeute, la fille de nos amis a réussi à améliorer son rapport à la nourriture. J'aimerais que nous y arrivions tous, pour nos enfants et pour nous-mêmes.

Notre obsession de la perte de poids ne nous fait pas mincir et elle ne nous rend pas non plus en meilleure santé. Par conséquent, il est temps d'essayer une nouvelle méthode. Si les régimes n'ont pas marché, ce n'est pas par manque de volonté ou par la faute d'une quelconque défaillance de votre part. Au contraire, c'est la preuve que votre cerveau fonctionne correctement. Dans ce livre, je vous présenterai des méthodes efficaces.

PARTIE 1

LE PROBLÈME DES RÉGIMES

1

Mon poids fait le yo-yo

Le mariage de sa fille aînée a été la goutte qui a fait déborder le vase. Dennis Asbury évitait de se regarder dans la glace, mais il ne pouvait pas demander à sa femme de ne pas montrer les photos de la cérémonie. Il avait du mal à admettre qu'à 45 ans il pesait 130 kg pour 1,75 m et 130 cm de tour de taille. En raison du stress engendré par son travail de directeur des services de l'environnement de sa commune, il mangeait trop depuis des années. Aujourd'hui, il en payait l'addition. À l'occasion d'une visite chez le médecin, il demanda au praticien de l'aider à perdre du poids.

Comme 6 millions d'Américains, on lui a prescrit du fenfluramine-phentermine, mieux connu sous la dénomination de fen-phen[1]. Le cocktail de substances inonda le marché en 1996, après une grande campagne de marketing orchestrée par son fabricant, l'entreprise pharmaceutique American Home Products, basée sur une étude menée durant quatre ans auprès de 121 patients seulement. D'après Dennis, le médicament produisait des effets miraculeux. Après avoir avalé la première pilule, il eut l'impression d'être dans le corps d'un autre. Pour la première fois depuis des années, il parvenait à se concentrer sur son travail sans penser à son prochain repas. Cela l'encouragea à se lancer avec enthousiasme dans un régime.

Étant naturellement porté sur les chiffres, Dennis aborda sa nouvelle hygiène de vie avec un état d'esprit de comptable, consignant la moindre bouchée de nourriture avalée et la moindre minute d'activité physique pratiquée. Il était persuadé que tout se déroulerait pour le mieux du moment qu'il parvenait à tenir ses comptes correctement. Cela valait aussi bien pour un bilan financier qu'un bilan calorique. Il renonça à tous les petits plats qu'il aimait tant et s'efforça de bouger le plus possible, n'hésitant pas à se réveiller à 3 heures du matin pour aller marcher. « Heureusement que je travaillais pour la ville. La plupart des agents de police me connaissaient. » Le soir, il marchait au moins une heure, puis il faisait de la musculation. Au lieu de rééquilibrer son alimentation, il s'efforçait de limiter ses apports caloriques au maximum et il lui arrivait même de se restreindre à 600 calories plusieurs jours d'affilée. Au bout de six mois, il pesait 72 kg. Il était enthousiaste, tout comme son épouse et son médecin, qui lui dit d'arrêter son traitement au printemps 1997. Le plus dur était passé, se disait Dennis, même s'il envisageait de continuer à consigner le nombre de calories et de minutes d'activité physique pour éviter de reprendre du poids.

En réussissant à perdre autant de poids grâce à un régime et à la pratique d'activités physiques, Dennis avait déjà défié les statistiques. Les hommes dans sa fourchette de poids initial n'ont qu'une chance sur 1 290 par an d'atteindre la fourchette normale[2]. Pourtant, ne pas reprendre les kilos durement perdus est encore plus difficile, comme le révèlent les études. D'abondantes preuves scientifiques démontrent que la plupart des personnes qui perdent beaucoup de poids finissent par le reprendre à long terme. Ce n'est pas parce qu'elles sont fainéantes ou qu'elles manquent de volonté. Le coupable, c'est la biologie et plus particulièrement la capacité du cerveau à lutter contre la perte de poids.

La fourchette de poids visée par le cerveau

Le cerveau dispose de moyens efficaces pour défendre la fourchette de poids qu'il considère comme sa cible. À proprement parler, cette cible, que l'on nomme aussi le « juste poids », est plutôt une fourchette qui couvre une plage de 5 à 8 kg. Le poids fluctue assez facilement à l'intérieur de cette fourchette au fil de l'évolution du mode de vie, mais il est difficile de rester au-dessous du poids visé par le cerveau. La fourchette visée par ce dernier peut changer dans le temps, mais elle a davantage tendance à monter qu'à descendre. Ce déséquilibre signifie que la prise de poids est souvent irréversible. On peut être plus mince à long terme si l'on se concentre sur le fait d'enrayer la tendance à la hausse de la fourchette de poids visée par le cerveau au lieu de s'évertuer à perdre les kilos installés depuis longtemps.

Le système cérébral de régulation du poids a deux priorités essentielles : le poids corporel doit rester stable et il ne doit pas trop baisser. Tout au long de l'histoire de l'humanité, ou presque, ces deux objectifs étaient parfaitement sensés (la famine étant un sort bien pire que l'obésité). Mais dans la vie moderne, marquée par une abondance de nourriture riche en calories, la deuxième priorité est devenue problématique pour beaucoup de gens. Les efforts visant à mettre à mal la résistance du cerveau face à la perte de poids finissent souvent par augmenter l'influence de stimuli externes comme la publicité, qui encourage la boulimie.

Souvent, si les gens sont obèses, c'est parce que leur cerveau considère que ce poids est juste pour eux. Si une personne ayant un poids initial de 60 kg suit un régime et passe à 40 kg, son cerveau décrétera l'état d'urgence et se servira de tous les moyens à sa disposition pour ramener le poids à la normale – il se produit exactement la même chose chez une personne pesant 150 kg qui perd 50 kg. Même si l'on suppose souvent que le cerveau est capable de faire la différence entre poids normal et surpoids, lorsqu'il s'agit de perte de poids, de nombreuses preuves démontrent qu'il n'en est rien.

Tous les experts s'accordent sur le fait que le taux de réussite à long terme de la perte de poids est faible; le tout est de savoir à quel point. D'après les chercheurs optimistes, 80 % des personnes qui s'efforcent de perdre du poids le reprennent dans les années qui suivent, tandis que d'autres considèrent que le taux est plus proche de 100 %. Le chiffre exact dépend de la définition de la réussite: quelle quantité de poids perdue sur quelle période. En appliquant la marge de tolérance la plus élevée – 10 % de poids perdu et non repris sur toute la vie (hors périodes de grossesse) pendant au moins un an au moment de l'étude – le magazine *Consumer Reports* a établi le constat qu'un quart des personnes en surpoids avaient réussi à en perdre. En se basant sur la même définition, une autre étude[3] a démontré que 21 % des personnes obèses étaient concernées.

Si l'on en croit ce critère, j'ai moi-même suivi un régime avec succès. En 2008, mon mari et moi avons entrepris une traversée du Pacifique à bord d'un voilier de 13 mètres au départ de San Francisco. Non seulement ce n'était pas facile de faire de l'exercice pendant la traversée, mais il était difficile de se procurer des produits frais à un prix raisonnable sur de nombreuses îles du Pacifique Sud où nous avons fait escale. Associées au stress et au manque de sommeil (nous étions de quart à tour de rôle), ces conditions formaient une conjonction parfaite pour une prise de poids. Cinq mois plus tard, lors de notre arrivée en Nouvelle-Zélande, j'avais pris 10 kg.

Lorsque nous avons eu de nouveau accès aux chemins de randonnée et aux marchés locaux, je me suis mise au régime pendant plusieurs mois pour retrouver mon poids normal. Depuis, j'ai réussi à ne pas reprendre ces kilos superflus sans déployer d'efforts particuliers – parce que ce poids plus élevé dépassait la fourchette de poids visée et que mon cerveau n'essayait pas de m'y ramener à tout prix. En général, les personnes qui dépassent temporairement leur fourchette de poids normal, pendant une phase dépressive par exemple, ont plus de facilité à maigrir et à ne pas reprendre les kilos perdus, surtout si elles ne sont pas restées à ce poids élevé trop longtemps.

La fourchette de poids visée par le cerveau de la majorité des gens est proche de leur poids actuel, même si celui-ci peut varier en fonction de leurs habitudes. Les personnes qui grignotent ou qui mangent souvent quand elles n'ont pas faim entretiennent souvent un poids supérieur à leur juste poids. Les personnes qui ont souvent faim ou froid sont probablement en dessous. Pour connaître la fourchette de poids visée par votre cerveau, cessez de vous priver de nourriture, mangez uniquement quand vous avez faim et arrêtez de manger quand vous êtes rassasié. Dans un délai de six mois à un an, votre poids devrait se stabiliser à la fourchette de poids désirée par votre cerveau.

Affirmer qu'il n'est pas possible de baisser la fourchette de poids visée par le cerveau en changeant d'habitudes alimentaires et en bougeant plus ne revient pas à dire que notre alimentation n'a aucune influence sur notre poids. Il est évident qu'elle exerce un effet déterminant, surtout à court terme. Il est facile de faire baisser la température dans une maison en laissant la fenêtre ouverte par une journée froide, mais cela ne change pas le réglage du thermostat qui va déclencher le chauffage pour compenser la chute de température. Le système cérébral d'équilibre énergétique fonctionne de la même façon : il réagit aux actions des régimeurs en déployant de puissants outils afin de ramener leur poids à sa valeur de départ.

Le « thermostat » du poids se situe dans une région du cerveau qui se nomme l'hypothalamus. Cette zone contient des neurones qui régulent diverses fonctions vitales basiques allant du désir sexuel au sommeil, en passant par la température du corps ou la faim et la soif, essentiellement sans que l'individu en ait véritablement conscience. La partie de l'hypothalamus qui régule l'équilibre énergétique reçoit différents signaux du corps relatifs aux stocks de lipides, au taux de glycémie, aux apports en éléments nutritifs, aux rations alimentaires, etc. En réponse, l'hypothalamus agit sur la faim, l'activité et le métabolisme pour maintenir le poids corporel dans la fourchette visée par le cerveau.

« Quoi de plus agréable que d'être mince ? », nous affirment les coachs en amincissement. Comment se sent-on lorsque l'on est nettement en dessous de la fourchette visée ? On a faim, on a froid et on se sent raplapla. Avec un métabolisme plus bas, on brûle moins d'énergie, ce qui signifie que l'on produit moins de chaleur corporelle. L'hypothalamus économise aussi l'énergie en réduisant les mouvements inconscients, comme le fait d'agiter la jambe quand on est assis – une autre façon de se tenir chaud. En résumé, si l'hypothalamus n'est pas heureux, le corps ne l'est pas non plus.

Mon mari n'a jamais oublié l'intensité de ce sentiment, même s'il l'a éprouvé voilà plus de trente ans. Un été, après avoir fini ses études, il est parti randonner en solitaire en Alaska. Il a mal calculé la quantité de nourriture dont il aurait besoin. Durant les préparatifs, il n'avait pas anticipé les besoins énergétiques supplémentaires engendrés par la marche dans la toundra, un terrain plus accidenté que celui des chemins, ou par le maintien de la température corporelle dans un environnement froid. Il a perdu 5 kg en trois semaines. Il était constamment tenaillé par la faim. Lorsqu'il a retrouvé la civilisation et un environnement dans lequel il pouvait manger à sa faim, il est demeuré obnubilé par la nourriture. Il mangeait autant qu'un ouvrier du bâtiment, il ingurgitait des piles de sandwiches au fromage fondu et autres matières grasses et continuait à se gaver même lorsque son estomac criait grâce. Quand son poids est revenu dans la fourchette normale, sa boulimie a cessé.

L'effet « cliquet »

La vie moderne offre de nombreuses occasions de faire grimper peu à peu la fourchette de poids visée par le cerveau. Quand la puberté modifie la proportion et l'emplacement de la graisse corporelle, elle peut causer une prise de poids durable et engendrer des crises d'angoisse chez l'adolescent. Lorsque, pour une raison quelconque, on dépasse trop longtemps sa fourchette de poids habituelle, le cerveau peut commencer à défendre le poids plus élevé. La durée à partir de laquelle ce changement s'opère dans le cerveau varie d'une personne à l'autre, mais, en général, c'est une question d'années. La grossesse peut être une exception à cette règle, car elle peut engendrer une prise de poids permanente chez certaines femmes. Une prise de poids provisoire est plus facile à inverser peu après son occurrence, avant que le cerveau ne décide que la situation est la nouvelle normalité. Les personnes dont le juste poids a déjà augmenté peuvent parfaitement vivre longtemps et en bonne santé, comme nous le verrons dans la troisième partie.

La fourchette de poids visée par le cerveau a aussi tendance à augmenter lentement avec l'âge, de l'ordre d'une livre par an, surtout chez les personnes qui ne bougent pas assez. Ces kilos finissent par peser lourd au fil des décennies, mais de bons choix de mode de vie peuvent réduire ou prévenir cette prise de poids liée à l'âge. L'un des choix de mode de vie annonciateur d'une prise de poids est le passage à un régime à l'occidentale[4,5]. Des études sur le long terme ont révélé que les personnes qui consomment plus de plats préparés, plus de sucre, moins de céréales complètes et moins de fruits et légumes prennent plus de poids que les personnes qui ont des habitudes alimentaires diamétralement opposées.

Comme on pourrait s'y attendre, l'accès à une nourriture appétissante encourage la prise de poids chez les animaux de laboratoire comme chez les gens[6]. Les rongeurs qui reçoivent de la nourriture riche en lipides pèsent 10 % à 20 % de plus en moyenne que ceux qui reçoivent des rations ordinaires, surtout si le régime amélioré débute dès le plus jeune âge. (Chez une souris de laboratoire qui suit un régime riche en graisses, l'apport calorique est constitué de jusqu'à 70 % de lipides, alors que cette part est de 35 % à 40 % chez un individu moyen.) Les résultats varient d'un individu à l'autre, chez les rongeurs comme chez les gens, en fonction de l'hérédité. Certains animaux prennent du poids simplement en mangeant des rations ordinaires à volonté. D'autres n'avalent pas plus de calories en suivant un régime riche en lipides que lorsqu'ils suivent un régime ordinaire, comme cette collègue qui semble n'avoir aucun mal à résister à prendre un dessert à la cantine. En revanche, lorsque les chercheurs augmentent l'apport calorique de la nourriture mise à disposition, la plupart des animaux finissent par prendre du poids. Cette obésité induite par le régime explique probablement le mieux la hausse de l'obésité chez l'homme depuis quelques décennies.

Contrairement à la croyance populaire, le processus ne semble pas être réversible. Le maintien du poids corporel au-dessous de la fourchette visée, même pendant des années, n'incite pas le cerveau à considérer cet état de minceur comme un nouvel objectif[7]. Cette persistance est la raison fondamentale qui explique la difficulté à maintenir une perte de poids – parce que le cerveau continue à essayer de faire remonter le poids longtemps après que les personnes ont atteint leur objectif de poids et qu'elles ont repris le cours de leur vie. Il n'est donc pas judicieux d'essayer de perdre du poids en amorçant des changements de mode de vie qui ne peuvent pas être conservés éternellement. N'importe quelle autre méthode risque invariablement de se solder par un effet « yo-yo. »

Les quelques méthodes connues pour faire baisser la fourchette de poids visée par le cerveau ont des effets indésirables mortels. La cachexie, notamment, est un état de dénutrition dû à la maladie entraînant la perte d'appétit et une accélération du métabolisme des patients[8]. Ce trouble, observé chez les personnes atteintes du cancer, du SIDA, de la maladie d'Alzheimer et de beaucoup d'autres maladies, est probablement causé par une réaction inflammatoire qui agit sur le système cérébral de régulation du poids pour abaisser le juste poids. Cette réaction a tendance à se produire au stade terminal de ces maladies. Elle est difficile à traiter et finit par entraîner la mort du patient – ce n'est donc pas une méthode d'amaigrissement viable.

Commencer à fumer est un exemple de changement de mode de vie qui entraîne une perte de poids. La nicotine coupe l'appétit et augmente la quantité d'énergie brûlée en boostant le métabolisme. C'est pourquoi les personnes qui arrêtent de fumer ont tendance à prendre du poids[9]. Les chercheurs estiment que la baisse du nombre de fumeurs est responsable pour un quart de la hausse récente de l'obésité masculine et pour un sixième de l'obésité féminine[10]. Si vous êtes soucieux de votre santé, fumer est bien pire que quelques kilos que vous jugez superflus.

Beaucoup de gens pensent que le succès de la chirurgie bariatrique pour perdre du poids (anneau gastrique, gastroplastie, by-pass, etc.) prouve que manger moins peut conduire à une perte de poids durable si l'on suit scrupuleusement le programme. Étonnamment, les effets durables de cette forme de chirurgie sont aussi dus à son influence sur la fourchette de poids visée par le cerveau. Nous ne savons pas encore exactement comment l'intestin indique au cerveau que c'est le moment de perdre du poids, mais il paraît évident que la capacité de l'estomac n'est pas un critère.

C'est plus facile à démontrer chez le rongeur, car les chercheurs peuvent contrôler précisément leur alimentation et leur activité physique en laboratoire. Une étude a révélé qu'au cours des trois premières semaines qui suivent leur opération, les rats mangent moins qu'avant et perdent 20 % environ de leur poids[11]. Ensuite, ils consomment leur nombre de calories habituel (en mangeant moins et plus souvent qu'avant), mais ils ne retrouvent pas leur poids initial. Ensuite, lorsque les mêmes rats ont encore perdu du poids parce que les chercheurs leur ont fait suivre un régime basses calories, les rongeurs ont mangé davantage, jusqu'à ce qu'ils retrouvent leur poids postopératoire habituel. Même si les rats pouvaient manger assez pour prendre du poids, tout en conservant leur nouveau poids postopératoire inférieur, les chercheurs en ont conclu que l'intervention chirurgicale avait diminué le juste poids.

De même, les personnes qui subissent une intervention de chirurgie bariatrique ont tendance à perdre beaucoup de poids au cours des deux premières années, puis elles en reprennent une partie, ce qui démontre qu'elles peuvent manger suffisamment pour prendre du poids[12]. Les femmes qui se sont fait poser un anneau gastrique peuvent aussi prendre du poids pendant une grossesse, puis le perdre à nouveau. Toutefois, le cerveau des patients s'est ajusté à une nouvelle fourchette, puisque leur poids reste stable pendant cinq à quinze ans au moins après l'opération, avec une perte de 20 % à 30 % de leur poids de départ[13]. Beaucoup de patients signalent une diminution immédiate de l'appétit après l'intervention.

Malgré son efficacité, la chirurgie bariatrique est aussi sur la liste des méthodes pouvant entraîner la mort ou nuire irrémédiablement à la santé des personnes qui veulent perdre du poids. Le risque de décès suite à l'opération est de l'ordre d'un cas sur trois cents[14]. Pour cent personnes qui se font poser un anneau gastrique, entre sept et vingt d'entre elles retournent à l'hôpital à cause de complications postopératoires[15,16]. La plupart des patients subissent au moins un effet secondaire, les plus répandus étant la malnutrition et les calculs biliaires. Prendre des risques aussi graves n'est justifié que chez les personnes qui souffrent de problèmes de santé invalidants provoqués par le surpoids et non chez celles qui ne sont confrontées qu'au surpoids[17].

Malgré ces dangers, des cliniques peu scrupuleuses ciblent des femmes qui cherchent à améliorer leur apparence. La Food and Drug Administration (FDA, agence américaine des produits alimentaires et des médicaments) a demandé à deux entreprises californiennes de retirer des panneaux publicitaires vantant les mérites d'une opération sans mentionner les risques[18]. Si la santé arrive en tête de liste des motivations pour entreprendre cette intervention, on a du mal à expliquer pourquoi 84 % des personnes qui se sont fait poser un anneau en 2002 étaient des femmes[19]. Parmi les sujets remplissant les critères médicaux pour la chirurgie bariatrique, les femmes subissent trois fois plus d'opérations que les hommes. Leur volonté de prendre de tels risques met en évidence la pression culturelle subie par la population féminine pour rester mince.

Qu'en est-il des médicaments qui font maigrir comme celui qui a aidé Dennis Asbury ? Le fen-phen n'est plus en vente. En septembre 1997, la combinaison de molécules a été retirée du marché après que la FDA eut dénoncé un grave effet secondaire de la fenfluramine. Le médicament, qui a endommagé les valves cardiaques de 23 % des patients traités, a causé des centaines de décès[20]. Poursuivie en justice par un recours collectif, l'entreprise pharmaceutique Wyeth (ex-American Home Products) a provisionné 21,1 milliards de dollars pour les victimes[21]. Un cardiologue a déclaré que le cœur de Dennis était sain, mais, à sa grande surprise, il a reçu un petit chèque de la part du laboratoire dans le cadre de l'indemnisation financière. Le médicament avait joué son rôle en l'aidant à maigrir, mais, pour beaucoup d'autres, cette prescription a eu des conséquences désastreuses.

En 2012, treize ans plus tard, la FDA a autorisé la mise sur le marché du premier nouvel anorexigène. La décision a fait suite à une campagne de lobbying démarrée en 2010 qui avait coûté 60 millions de dollars à un consortium de cliniques d'amaigrissement, de médecins et de laboratoires[22]. En 2011, la commission de l'Agriculture du Sénat américain, qui contrôle les finances de la FDA, a demandé à l'agence de revoir ses positions sur de nouveaux médicaments contre l'obésité. Durant les trois années suivantes, cinq nouveaux médicaments ont été autorisés, alors que la FDA avait auparavant refusé trois d'entre eux (Belviq, Qsymia et Contrave), car les risques qu'ils présentaient pour la santé l'emportaient sur les bénéfices.

Les coupe-faim prescrits sur ordonnance sont efficaces uniquement lorsqu'ils sont associés à un régime pauvre en calories et à de l'activité physique. Mais leurs effets demeurent modestes : ils font perdre aux patients de 2 à 7 kg de plus en moyenne que si ces personnes avaient seulement suivi un régime. Aucun de ces anorexigènes ne modifie la fourchette de poids visée par le cerveau. Donc, lorsque le patient arrête son traitement, il reprend les kilos perdus dans l'année qui suit. Une autre méthode d'amaigrissement se présentant sous la forme d'un implant qui stimule le nerf vague pour réduire l'appétit a été autorisée en janvier 2015 aux États-Unis. Lors de la phase d'essais cliniques, les personnes qui utilisaient le dispositif ont perdu en moyenne 3,35 kg de plus au bout de dix-huit mois que celles qui suivaient seulement un régime et pratiquaient plus d'activité physique[23]. Cela paraît une bien piètre récompense pour le fait de porter un implant de type pacemaker dans le corps, avec tous les risques associés.

Les régimes sont inefficaces à long terme

Les personnes qui veulent maintenir leur poids au-dessous de leur juste poids devront lutter toute leur vie. Si les régimes pouvaient faire baisser la fourchette de poids visée par le cerveau, on pourrait s'attendre à ce que cela finisse par devenir automatique. Mais ce n'est pas comme ça que ça marche. La plupart des gens continuent à faire des efforts même après avoir maintenu une perte de poids sur une longue période. Une étude a révélé que, parmi les personnes qui avaient évité de reprendre 15 kg ou plus sur une période d'un an, plus d'un tiers ont repris du poids (7,5 kg en moyenne) l'année suivante[24]. Sur ceux qui ont atteint leur objectif de poids au bout d'une année, la moitié seulement ont affirmé que leur poids était resté stable toute l'année, ce qui suggère que le poids de l'autre moitié avait fait le yo-yo, et qu'ils n'étaient donc pas véritablement restés au même poids.

Les sujets de l'étude avaient plus de risques de reprendre les kilos perdus en fonction de différents critères : s'ils avaient perdu plus de poids que prévu, si la période de maintien de la perte de poids avait duré moins de deux ans, s'ils avaient l'habitude de faire le yo-yo ou s'ils avaient démarré l'année étudiée en ayant l'intention de perdre encore du poids. Un poids stable sur plusieurs années augmentait les chances de réussite durable, mais aucun groupe n'était idéal. Même parmi les personnes qui avaient maintenu leur perte de poids pendant au moins quinze ans, 20 % d'entre elles avaient repris plus de 2,5 kg au cours de l'année suivant leur régime. Les études portant sur les personnes qui ont réussi à ne pas reprendre de poids révèlent leur secret : elles comptent les calories, pratiquent une activité physique quotidienne et sont au régime toute leur vie. C'est difficile et les personnes qui y parviennent ont placé la gestion de leur poids au cœur de leurs priorités, au détriment des autres objectifs qui pourraient bénéficier de ce temps et de ces efforts.

Nous connaissons tous quelqu'un qui a perdu du poids et qui ne l'a pas repris, mais conseiller cette méthode comme étant applicable à tous est une erreur, car la majorité de ces personnes ne peut pas suivre un régime pendant des années. De plus, il arrive que notre corps s'accroche si fermement à ses kilos en trop que rien ne pourrait le faire mincir, à part un régime draconien. Par ailleurs, on a tendance à mieux se souvenir du cas particulier des personnes qui ont réussi. Si vous passez en revue toutes vos relations, vous trouverez probablement beaucoup plus d'exemples de personnes qui ont perdu du poids et qui l'ont repris que des gens qui ont réussi à maigrir à long terme.

Pour émettre des affirmations à propos de régimes efficaces, nous devons examiner un grand nombre de cas au lieu de nous focaliser sur quelques témoignages probants. Une analyse portant sur plusieurs études a examiné les résultats à long terme de tentatives de pertes de poids[25]. Un an après le début d'un régime, en moyenne, les sujets avaient perdu 6 % de leur poids de départ – et ils ne maigrissaient pas davantage. Par exemple, une personne qui avait entamé un régime alors qu'elle pesait 100 kg était descendue à 94 kg. Puis l'aiguille de la balance avait commencé à remonter. Peu à peu, les kilos revenaient et la perte de poids avait de bonnes chances de s'inverser au bout de cinq ans et demi en moyenne. Il n'y avait aucun signe de ralentissement de la reprise de poids quatre ans après le régime, dernière période analysée. Une autre synthèse de plusieurs études a également démontré que le maintien de la perte de poids est rare[26]. Les auteurs en ont conclu que 15 % uniquement des personnes au régime ont réussi à maintenir un poids de 11 kg au moins au-dessous de leur poids initial pendant trois ans ou plus. Et plus les gens perdaient de poids, plus ils avaient de risques de le reprendre.

En privé, l'industrie de l'amaigrissement est d'accord avec ces chiffres. Un rapport adressé à des professionnels affirme que, sur les 231 millions d'Européens qui ont essayé de faire un régime en 2002, 1 % d'entre eux ont réussi à perdre du poids de façon permanente[27]. Si aider les gens à perdre du poids est un modèle économique, disposer d'un gigantesque vivier de clients fidèles est de bon augure pour le chiffre d'affaires.

Quand des études démontrent « l'efficacité » d'un régime particulier, il faut vérifier la durée de la période étudiée pour déterminer si la perte de poids n'est pas que temporaire. La plupart des études ne portent que sur une période de six mois et rares sont celles qui suivent les participants pendant plus d'un an par manque de moyens financiers, mais peut-être aussi par crainte de démontrer un taux d'échec à long terme. Malgré tout, des magazines scientifiques publient ces études à court terme qui sont reprises par des journalistes et qui trompent les lecteurs à la recherche d'une solution permanente.

Les études existantes surestiment la réussite de la perte de poids à long terme, surtout parce que les sujets qui ont participé au programme initial sont difficiles à contacter des années plus tard. Sur quatorze études de longue durée, les chercheurs n'ont localisé en moyenne que 33 % des participants quatre années ou plus après leur régime[28]. Ceux qui reprennent plus de poids ont moins tendance à se rendre à des rendez-vous de suivi, probablement parce qu'ils ont honte de leurs mauvais résultats. Par conséquent, les taux de réussite annoncés seraient moins bons si une plus grande proportion de sujets avaient été contactés[29,30].

Un autre problème auquel ces études sont confrontées est dû au fait que les personnes qui reprennent du poids après un régime, mais avant d'être recontactées pour un suivi, finissent souvent par faire d'autres régimes entre-temps. Imaginons qu'une personne perde du poids en 2012, le reprenne en 2013, fasse un nouveau régime et reperde ses kilos en 2014, regrossisse en 2015 et refasse un régime en 2016. Si des chercheurs étudiant le résultat à long terme du régime de 2012 contactent la personne en 2016 et constatent qu'elle a perdu des kilos par rapport à son poids initial, ils la classeront dans le groupe des participants qui ont réussi à maintenir leur poids, alors qu'elle a fait le yo-yo. Pour toutes ces raisons, une analyse a conclu que des études mieux conçues ont moins tendance à affirmer que les régimes sont efficaces pour faire perdre du poids à long terme[31].

Ne faudrait-il pas de meilleurs régimes ?

Peut-être que si la plupart des régimes sont inefficaces, c'est parce que nous nous y prenons mal. Beaucoup de gens pensent qu'un certain type de régime (pauvre en glucides, pauvre en graisses, jeûne intermittent ou autre) permet de perdre du poids de façon permanente. Toutefois, cette croyance n'a pas été confirmée par des études cliniques. Lorsque l'on compare des régimes qui apportent le même nombre de calories par le biais de différents types de nourriture, on constate qu'ils aboutissent à la même perte de poids[32] et que les kilos sont ensuite repris. Certains individus trouveront qu'un régime particulier est plus facile à suivre que d'autres, mais rien ne prouve que l'un d'eux permette de faire baisser la fourchette de poids visée par le cerveau de façon durable.

Peut-être que si les kilos étaient perdus plus lentement, nous éviterions de les reprendre. Aucune preuve ne soutient cette croyance répandue, malgré son attrait. Un an après la perte de poids, il n'y a aucune différence entre les personnes qui ont perdu du poids rapidement et celles qui l'ont perdu lentement[33].

Certains désignent le grignotage comme un coupable potentiel. Mais cette croyance n'a pas non plus été étayée par des études. Lors d'un essai contrôlé randomisé (qui est la norme dans les études expérimentales) au cours duquel les participants devaient grignoter, ces collations n'ont eu aucun effet sur leur prise de poids, car ils mangeaient moins au cours des repas pour compenser, comme s'ils avaient été influencés par un thermostat pondéral[34]. De plus, les études d'observation ne révèlent aucune corrélation entre la prise de poids et le grignotage entre les repas.

Peut-être que le problème est dû au fait d'opter pour une approche à court terme de la perte de poids au lieu de se concentrer sur des changements de mode de vie permanents. Malheureusement, même si les changements temporaires produisent des résultats temporaires, les effets à long terme des programmes d'amaigrissement sont décevants, avec ou sans un soutien permanent. Le Programme américain de prévention du diabète a proposé un coaching individuel pendant une durée de trois ans, avec un coach pour vingt patients. Le coach donnait une formation initiale de seize cours, suivie de travaux de groupes et de campagnes de motivation associées à des interventions destinées à surmonter les obstacles identifiés par chaque individu. Des séances d'activités physiques supervisées étaient proposées deux fois par semaine. Grâce à toute cette attention, les participants avaient perdu en moyenne 7,5 kg à la fin de la première année. Cinq ans plus tard, ils avaient presque tous repris du poids et présentaient une perte moyenne de 2 kilos[35].

Le programme Look AHEAD a abouti à des résultats similaires[36]. Cet essai comportemental compare l'effet sur les diabétiques des conseils habituels de changements de mode de vie avec une intervention intensive sur plus de 5 000 patients obèses ou en surpoids qui étaient déjà atteint d'un diabète de type 2 (lié à l'obésité) au début de l'étude. Ce programme intensif méritait bien son nom, car les patients ont eu plus de 300 rendez-vous de suivi avec des diététiciens, des psychologues et des coachs sportifs sur une période de huit ans. Il débutait par 108 sessions en groupe ou individuelles au cours de la première année, suivies de 24 sessions et 12 conversations téléphoniques par an pendant la deuxième à la quatrième année, pour finir par 24 sessions par an de la cinquième à la huitième année. Même le groupe de contrôle avait perdu un peu de poids à la fin de l'étude, peut-être en raison de la motivation engendrée par le fait d'être diabétique ou de la décision des chercheurs de présélectionner les participants en fonction de leur capacité à se conformer aux instructions. À l'issue de la huitième année, tous ces efforts avaient permis au groupe soumis au programme intensif de perdre 2,6 % de poids supplémentaire. Les participants avaient donc perdu près de 3 kg de plus que le groupe de contrôle[37]. Presque autant de personnes avaient grossi (26,4 %) et presque autant avaient maigri de 10 % (26,9 %). Ce sont les meilleurs résultats à long terme enregistrés par un programme d'amaigrissement comportemental. Ce bilan est pour le moins mitigé. En résumé, le problème n'est pas dû au fait que nous ne faisons pas le bon régime, mais au fait que les régimes ne mènent nulle part.

Les régimes peuvent nous faire grossir

L'engouement pour les régimes a explosé au cours des dernières décennies[38]. Durant les années 1950, 14 % des Américaines et 7 % des Américains ont essayé de maigrir. Au milieu des années 2000, 57 % des Américaines et 40 % des Américains avaient suivi un régime l'année précédente[39]. Ce n'est pas simplement le résultat d'une augmentation de l'obésité, car près de la moitié des femmes interrogées se trouvaient dans la fourchette pondérale normale. D'ailleurs, 13,5 % des femmes en sous-poids voulaient maigrir. Une étude portant sur plus de 16 000 étudiants dans 21 pays européens a estimé que 44 % des femmes et 17 % des hommes essayaient de maigrir, alors qu'une infime fraction était en surpoids. Parmi les étudiants européens dont le poids était au milieu de la moyenne normale, 60 % de femmes se considéraient comme trop grosses.

Pourtant, il a été démontré qu'au lieu de faire maigrir durablement, les régimes mettent les gens sur la voie de la prise de poids. En quatre ans, deux personnes au régime sur cinq finissent par peser plus lourd qu'avant. Des cures d'amaigrissement délibérées prédisent une prise de poids à long terme, même si les chercheurs tiennent compte du poids initial, du régime et de l'activité physique[40]. Comme la diète a plus tendance à faire grossir les gens qu'à les faire maigrir à long terme, la prévalence des régimes au cours des dernières décennies pourrait bien être une cause de la hausse du taux d'obésité.

Réfléchissez-y un instant. Les médecins ont pour habitude de prescrire un traitement contre l'obésité (un régime) qui aura très probablement pour effet de faire prendre encore plus de poids à leurs patients. À l'issue de l'une de mes conférences, une femme médecin m'a répliqué qu'il lui paraissait contraire à l'éthique de ne pas recommander à ses patients obèses de faire un régime. Mais lorsque je lui ai demandé s'il lui paraissait éthique de prescrire un traitement présentant un tel taux d'échec, elle ne m'a pas répondu. Même s'il ne fait aucun doute que les médecins veulent venir en aide à leurs patients, les professionnels de la santé devraient tenir davantage compte de l'inefficacité de leurs recommandations au lieu de continuer à se bercer d'illusions. Comme la majorité d'entre nous, ils sont souvent induits en erreur par la réussite à court terme des régimes et ne tiennent pas compte des taux d'échec à long terme. En outre, ils ne savent pas quoi prescrire d'autre.

Les médecins, comme la majorité d'entre nous d'ailleurs, pourraient commencer par moins se soucier du chiffre annoncé par la balance. Le fait que l'amaigrissement soit au cœur de nos préoccupations suggère que l'obésité est la seule cause de mortalité, alors que c'est loin d'être vrai. Le manque d'activité physique, le tabagisme, la surtension[41], les faibles revenus[42] et la solitude[43] sont davantage des signes avant-coureurs d'une mort précoce que l'obésité, lorsqu'elle est considérée individuellement. Des politiques de santé publique visant à augmenter l'activité physique et à diminuer l'isolement social sauveraient beaucoup plus de vies que de livrer bataille au système cérébral de régulation pondérale.

La lutte contre l'obésité n'a jamais été un combat loyal. Comme un médecin l'affirme sans ménagement: « Au lieu de présenter des moyens de prévention et de traitement efficaces de l'obésité, les recherches actuelles nous montrent clairement ce qui ne l'est pas. »[44] Les tactiques actuelles, tant au niveau de la société que sur le plan individuel, nous ont fait perdre beaucoup de terrain durant plusieurs décennies et ont provoqué de graves dommages collatéraux. Nous ne pouvons pas poursuivre sur la même voie tout en nous attendant à obtenir des résultats différents. Au lieu de cela, nous devrions nous demander comment nous pourrions changer de stratégies pour commencer à avancer dans la bonne direction.

J'ai trouvé ma propre façon d'avancer en trouvant l'explication au yo-yo par la psychologie et les neurosciences. Ces connaissances m'ont permis de réaliser que mon cerveau réagit à la perte de poids de façon parfaitement normale, donc je ne dois pas me dire que c'est de ma faute. Avant de décider d'arrêter de faire des régimes, je ne m'étais pas rendu compte à quel point j'angoissais au moment des repas ou que ma conviction dans le fait que je devais maigrir nuisait à ma propre image. Je n'avais pas non plus conscience de la quantité d'énergie que je gaspillais en essayant de contrôler mon alimentation. En fin de compte, je considère qu'arrêter de faire des régimes a été la meilleure décision que j'aie jamais prise.

2

Je n'ai pas de volonté

Dennis Asbury se rendait bien compte que rester mince était plus difficile qu'il ne le pensait. Au début, il était persuadé de maîtriser son nouveau mode de vie. Tous les matins, il partait tôt au bureau pour passer une heure à marcher en rond autour du sous-sol encore en chantier et il consommait 1 600 ou 1 700 calories par jour. Mais la deuxième année, il n'arrêtait pas de penser à la nourriture. Il lui arrivait même de se prendre à envier les personnes enrobées qu'il croisait dans la rue parce qu'elles pouvaient manger ce qui leur faisait envie. Au-delà du manque, il commençait à se dire : « Je suis constamment obnubilé par le nombre de calories. Je suis obsédé par l'activité physique. Je travaille et je n'ai pas le temps de me faire plaisir. » En d'autres termes, sa volonté commençait à s'affaiblir.

À l'automne 1999, deux ans et demi après la fin de son régime, il a commencé à reprendre du poids. L'ambiance était devenue tendue à son travail – des collègues se faisaient licencier du jour au lendemain. En avril 2001, Dennis a refranchi la barre de 100 kg et a arrêté de compter les calories. Durant cette période de transition, ses sentiments étaient mitigés, « un peu comme lorsque vous regardez votre belle-mère tomber de la falaise au volant de votre nouvelle Cadillac ». Le soulagement éprouvé du fait de manger ce qui lui faisait envie était étouffé par le sentiment d'avoir échoué, d'avoir pu toucher la minceur du bout des doigts, mais de ne pas avoir réussi à la garder. Il engloutissait tout ce dont il s'était privé, puis il mangeait encore sans réussir à se retenir. « Je suppose que j'étais boulimique. C'est le seul mot qui me vient à l'esprit. » En un an, il avait repris son poids de départ. L'ambiance à son travail s'était améliorée, mais il n'était pas content de lui.

Lorsqu'il prit sa retraite à cinquante-neuf ans, en 2010, il décida de profiter de sa liberté retrouvée pour perdre définitivement du poids. Sa vie était beaucoup moins stressante. Ils achetèrent la maison d'enfance de sa femme, Ruby, près de la Blue Ridge Parkway, et ils y passaient tous les étés. En hiver, ils retournaient dans leur maison de Caroline du Nord. Il recommença à compter les calories et à marcher plusieurs heures par jour. Son poids passa de 133 à 75 kg. Son médecin lui dit d'arrêter son traitement contre le cholestérol et la tension.

Plus le temps passait et plus il pensait à la nourriture qu'il ne pouvait pas manger : fini les pizzas, les pâtes et le gâteau au chocolat ! La gestion de son budget calorique exigeait une vigilance de tous les instants. Il devait veiller à manger la majeure partie de sa dose journalière au dîner sinon la faim l'empêchait de dormir. Par conséquent, il jeûnait jusqu'à l'après-midi, puis grignotait juste un petit quelque chose. Il ne pouvait pas se permettre de perdre le contrôle ne serait-ce qu'un bref instant, parce qu'il savait que s'il tolérait le moindre écart, il se goinfrerait.

Les véritables problèmes ont commencé environ quatre ans après la fin de son régime, à l'été 2014. Son journal indiquait qu'il avait quasiment parcouru 6 500 kilomètres et il se sentait fatigué. Cette fois-ci, après les écarts, il essaya à plusieurs reprises de se remettre sur le droit chemin. Certains jours, il s'en tenait au programme, tandis que d'autres, il engloutissait la nourriture. Sept mois plus tard, lorsque nous nous sommes rencontrés, il était remonté à 86 kg et il commençait à accepter l'idée qu'un régime fait de privations permanentes n'était pas efficace pour lui à long terme, malgré les réserves de volonté impressionnantes qui lui avaient permis de réussir à manger moins que ne le demandait son corps pendant un total de neuf longues années.

Comme Dennis, beaucoup de gens pensent que les régimes se résument à un simple conflit entre la volonté et la tentation, alors qu'en fait cela implique de multiples systèmes cérébraux ayant chacun leurs propres priorités. Le système d'équilibre énergétique (le « thermostat pondéral ») essaye de garder notre poids dans la fourchette de poids visée par le cerveau, tandis que le système hédonique (de récompense) nous pousse à manger des aliments riches en calories.

Quant au système exécutif, il est responsable de notre contrôle de soi et intervient en faveur de nos intentions délibérées, en l'occurrence manger moins. Le système hédonique détermine le plaisir que l'on éprouve à la réalisation d'actions et les efforts que nous sommes prêts à déployer pour y parvenir. Sans ces récompenses, nous ne sortirions sans doute jamais de notre canapé. Mais ce système a tendance à donner plus de poids aux arguments à court terme et à nos pulsions, comme l'illustre le rôle majeur qu'il joue dans l'addiction à la drogue. L'activation répétée du système hédonique peut aussi ancrer des habitudes qui contribuent à la difficulté de changer des comportements qui durent. De son côté, le système exécutif nous aide à atteindre des objectifs comme l'amaigrissement. Bien que l'efficacité de ce système se mesure en jours ou en mois, les résultats déclinent au fil des ans, car sa mise en œuvre nécessite des efforts délibérés qui ne peuvent pas être déployés en permanence. En revanche, les systèmes d'équilibre énergétique et de récompense sont constamment à l'œuvre et influencent nos comportements souvent sans que nous en ayons conscience. Lorsque nous essayons de faire preuve de volonté pour ne pas reprendre de poids, nous n'utilisons pas le bon outil.

Les voix dans notre tête

Un jour, tandis que j'apprenais à conduire une moto, j'ai quitté une voie privée alors que je n'avais pas encore décidé si j'allais tourner à droite ou à gauche. Je pesais encore mentalement les deux possibilités en arrivant à la route – et j'ai continué tout droit, fonçant droit dans la banque qui se trouvait sur le trottoir d'en face. Je me suis retrouvée par terre, avec plus de blessures à l'ego qu'ailleurs. Ces fiascos sont possibles parce que le cerveau, comme beaucoup d'institutions mal gérées, est gouverné par un comité. On pense que le cerveau est un seul organe, mais il ressemble davantage à une collection de systèmes qui se font constamment concurrence pour contrôler notre comportement. C'est pourquoi nous finissons par tendre la main vers ce gâteau que nous avions pourtant décidé de ne pas manger. À cause d'un processus similaire, les régimes finissent par aboutir à des résultats qu'aucune personne sensée n'aurait pourtant envisagés.

Dans la plupart des conditions, notre système d'équilibre énergétique est très efficace : il atteint un niveau de précision de 99,5 % dans l'équilibre des calories entrantes et sortantes, ce qui est bien supérieur à celui auquel quiconque peut prétendre à l'aide d'une balance de cuisine. Mais sa fonction est fortement modifiée par le système hédonique. Pour nos ancêtres, tuer un gros gibier ou trouver une ruche pleine de miel était une occasion rare, donc ils pouvaient se goinfrer à ces moments-là et emmagasiner autant de calories que possible en prévision des périodes de disette. Inutile de préciser que cette stratégie ne fonctionne pas aussi bien en période d'abondance, lorsque la nourriture est riche, et que l'on ne connaît plus la famine.

Les récompenses jouent le même rôle dans la vie quotidienne des adultes que les bons points à l'école primaire : elles nous motivent à adopter un comportement particulier. Le même système cérébral est activé par la nourriture, les rapports sexuels ou la réussite – dans la vie professionnelle ou en sport. Pour les récompenses internes, la structure des incitations est définie non pas par les apprentissages, mais par l'évolution. Certaines activités sont agréables parce qu'elles contribuent à la survie de l'espèce. Jadis, les personnes qui ne parvenaient pas à satisfaire à ces conditions n'avaient pas de lignées parce qu'elles mouraient jeunes ou ne pouvaient pas se reproduire. Les scientifiques établissent une distinction entre des récompenses naturelles, qui sont essentielles pour la survie, et les récompenses artificielles, comme l'héroïne, qui activent les mêmes circuits cérébraux sans offrir d'avantages en termes de survie.

Les mécanismes de récompense du cerveau ont été abondamment étudiés. Lorsque les neurones qui se trouvent dans l'aire tegmentale ventrale (ATV) sont activés, ils produisent un neurotransmetteur, la dopamine, qui est transmis au striatum (contenant le noyau accumbens, qui est probablement la zone de récompense la plus connue), à l'amygdale (un régulateur essentiel des émotions) et au cortex préfrontal (qui fait partie du système de contrôle exécutif). Cette activation augmente notre motivation à chercher des récompenses et explique qu'elles attirent notre attention. L'activité des neurones qui produisent de la dopamine aide les animaux, y compris les êtres humains, à apprendre à prédire où et quand trouver des récompenses dans leur environnement.

Un amaigrissement substantiel creuse non seulement l'estomac, mais il renforce aussi l'attrait des récompenses apportées par la nourriture. La leptine, une hormone qui est produite par les cellules adipeuses et qui circule dans le sang jusqu'au cerveau, informe l'hypothalamus de la quantité d'énergie emmagasinée. Elle agit aussi directement sur l'ATV pour réduire la valeur de récompense des aliments, ce qui fait que la nourriture paraît moins attrayante lorsque l'on dispose de stocks de graisse suffisants[1]. Au contraire, lorsque l'amaigrissement réduit les stocks de graisse et donc le taux de leptine, manger devient plus gratifiant. Lorsque des personnes qui ont maigri regardent une photo de nourriture appétissante, l'activité cérébrale s'accroît davantage dans les zones liées au système hédonique que chez les sujets dont le poids se situe dans la fourchette de poids visée par le cerveau[2,3]. De même, les rongeurs limités en calories sont prêts à faire plus d'efforts pour obtenir de la nourriture que des animaux bien nourris et ils apprennent plus facilement à rester dans la zone de distribution de la nourriture[4]. Il semblerait que la restriction des apports en calories sensibilise le cerveau à toutes les formes de récompenses, et pas uniquement la nourriture, car les toxicomanes ont plus tendance à replonger lorsqu'ils ont faim[5,6]. Quoi qu'il en soit, la nourriture est une forte récompense : des rongeurs cocaïnomanes font plus d'efforts pour obtenir du sucre que de la cocaïne dans certaines circonstances[7].

Quand le même comportement conduit de façon répétée à une récompense, cette action peut devenir une habitude. Ce processus peut nous conduire à manger de façon automatique ou inconsciente : nous mangeons sans nous en rendre compte ou de façon incontrôlée. Nous avons tous tendance à surestimer la fréquence à laquelle nous agissons par habitude au lieu de faire des choix délibérés. Les choix demandent des efforts tandis que, par défaut, le cerveau préfère déployer le moins d'efforts possible dans n'importe quelle situation. Une personne lambda prend entre 200 et 300 décisions liées à la nourriture par jour[8], donc une grande partie de ces choix est forcément dictée par l'habitude[9]. Les habitudes prennent facilement le pas sur nos intentions conscientes, comme cela se produit lorsque nous nous retrouvons dans un endroit familier, par exemple le domicile ou le bureau, alors que nous avions l'intention de nous rendre ailleurs.

Chez la souris, les habitudes alimentaires semblent être contrôlées par la partie latérale de l'hypothalamus qui est reliée au système hédonique. Des neurones de cette zone cérébrale projettent directement vers les neurotransmetteurs de dopamine de l'ATV. Quand cette passerelle est stimulée chez la souris, elles continuent à manger, même si elles ont déjà été bien nourries[10]. Elles se rapprochent aussi de l'endroit où elles ont été récompensées par du sucre et elles continuent à le faire même lorsqu'il n'y a plus de sucre. Les souris sont si attirées par cet endroit qu'elles s'en approchent même après y avoir reçu une décharge électrique.

Le comportement de la souris ressemble à de l'addiction. Lorsque la connexion cérébrale est bloquée, la souris continue à se nourrir si elle a faim, mais elle ne cherche pas de sucre lorsqu'elle n'a pas faim. D'autres neurones de l'hypothalamus latéral signalent l'octroi, ou non, de récompense, ce qui peut engendrer des habitudes alimentaires motivées par la récompense. Cette étude suggère que le système hédonique contrôle le comportement alimentaire à la fois directement, en motivant les animaux à manger de la nourriture appétissante même s'ils n'ont pas faim, et indirectement (et peut-être de façon plus forte), en stimulant le développement d'habitudes alimentaires qui perdurent alors qu'elles ne sont plus agréables, voire qu'elles sont devenues désagréables.

Cela vous rappelle quelque chose ? Dans notre environnement – qui incite à trop manger alors que, culturellement, il est mal vu d'être enrobé –, beaucoup de gens ont une relation compliquée avec la nourriture. Tous les repas, magasins de proximité et distributeurs automatiques déclenchent une bataille contre la tentation de manger de la nourriture dont on n'a pas besoin ni même parfois envie. Certaines personnes finissent par culpabiliser chaque fois qu'elles mangent. D'autres instaurent des règles compliquées afin de savoir ce qu'elles ont le droit de manger, dans l'espoir de reprendre le contrôle de leur corps indiscipliné. Une telle incertitude sur la façon de nous nourrir est un phénomène récent dans l'histoire de l'humanité qui n'a surgi qu'avec la génération de nos grands-parents. À l'époque, peu de gens voyaient l'alimentation comme une lutte acharnée contre un ennemi.

La réserve de volonté

Lorsque nous choisissons de nous engager dans la lutte contre nos pulsions alimentaires, notre arme principale est la volonté. Que ce soit nos proches ou les médecins, tout le monde nous dit que la volonté est essentielle pour la perte de poids, mais cette approche a de graves limites. La volonté engage le système exécutif qui correspond à un ensemble de régions cérébrales qui contrôlent les actions demandant des efforts délibérés[11]. Ce système cérébral est mis à contribution lorsque nous désactivons notre pilote automatique pour accomplir une action inhabituelle ou difficile. Sans lui, nous ne réussirions jamais à résoudre un problème complexe ou à faire aujourd'hui ce que nous aurions pu remettre à demain. En règle générale, les tâches nouvelles ou ardues font appel à la fonction exécutive, tandis que tout ce que nous faisons souvent ou facilement devient une habitude.

Les parents d'adolescents ont probablement déjà entendu parler d'une zone importante de ce système, le cortex préfrontal. Le développement tardif de cette région cérébrale, qui n'est pas achevée avant l'âge de vingt-cinq ans environ, explique le manque de contrôle des pulsions chez l'adolescent. Même si la fonction exécutive est importante pour le contrôle de soi, son rôle est bien plus vaste. Il inclut notamment la capacité à se fixer des objectifs, à prévoir une séquence d'actions et à les exécuter tout en résistant aux distractions. La fonction exécutive est importante pour l'intelligence, et plus particulièrement la flexibilité cognitive et la capacité à garder plusieurs informations en mémoire tout en essayant de résoudre un problème complexe. C'est aussi un composant essentiel de la capacité à se concentrer sur une tâche particulière. Enfin, les personnes ayant une fonction exécutive importante savent bien réguler leurs émotions et ont donc tendance à avoir de bonnes compétences sociales. Comme toutes ces aptitudes se développent simultanément pendant l'enfance, une personne qui en possède une maîtrisera probablement aussi les autres.

Comparés à nos cousins primates, nous avons un grand cortex préfrontal et une fonction exécutive impressionnante. Mais comme il s'agit d'un développement récent à l'échelle de l'évolution, son fonctionnement n'est pas encore parfaitement au point. Contrairement aux systèmes d'équilibre énergétique, de récompense et d'habitude, l'utilisation de la fonction exécutive demande des efforts, ce qui signifie que le système a régulièrement besoin de faire des pauses pour recharger ses batteries. La fonction exécutive est affaiblie par le stress, le manque de sommeil, la solitude ou le manque d'exercice – tous les facteurs qui augmentent le risque d'obésité. Comme les régimes pauvres en calories entraînent la production d'hormones de stress, suivre un régime peut directement exercer un effet néfaste sur la volonté, qui est pourtant nécessaire pour réussir à résister à la tentation[12].

Les réserves de volonté peuvent aussi être provisoirement épuisées par des actions demandant beaucoup d'efforts, car c'est une ressource limitée. Des études ont démontré que des personnes à qui l'on demandait d'accomplir une tâche demandant des efforts étaient moins persévérantes dans l'exécution de tâches sans liens apparents[13]. Par exemple, les participants d'une étude devaient manger des radis, puis résoudre une énigme sans savoir qu'elle était insoluble. Pour frustrer davantage les sujets, les radis étaient présentés à côté de gâteaux au chocolat qui venaient juste de sortir du four et que les participants n'avaient pas le droit de manger. Les sujets qui avaient le droit de ne manger que des radis abandonnèrent deux fois plus vite (au bout de huit minutes en moyenne) que les personnes autorisées à goûter aux biscuits. Et ce, que les sujets soient au régime ou non. Lorsque l'on accomplit une action qui demande des efforts, il est plus difficile de faire autre chose qui demande aussi des efforts tant que les réserves de volonté ne se sont pas rechargées.

De nombreuses preuves indiquent que des tâches variées puisent dans les mêmes réserves de volonté. Après avoir déployé des efforts considérables pour résister à d'appétissants biscuits, les gens ont plus de mal à gérer le budget du ménage et à avoir la patience d'admirer les exploits de leurs enfants. Tous ceux qui ont déjà fait une entorse à leur régime en succombant à l'envie d'une glace à la fin d'une journée difficile, même s'ils n'avaient pas faim, savent ce qu'est l'épuisement de la volonté. Quelle que soit la façon dont votre volonté s'est émoussée, les réserves seront vides pour tous les autres aspects de votre vie. En plus d'avoir tendance à trop manger ou à trop dépenser, les personnes qui n'ont plus de volonté ont moins de chances de mener un projet difficile à terme dans leur travail et elles ont plus de mal à faire face au stress. Ces mêmes informations peuvent aussi être examinées sous un autre angle : à cause de la fatigue mentale, les gens sont moins motivés pour accomplir des tâches ardues, ce qui fait qu'ils privilégient les tâches plus faciles. L'effet est le même quoi qu'il arrive : consacrer trop de temps à des tâches qui demandent trop d'efforts nous amène à concentrer nos efforts sur des tâches immédiatement gratifiantes.

Nous avons tendance à surestimer notre volonté et son influence sur notre vie quotidienne. Une méta-analyse (mise en relation de plusieurs études pour parvenir à une conclusion globale sur un secteur de recherche) relative aux effets de la volonté sur le comportement a expliqué de nombreuses illusions[14]. Les réponses aux questions concernant la maîtrise de soi ont davantage de corrélations avec la façon dont les gens s'imaginent se comporter qu'avec la façon dont ils se comportent vraiment. En particulier, le self-control influence à peine l'alimentation et le poids, alors qu'il exerce deux fois plus d'influence sur les résultats scolaires et professionnels. Les auteurs en concluent que certains comportements sont plus contrôlables que d'autres et que l'alimentation est l'un des moins contrôlables. Cela ne sera pas une surprise pour les biologistes, car manger est beaucoup plus essentiel pour la survie que la réussite scolaire ou professionnelle. Cela suggère que l'appétit n'est probablement pas régulé par nos systèmes peu fiables de contrôle cognitif délibéré. Au contraire, l'alimentation est régulée par de multiples passerelles qui opèrent majoritairement de manière inconsciente dans le but de stabiliser notre poids, surtout pour éviter la faim.

Contre toute attente, la méta-analyse a démontré que la maîtrise de soi influence surtout le comportement automatique lié aux habitudes et qu'elle n'a que peu d'effets sur les tâches dont l'exécution exige un contrôle délibéré. Ce résultat suggère que le self-control pourrait efficacement être mis à contribution pour nous aider à prendre de bonnes habitudes, qui pourront ensuite être suivies sans trop d'efforts. Cette stratégie contourne le problème essentiel de la volonté, à savoir le manque de persévérance.

Quand leur volonté est épuisée, les gens agissent davantage par habitude, que celles-ci soient conformes à leurs objectifs (aller à la salle de sport) ou non (boire trop)[15]. Par exemple, lorsque des chercheurs ont demandé à des étudiants de se servir de leur main non dominante pendant deux jours pour accomplir toutes les actions qui n'étaient pas essentielles, ils ont davantage accompli des gestes habituels importants – que ces habitudes soient bonnes ou mauvaises – et cela n'a eu que peu d'effets sur leurs habitudes faiblement ancrées. C'est une bonne nouvelle pour les personnes qui ont pris des habitudes servant leurs objectifs, mais ça l'est un peu moins pour ceux qui devraient revoir leurs habitudes.

Certains psychologues pensent que la volonté ressemble à un muscle qui se tonifie en le travaillant. Dans ce cas, on pourrait s'attendre à ce que des exercices visant à accroître la volonté dans un domaine puissent aussi améliorer notre capacité à accomplir d'autres tâches difficiles. Exécuter successivement plusieurs tâches sans rapport entre elles et demandant des efforts pourrait être encore plus efficace pour améliorer la volonté. Certes, on progresse en pratiquant de façon répétée. Mais accroître sa volonté dans un secteur augmente aussi ses capacités dans d'autres domaines. Cet effet est particulièrement marqué chez les enfants, car le self-control se développe plus rapidement chez ceux qui le pratiquent.

Étonnamment, l'une des meilleures façons d'améliorer la fonction exécutive est la pratique d'une activité physique. Des études expérimentales ont démontré que le sport augmente l'activité dans le cortex préfrontal et la fonction exécutive chez les sujets âgés et protège contre les troubles cognitifs et la sénilité. L'activité physique paraît importante pour la fonction cérébrale durant toute la vie. Elle améliore la fonction exécutive chez les jeunes et les enfants sportifs ont de meilleures notes. Des chercheurs ont fait participer des élèves d'une école élémentaire à un programme d'activité physique d'une durée de vingt ou trente minutes par jour pendant six mois[16]. Le groupe d'enfants sportifs a présenté de meilleures aptitudes d'organisation et une activation accrue du cortex frontal durant une tâche qui nécessitait d'inhiber une réaction automatique, processus faisant appel à la fonction exécutive. Bien qu'il soit possible de renforcer cette fonction à long terme, il est rare d'avoir des réserves suffisantes pour ne jamais arriver à l'épuisement.

La volonté est une solution à court terme

Dans la vie réelle, la volonté finit toujours par manquer. Si nous nous en remettons à elle pour contrôler notre poids, nous risquons de remettre notre objectif en cause chaque fois que quelque chose tourne mal dans notre vie. Cette méthode échoue aussi si d'autres alternatives ne sont pas disponibles. S'il n'est pas possible d'acheter des légumes, toute la bonne volonté du monde ne suffira pas à nous garder minces. Cette idée est particulièrement ridicule chez l'enfant qui n'a pas encore développé l'intégralité de ses capacités de contrôle exécutif. Est-ce réellement du ressort d'un enfant de trois ans de résister à l'attrait de 4 000 spots publicitaires par an vantant des aliments gras et sucrés ? Est-il vraiment capable de faire des choix éclairés ? Un changement de l'environnement offrirait des solutions beaucoup plus efficaces, par exemple en interdisant la publicité visant les enfants. De même, des programmes de prévention de l'obésité ont tenté d'apprendre aux enfants de trois ans à faire preuve de volonté en équilibrant leurs apports énergétiques en fonction de leurs besoins. Inutile de préciser que ces tentatives sont vouées à l'échec – et qu'elles sont néfastes dans de nombreux cas.

Dans le combat du système d'équilibre énergétique contre les systèmes de récompense et d'habitude pour le contrôle de l'alimentation, l'environnement moderne a fait pencher la balance en faveur du système hédonique en rendant la nourriture riche en calories à la portée de toutes les bourses. Les personnes au régime essayent de faire preuve de volonté pour reprendre le contrôle, mais le système exécutif fonctionne mieux lorsqu'on ne lui demande pas de faire des heures supplémentaires. Nous sommes alors piégés dans un cercle vicieux. D'abord, nous nous battons contre le système d'équilibre énergétique pour perdre du poids. Nous parvenons à le réprimer pendant un temps en nous servant de notre volonté pour ignorer la faim, mais tôt ou tard, notre attention finit par se porter sur un autre problème. Dès que cela survient, le système d'équilibre énergétique, qui a été boosté par notre perte de poids, nous force à manger plus et à bouger moins – tout en réprimant notre métabolisme sur lequel notre volonté n'exerce aucune influence – et nous reprenons du poids.

Lorsque notre poids est revenu dans la fourchette de poids visée par le cerveau, le système d'équilibre énergétique se calme et notre appétit redevient normal. Mais à cause du temps que nous avons passé à réprimer et à ignorer la faim, nous sommes devenus moins réactifs aux signaux qui nous disent d'arrêter de manger. C'est l'occasion qu'attendaient les systèmes de récompense et d'habitude pour intervenir et prendre les choses en main, ce qui entraîne encore plus de prise de poids. Au bout d'un certain temps, pour des raisons que les chercheurs n'ont pas encore tout à fait élucidées, le système d'équilibre énergétique finit par considérer ce poids supérieur comme étant normal et il commence à le défendre. Nous finissons par décider que nous sommes trop gros et le cycle infernal recommence. C'est ainsi qu'une issue que nul ne désire – déployer beaucoup d'efforts pour se retrouver avec encore plus de kilos qu'avant – devient la norme.

Une meilleure alternative est l'alimentation consciente, qui se sert de la volonté comme intervention temporaire pour redonner le contrôle au système d'équilibre énergétique. En prêtant attention aux signaux de faim et de satiété, nous pouvons apprendre à les reconnaître plus facilement. Par cette pratique délibérée, nous prenons l'habitude de ne manger que ce que demande notre système d'équilibre énergétique. Cette amélioration perdure même lorsque notre volonté s'est portée sur d'autres problèmes. Mais pour que cette approche soit efficace, nous devons faire la paix avec le poids que le système d'équilibre énergétique essaye de préserver, ce qui peut demander de perdre moins de poids qu'on ne le voudrait, voire pas du tout. Se nourrir en pleine conscience peut briser le cycle infernal du poids qui fait le yo-yo dans lequel beaucoup d'entre nous sont enfermés, mais cela ne maintiendra pas le poids en dessous de la fourchette de poids visée par le cerveau. Même si beaucoup de gens auront du mal à y renoncer, les bénéfices sont considérables. Nous pouvons apprendre à manger avec plaisir et sans stress, tout en évitant de prendre du poids et en réservant notre volonté pour des projets plus importants.

Les gens qui mobilisent leur volonté pour conserver leur poids au-dessous de la fourchette de poids visée par le cerveau font le constat que leur système d'équilibre énergétique persiste à essayer de ramener leur poids dans cette fourchette, en permanence et pendant des années. Dès que leur volonté s'épuise – c'est-à-dire lorsqu'ils sont débordés, stressés, fatigués, tristes ou malades –, le système d'équilibre énergétique profite de cette faiblesse pour reprendre les kilos perdus. La seule façon de réussir une cure d'amaigrissement basée sur la volonté est de suivre un régime basses calories toute votre vie, pour le meilleur et pour le pire, dans la santé et dans la maladie, dans la richesse et dans la pauvreté, jusqu'à ce que la mort vous sépare. Quelques recordmen de la volonté parviennent à accomplir cet exploit, mais ce n'est pas facile et beaucoup finissent par échouer.

Le succès ne peut être atteint qu'au prix de lourds sacrifices. La volonté étant limitée, si l'on s'en sert pour rester mince, il en reste moins pour d'autres domaines de l'existence. À mon avis, on devrait l'employer à de meilleurs usages – pour améliorer nos relations avec nos amis, nos partenaires et nos enfants, pour notre réussite professionnelle et notre contribution à la société – plutôt que de la consacrer à essayer de rentrer dans un pantalon plus petit. Affirmer que la minceur peut être préservée par la volonté revient à revendiquer que cela devrait être la priorité de chacun pour toute sa vie. Après mûre réflexion, j'ai décidé que ce choix n'est pas en accord avec mes valeurs. Manger sainement et pratiquer une activité physique régulière devraient m'aider à préserver mon capital santé. Par ailleurs, je préfère consacrer mon temps et mon énergie à des choses utiles pour les autres plutôt qu'à me rendre malheureuse en m'inquiétant de mon apparence, dilemme encouragé par notre culture obsédée par les régimes.

3

Comment les régimes font-ils grossir ?

En 1945, un groupe d'objecteurs de conscience de l'armée américaine se portèrent volontaires pour perdre 25 % de leur masse corporelle en six mois, puis pour la reprendre à différents rythmes[1]. L'expérience devait permettre aux chercheurs de définir la meilleure façon de venir en aide aux personnes qui avaient souffert de la faim pendant la guerre. Les trente-six hommes ont suivi un régime qui leur apportait 1 570 calories par jour, soit la moitié de leur apport journalier antérieur, et ils devaient marcher 35 kilomètres par semaine.

Malgré la sévérité de ce régime, deux d'entre eux cessèrent de perdre du poids avant d'atteindre l'objectif. Ils furent soupçonnés de tricherie et leurs doses furent réduites à moins de 1 000 calories par jour. Pour tromper la faim, ils mâchaient jusqu'à quarante paquets de chewing-gum par jour. Quelques mois plus tard, les deux récalcitrants furent évincés de l'étude, même s'ils clamaient haut et fort qu'ils n'avaient pas triché. Les gigantesques écarts individuels en termes de perte et de gain de poids pourraient expliquer le phénomène.

Ces hommes avaient été sélectionnés parmi plus de deux mille volontaires parce qu'ils étaient en bonne santé physique et mentale au début de l'étude, mais rares furent ceux qui le restèrent. Tous les participants étaient affamés et épuisés à cause des effets physiologiques de l'importante perte de poids. Leur force diminua de 21 %, leur rythme cardiaque moyen chuta de 55 à 45 battements par minute et leur métabolisme déclina de 40 %. À cause de leur métabolisme bas et du peu de graisse corporelle, ils avaient constamment froid. Au bout d'un mois, ils n'avaient plus aucun désir sexuel. Le premier sujet abandonna après quelques semaines, après avoir rêvé de cannibalisme et avoir menacé de se suicider ou de tuer le responsable de la recherche, Ancel Keys. Après avoir passé quelques jours à l'hôpital psychiatrique où il mangeait à sa faim, il sembla être revenu à son état normal. Les médecins l'autorisèrent à reprendre le cours normal de sa vie.

Peu à peu, les volontaires devinrent aussi obsédés par la nourriture que des personnes souffrant de troubles alimentaires. Le jour où fut célébrée la fin de la guerre en Europe, l'un des hommes ne nota pas la victoire dans son journal, mais il s'y plaignit des conséquences psychologiques éprouvantes de devoir faire la queue pour manger. Un autre passait des heures à regarder les photos de ses livres de cuisine et à fantasmer sur la nourriture. Plus l'expérience avançait, plus les hommes devenaient irritables et il leur arrivait même de se battre pour des miettes de nourriture. Ils commencèrent à percevoir leur corps comme étant normal et celui des autres comme étant trop gros, état d'esprit typique des patients anorexiques.

Quand les volontaires eurent perdu autant de poids que l'imposait l'étude, leurs portions furent augmentées. Néanmoins, ils voulaient toujours manger beaucoup plus que la ration qui leur était octroyée. Au cours de la troisième semaine de reprise de poids, désespéré d'éprouver une faim aussi intense malgré les calories supplémentaires, l'un des participants se coupa trois doigts à l'aide d'une hache. Comme les chercheurs avaient besoin des données le concernant, ils consignèrent ses requêtes dans l'étude. Dans un premier temps, il se persuada que la hache avait glissé par accident. Mais, plus tard, il admit que la blessure était probablement une tentative pour mettre fin à sa participation sans perdre la face, car il ne voulait pas donner l'impression d'abandonner. Une semaine plus tôt, il s'était écrasé un doigt avec un cric, ce qui confirmait cette interprétation.

À la fin de l'expérience, les hommes ingurgitaient plus de 5 000 calories par jour et continuèrent à se gaver même lorsqu'ils avaient l'estomac plein. Pendant plusieurs décennies, ils souffrirent d'hyperphagie, de dépression et de sautes d'humeur. Ils avaient constamment peur de manquer de nourriture. Pour le dernier rendez-vous de suivi, en 1998, les chercheurs retrouvèrent dix-neuf participants. Ils signalèrent qu'après l'expérience ils avaient pris 12 kg en moyenne par rapport à leur poids initial. Trois hommes conservèrent ce poids supérieur toute leur vie.

Un autre groupe de chercheurs s'intéressa aux anciens combattants canadiens de la Seconde Guerre mondiale. Ils comparèrent ceux qui avaient été retenus prisonniers et sous-alimentés avec les autres vétérans ayant vécu des expériences de combat équivalentes[2]. Un demi-siècle environ après la guerre, 45 % des anciens prisonniers déclarèrent souffrir de boulimie de façon plus ou moins aiguë, contre seulement 17 % des autres vétérans. Plus les prisonniers avaient perdu de poids durant leur captivité, plus ils risquaient de devenir boulimiques par la suite. Les expériences de ces hommes suggèrent que la privation de nourriture peut changer durablement le comportement alimentaire.

Quand le cerveau crie famine

Beaucoup de personnes au régime se comportent comme des victimes de famine. Le protocole de l'étude menée en 1945 – 1 500 calories et une heure d'activité physique par jour – paraît un régime sensé pour la majorité d'entre nous. C'est ce que j'ai fait pendant toute ma vie de jeune adulte, ou presque, lorsque je pensais que j'étais trop grosse. Dennis Asbury s'imposait cette quantité de nourriture et d'exercice simplement pour maintenir son poids dans la fourchette normale.

Nous avons tendance à croire que maigrir est une bonne idée, mais notre cerveau n'est généralement pas d'accord. Une personne qui démarre avec un poids de départ de 180 kg et en perd 45 aura perdu 25 % de sa masse corporelle, comme les participants de l'étude sur l'effet de la privation de nourriture, et son cerveau connaîtra la même évolution. La plupart des personnes au régime qui ont beaucoup maigri réagissent à la privation de nourriture comme si elles mouraient de faim, en développant un comportement impulsif envers la nourriture, comme l'a découvert Dennis Asbury.

Le monde scientifique connaît cette réaction psychologique depuis plus d'un demi-siècle, lorsque Jules Hirsch rapporta les résultats de ses premières études sur l'amaigrissement en 1968[3]. L'université Rockefeller disposait d'un hôpital permettant aux chercheurs d'étudier ce qu'il se produisait lorsque des personnes obèses perdaient du poids. Les participants étaient très motivés, car ils étaient prêts à passer entre seize et vingt jours à l'hôpital pour se nourrir exclusivement de boissons qui ne leur apportaient que 600 calories par jour. Hirsch et ses collègues se sont étonnés que les personnes qui avaient maigri au cours de leur programme aient repris du poids après leur retour chez elles, même si elles avaient affirmé vouloir rester minces. Pour découvrir ce qu'il se passait, Hirsch réunit une équipe pluridisciplinaire capable d'évaluer aussi bien la physiologie des participants que leur état mental.

Au début de l'étude, les psychiatres ne découvrirent aucun trouble comportemental ou psychologique chez les participants obèses. Il n'était pas surprenant que les volontaires soient grognons et affamés pendant leur régime. Toutefois, d'autres symptômes psychologiques persistèrent après la cure d'amaigrissement. Les ex-obèses étaient mentalement et physiquement apathiques. Ils étaient plus anxieux et déprimés et se révélaient obnubilés par la nourriture (ils rêvaient de nourriture et fantasmaient sur de bons petits plats). Ils admirent aussi faire des entorses répétées à leur nouveau régime, avoir souvent d'incontrôlables crises de boulimie, comme Dennis Asbury l'a vécu lui-même. Les chercheurs furent frappés de constater à quel point ces réactions ressemblaient aux conséquences psychologiques et physiologiques de la privation de nourriture.

Les personnes au régime grossissent à long terme

Comme la privation de nourriture, les régimes sont un bon indicateur d'une future prise de poids. Quinze études à long terme, qui suivirent des personnes au régime sur une période d'un à quinze ans, aboutirent toutes au constat que les personnes au régime ont plus tendance à devenir obèses que celles qui ne font pas de régime[4]. Cela vaut pour les hommes comme pour les femmes, quelle que soit l'origine ethnique, pendant l'enfance jusqu'à l'âge adulte. Les effets sont plus prononcés chez les personnes qui ont commencé à faire des régimes alors qu'elles se situaient dans une fourchette de poids normale, peut-être parce que l'amaigrissement réduit surtout la masse musculaire. Lorsque les personnes reprennent leurs kilos perdus, elles regagnent plus vite de la graisse que du muscle, ce qui les amène à remplacer les muscles par de la graisse ou à retrouver leur masse musculaire au prix de kilos supplémentaires. Les personnes et les animaux de laboratoire ayant génétiquement tendance à prendre plus de poids qu'elles n'en ont perdu produisent des cellules de graisse supplémentaires au cours du processus de reprise afin de pouvoir stocker plus de graisse[5]. Ces résultats suggèrent que les régimes sont contre-productifs pour beaucoup de gens, car ils finissent par prendre plus de kilos en moyenne qu'ils n'en perdent. Au mieux, pour les personnes qui, comme moi, ne prennent pas plus de poids qu'elles n'en perdent, leurs efforts n'auront servi à rien.

Parce que les participants à ces études ne sont pas choisis au hasard, certains experts estiment que la relation va en sens inverse : les personnes qui sont génétiquement sujettes à prendre du poids ont plus tendance à essayer d'en perdre[6]. Ce raisonnement présuppose que les personnes dans la fourchette de poids normale qui entament un régime étaient déjà en train de prendre du poids en raison de leur vulnérabilité dans un environnement où la nourriture est abondante. C'est indubitablement vrai dans certains cas, mais cela ne me paraît pas être la seule explication. La plupart des adolescentes que je fréquentais ne se mettaient pas au régime parce qu'elles prenaient du poids. Nous voulions surtout que notre corps soit plus mince qu'il ne l'était déjà.

Pour établir une distinction entre l'influence des prédispositions génétiques et celle du régime proprement dit, des chercheurs ont réalisé une étude d'une durée de neuf ans portant sur plus de quatre mille jumeaux ayant entre seize et vingt-cinq ans[7]. Parmi les vrais jumeaux qui pesaient un poids normal au début de l'étude, lorsqu'un seul des deux faisait un régime, celui-ci avait plus tendance à prendre du poids que celui qui ne faisait pas de régime au cours des neuf années suivantes, ce qui indique que les régimes augmentent la prise de poids en tenant compte du bagage génétique. Toutefois, la différence de tour de taille entre ceux qui faisaient un régime et ceux qui n'en faisaient pas était encore plus marquée chez les faux jumeaux, ce qui renforce l'idée que les personnes au régime sont davantage prédisposées génétiquement à prendre du poids. Une seule cure d'amaigrissement délibérée multipliait les risques de prise de poids par deux pour les hommes et par trois pour les femmes. Les femmes ayant suivi deux ou trois régimes avaient cinq fois plus de risques d'être en surpoids à vingt-cinq ans.

Pour vérifier cette idée, on pourrait étudier le cas des personnes qui ont une motivation extérieure pour maigrir, comme les participants à l'expérience sur la privation de nourriture. Alors qu'il avait à peine vingt ans, Michael Vassar entama un régime, même si son poids ne le tracassait pas. En tant que futurologue travaillant au Singularity Institute for Artificial Intelligence, à San Francisco, il était intrigué par les études démontrant que la restriction de l'apport calorique à long terme pouvait prolonger la durée de vie des insectes et des rongeurs. Avec d'autres passionnés, il espérait démontrer que cela pouvait aussi s'appliquer aux êtres humains. Son objectif était de limiter ses rations à 1 400 calories par jour pour passer de 70 kilos à 50 kilos environ.

Il développa une série de rituels pour contrôler son alimentation. Pour éviter de grignoter sans s'en rendre compte, il s'imposait de clamer haut et fort son intention de manger avant d'avaler la première bouchée. S'il avait encore faim, il devait attendre une demi-heure avant de manger de nouveau. Il finit par devenir un expert sur le sujet de la faim et par connaître les avantages comparés de différents types de nourriture. Il apprit à éviter les gâteaux et les pâtisseries qu'il avait beaucoup de mal à manger avec modération. Il constata que, lorsqu'il mangeait moins, la nourriture avait meilleur goût. Le fait qu'il vivait dans la baie de San Francisco facilitait l'expérience, car les projets de *life hacking,* comme essayer de dormir moins, n'étaient pas rares dans son entourage.

Le régime présentait toutefois des inconvénients. Comme son métabolisme était ralenti, il avait tout le temps froid, sauf lorsqu'il s'exposait au soleil par une chaude journée. Sa température corporelle était comprise entre 35°C et 35,5°C et il ne ressentait plus aucun désir sexuel. Dix-huit mois après le début de son régime, il partit vivre au Kazakhstan où les températures hivernales avoisinaient les – 20°C en moyenne pour travailler avec les Peace Corps. Il décréta qu'un climat aussi rigoureux était incompatible avec des restrictions caloriques, donc il laissa tomber son régime et s'autorisa à manger normalement. Il reprit tous les kilos qu'il avait perdus et plus encore. Selon lui, son juste poids oscille autour de 75 kilos, bien qu'il pèse 80 kilos actuellement. Le fait de perdre 20 % de sa masse corporelle semble avoir conduit son cerveau à défendre une fourchette de poids plus élevée, même s'il ne s'était jamais soucié de son poids auparavant.

Les adeptes d'un sport qui exige d'être attentif à son poids, comme la boxe ou la lutte, ont aussi tendance à faire des régimes à répétition alors qu'ils ont un poids dans la normale. Ces régimes n'ont aucun lien avec une prédisposition génétique à l'obésité. Les athlètes de haut niveau qui ont défendu les couleurs de la Finlande dans ces sports avaient pris plus de poids à soixante ans que ceux qui pratiquaient des sports ne demandant pas de contrôler son poids[8]. Les personnes au régime avaient trois fois plus de risques d'être obèses.

Comment les régimes encouragent-ils la prise de poids ?

Pourquoi les régimes feraient-ils prendre du poids ? Les explications sont liées à une vérité au cœur de tout régime : quand on maigrit beaucoup, quel que soit son poids de départ, le cerveau déclare un état d'urgence par peur de la famine. La solution à cet état est de reprendre les kilos perdus – et un peu plus au cas où il y aurait une nouvelle disette.

Une raison expliquant la prise de poids est que les régimes sont stressants. Pour le cerveau, faire un régime revient à s'exposer à la famine. La restriction de l'apport en calories produit des hormones de stress chez les êtres humains[9] comme chez les souris. Chez de nombreuses espèces, le stress entraîne une prise de poids, et en particulier une augmentation de la graisse abdominale, qui est la forme de prise de poids la plus fortement associée aux problèmes médicaux. Pourtant, le stress est aussi une conséquence de la prise de poids. En effet, les gens sont enfermés dans un cercle vicieux : ils stressent, donc ils grossissent, donc ils sont mal dans leur peau, ce qui fait qu'ils stressent et prennent encore plus de poids.

D'après l'opinion publique, les gens grossissent parce qu'ils n'arrivent pas à se contrôler, mais cette hypothèse n'est étayée par aucune preuve. Les recherches suggèrent que les tentatives visant à exercer un contrôle strict sur la prise de nourriture ont tendance à être contre-productives et amènent souvent à prendre du poids, car elles stimulent l'envie de manger. Si l'on considère la faim accrue comme une réaction à la privation involontaire de nourriture due à la famine, cette envie de manger paraît justifiée.

Pendant plus d'un demi-siècle, les psychologues Janet Polivy et Peter Herman ont étudié deux types de mangeurs. Le mangeur contrôlé surveille son poids par habitude. Il compte les calories, tient un journal et pèse les conséquences avant de choisir ce qu'il va manger. Il culpabilise au moindre écart. Ça ne fait pas rêver, n'est-ce pas ? Pourtant, c'est exactement ce que l'on nous conseille de faire pour surveiller notre poids, que ces conseils émanent d'amis, de magazines ou de notre médecin généraliste.

Malheureusement, ces conseils sont rarement efficaces. Se soucier constamment de son alimentation mine la volonté et réduit les performances dans d'autres domaines exigeant un contrôle exécutif, comme la vie professionnelle ou l'éducation des enfants[10,11]. L'alimentation contrôlée réduit aussi l'influence du système d'équilibre énergétique du cerveau en apprenant aux gens à se fier à des stimuli externes pour réguler leur alimentation. Dans notre environnement moderne, la majorité de ces stimuli incitent à manger. Les agences de marketing n'ont-elles pas conçu ces messages pour nous faire acheter toujours plus de nourriture ? Lorsque notre volonté est épuisée et que nous n'écoutons pas notre faim, les systèmes de récompense et d'habitude prennent le contrôle de nos choix alimentaires.

Au contraire, le mangeur intuitif est réceptif aux signaux émis par son corps, donc il mange quand il a faim et arrête quand il a le ventre plein. Les études font référence aux mangeurs contrôlés et intuitifs comme étant soumis ou non à des restrictions. Je n'emploie pas ces termes parce qu'on a l'impression qu'un mangeur qui n'est soumis à aucune restriction passerait ses journées à engloutir des beignets et de la crème glacée. Ce n'est pas ce que ces termes veulent dire. À cause de leur focalisation interne, les mangeurs intuitifs sont moins vulnérables que les mangeurs contrôlés à la publicité, aux grandes portions, à la prise de poids liée au stress et à l'attrait des buffets à volonté[12]. Ils ont moins de risques d'être en surpoids[13,14], leur poids est plus stable et ils pensent moins à la nourriture[15]. En revanche, les personnes qui sont constamment au régime ont plus de risques d'accumuler des kilos émotionnels ou de manger simplement parce que de la nourriture est disponible, ce qui fait que leur appétit est moins lié aux besoins énergétiques de l'organisme.

Votre rat intérieur

Une autre raison expliquant que les régimes font grossir est qu'ils ont tendance à rendre boulimique, comme l'a découvert Dennis Asbury. Du point de vue de l'évolution de l'espèce, cela prend tout son sens. S'il était difficile de se procurer de la nourriture hier et si cela risque d'être difficile demain, alors nous devons manger le plus possible aujourd'hui. Même si l'on attribue souvent l'hyperphagie à des motivations psychologiques complexes, les rats partagent le même fonctionnement biologique essentiel.

Un groupe de participants à une expérience bien connue devaient boire un milkshake, mais pas un autre groupe[16]. Ensuite, les deux groupes devaient goûter et donner une note à de la glace, des noix et des biscuits. Ce que les chercheurs ne leur ont pas dit, c'est qu'ils s'intéressaient à la quantité de nourriture absorbée et pas à l'évaluation donnée par les participants. Les mangeurs intuitifs avaient tendance à manger moins que les autres après avoir bu le milkshake, comme on peut s'y attendre lorsque le système cérébral d'équilibre énergétique remplit son rôle. Au contraire, les mangeurs contrôlés mangeaient moins lorsqu'ils n'avaient pas bu de milkshake – et se gavaient après avoir bu le milkshake, quelle que soit la taille de la portion.

Ce comportement surprenant s'explique par le fait que les mangeurs contrôlés se disent qu'ils n'ont déjà pas respecté leur régime en buvant le milkshake, donc ils peuvent aussi bien manger de la nourriture interdite. Des études de suivi étayent cette interprétation. En revanche, si l'expérience commence par une salade qui a le même nombre de calories que le milkshake, mais qui ne donne pas l'impression aux mangeurs contrôlés d'enfreindre leur régime, ces derniers restent maîtres d'eux-mêmes dans la phase de dégustation. La consommation d'une boisson alcoolisée, l'exécution d'une tâche demandant de la volonté ou le fait d'être perturbé émotionnellement poussent aussi les mangeurs contrôlés à se laisser aller.

L'alternance qui en résulte entre restriction alimentaire et boulimie explique sans doute pourquoi les mangeurs contrôlés pèsent généralement plus que les mangeurs intuitifs. Pour en être certains, nous devons toutefois envisager la possibilité d'une causalité inverse. Les gens peuvent devenir des mangeurs contrôlés parce qu'ils connaissent leur propre tendance à la boulimie, ce qui explique aussi pourquoi ils continuent à grossir puisque les régimes font grossir. Comme la génétique influence le poids et le comportement alimentaire, la preuve la plus fiable que la restriction alimentaire provoque la boulimie provient d'une étude portant sur près de 1 600 vrais et faux jumeaux[17]. Les résultats corroborent ceux des études qui ne tiennent pas compte du facteur génétique. Les mangeurs contrôlés étaient plus gros au début de l'étude, leur poids fluctuait davantage et, quatre ans plus tard, ils avaient pris plus de poids que les mangeurs intuitifs. Ce lien entre alimentation contrôlée et prise de poids reste significatif chez les jumeaux qui partagent à la fois les gènes et l'environnement familial, la différence de prise de poids entre un vrai jumeau mangeur contrôlé et son jumeau mangeur intuitif étant entre trois à six fois supérieure à la différence moyenne entre des jumeaux. Une autre étude sur des jumeaux a démontré que l'influence de la génétique sur les écarts de poids ou les régimes yo-yo suggèrent que cela résulte du vécu[18].

À l'adolescence et à l'âge adulte, les mangeurs contrôlés ont plus tendance que les mangeurs intuitifs à trop manger selon des études qui suivent les comportements des participants à long terme. Cet effet est plus marqué chez les personnes présentant un risque génétique élevé d'hyperphagie, comme le révèle une étude portant sur près de 1 700 jumaux[19]. Les adolescents qui, pour maigrir, ont recours à la stratégie du jeûne certains jours ont un risque plus élevé de développer de l'hyperphagie durant les cinq années suivantes que ceux qui sont des mangeurs contrôlés, mais qui ne jeûnent pas[20]. En résumé, toutes ces études suggèrent que des régimes à répétition ne mèneront probablement pas à une perte de poids durable. En revanche, ils augmentent les risques de prise de poids future due à la consommation excessive de nourriture.

Je connais personnellement l'effet que peut produire une petite entorse au régime. S'il m'arrivait de dépasser mon budget calorique pour la journée, je passais généralement le reste de la journée à manger tout ce qui me faisait envie. C'était aussi le cas de Dennis Asbury qui déclare : « Après un Snickers, je pouvais bien peser 130 kilos, plus rien n'avait d'importance. Tout avait tendance à être tout blanc ou tout noir. Si je faisais un écart et que je dépassais le nombre de calories, alors je pouvais engloutir 1 000 calories supplémentaires en avalant tout ce que je pouvais trouver dans mon placard. » Dennis avait l'impression de ne pas avoir prise sur sa boulimie. « Je n'arrivais pas à m'arrêter de manger. Pourtant, une voix dans ma tête me disait : "Qu'est-ce qui te prend ? Tu sais pourtant ce qui t'attend." Mais je continuais. Je ne sais pas ce qui me poussait à continuer. »

« C'est ton rat intérieur », lui ai-je répondu, parce que l'hyperphagie semble être une réaction ordinaire à la privation de nourriture chez ce mammifère. Les scientifiques peuvent rendre boulimiques des rats de poids normal en alternant des périodes de privation et d'abondance de nourriture appétissante, comme de céréales[21]. Dans ces conditions (qui ressemblent aux régimes imposant un jeûne intermittent, comme le programme 5:2 au cours duquel les participants mangent très peu deux jours par semaine et ne font pas attention aux calories les cinq autres jours), les rongeurs mangeaient plus et étaient prêts à fournir plus d'efforts pour obtenir de la nourriture appétissante que des congénères qui y avaient accès en permanence. Par exemple, les animaux mangeaient de façon excessive après plusieurs périodes de cinq jours de restriction alimentaire, suivies de deux jours de libre accès à des biscuits. Quatre jours plus tard, après avoir repris le poids perdu, ils étaient brièvement soumis à un stress, comme une légère décharge électrique sur la patte, puis les chercheurs les laissaient voir et sentir du Nutella sans pouvoir en manger pendant quinze minutes. À l'issue de ce traitement, ces rats mangeaient deux fois plus de biscuits que ceux qui étaient uniquement soumis à un stress. Il suffisait qu'ils goûtent des biscuits pour que les animaux privés de nourriture engloutissent leurs rations habituelles s'ils n'avaient rien d'autre à manger[22].

Des chercheurs ont identifié des changements dans les niveaux de dopamine et d'autres neurotransmetteurs qui expliquent probablement la réaction des rats aux récompenses. Comme chez l'homme, les résultats de ces traitements chez le rat varient en fonction des individus, certains animaux n'étant absolument pas perturbés. Ces écarts de vulnérabilité semblent s'expliquer par la génétique et par les expériences vécues dans la petite enfance.

Pour un animal à l'état sauvage qui n'a pas suffisamment de nourriture pour maintenir sa masse corporelle, la première priorité est de trouver à manger. Les changements qui s'opèrent dans le cerveau reflètent ce besoin en augmentant l'intensité de la motivation de l'animal à chercher de la nourriture. Dans une autre série d'expériences, l'alimentation de rats adultes était limitée jusqu'à ce qu'ils perdent 20 % de leur masse corporelle, puis ils étaient maintenus à ce poids, ce qui imposait qu'ils mangent moins de 70 % de leur apport calorique normal[23]. Ces rats avaient une réaction plus marquée face aux récompenses, non seulement sous forme de nourriture, mais aussi à diverses drogues. Ils apprenaient plus facilement où trouver de la drogue et étaient plus persévérants dans leurs recherches quand la drogue n'était plus disponible. À cause des restrictions alimentaires, ils avaient les mêmes réactions avec de l'eau sucrée.

Ces études suggèrent que certaines expériences alimentaires

peuvent opérer des changements dans le cerveau qui favorisent la consommation excessive de nourriture et que les régimes à répétition rendent ces changements plus fréquents. Toutefois, cette conclusion ne signifie pas pour autant que la majorité des personnes sont accros à la nourriture ou que cette addiction à la malbouffe est la principale cause de la hausse récente de l'obésité. La plupart des personnes obèses ne présentent pas de réactions cérébrales dénotant une addiction à la nourriture[24] et elles ne sont pas hyperphages.

L'hyperphagie – dont tout le monde peut souffrir, quel que soit le poids – est probablement le comportement le plus proche d'un comportement addictif axé sur la nourriture. Une caractéristique essentielle de l'addiction est que les accros continuent à vouloir quelque chose qu'ils n'aiment plus. Les personnes souffrant d'hyperphagie continuent à manger même si elles n'y prennent aucun plaisir, malgré les conséquences négatives souvent déclenchées par le stress, de la même façon que les drogués consomment de la drogue. Les personnes souffrant d'hyperphagie sont prédisposées à d'autres addictions[25] et leur famille a plus de risques de compter des drogués, ce qui suggère une prédisposition d'ordre génétique[26]. La réussite du traitement de l'hyperphagie peut entraîner une perte de poids si les troubles ont maintenu le poids du patient au-dessus de sa plage défendue. D'autres patients guéris ne perdent pas de poids, car la fourchette de poids visée par leur cerveau a augmenté suite à une alimentation excessive répétée.

Lorsque j'ai arrêté les régimes, je voulais me débarrasser de cette préoccupation constante qui sapait ma volonté et arrêter de gaspiller mes efforts en veines tentatives de contrôler mon poids. À ma grande surprise, j'ai fini par récupérer bien plus qu'un peu de temps libre. Lorsque je me suis autorisée à manger à ma faim, j'ai remarqué un changement majeur dans mon comportement vis-à-vis de la nourriture. Ma peur de manquer a peu à peu disparu et je me suis autorisée à laisser de la nourriture dans mon assiette lorsque je n'avais plus faim, même si je me régalais. Pendant mes années de régime, je me sentais obligée de trop manger lorsque j'y étais autorisée. Cette compulsion était motivée par mon anticipation de la disette à venir que je m'imposais moi-même. Lorsque ce sentiment s'estompa durant les six mois qui suivirent mon arrêt des régimes, j'avais l'impression qu'un étranger avait pris le contrôle de mon cerveau. Je n'éprouvais plus le besoin de stocker en prévision de la disette parce que je savais que je m'autoriserais toujours à manger lorsque j'aurais faim.

La première année, je me suis efforcée de remarquer à quel moment j'avais envie de manger – et à quel moment je n'en avais pas envie. Au début, j'ai constaté que je continuais à manger même si j'avais déjà le ventre plein, notamment au restaurant et à des réceptions, alors que je me refusais à manger lorsque j'étais affamée parce que j'avais l'impression de faire un sacrifice. Au fil des mois, j'ai appris à ressentir et à répondre aux signaux de faim et de satiété émis par mon corps. Mon poids s'est stabilisé et j'apprécie davantage la nourriture tout en m'en préoccupant moins. Avec de l'entraînement, les mangeurs contrôlés peuvent devenir des mangeurs pleinement conscients, comme mon expérience le prouve. La transition prend du temps et elle demande de l'engagement, mais la récompense potentielle est énorme pour les personnes qui ont toujours abordé la nourriture avec un sentiment de culpabilité et de honte mêlées.

4

L'idéal de minceur

Les Fidji connurent une période de transition à la fin du XXe siècle. L'essor économique amena la télévision dans les îles, ce qui eut des conséquences inattendues sur la culture locale, y compris sur la perception que les habitants avaient de leur corps. Comme dans toutes les sociétés menacées par la malnutrition, les dirigeants avaient traditionnellement été vigilants aux signes de perte de poids chez les enfants. La moindre perte d'appétit donnait lieu à un déploiement d'efforts considérables pour encourager l'enfant à manger. Avant les années 1970, les troubles alimentaires étaient rares, voire inexistants. Les corps généreux étaient considérés comme beaux et la maigreur était interprétée comme un signe de mauvaise santé nécessitant l'intervention de la communauté. Les invités étaient incités à « manger pour devenir gros ». On n'avait jamais entendu parler de régime et l'idée de perdre volontairement du poids aurait paru ridicule.

Puis, en 1995, les émissions de télévision amenèrent des idées modernes qui furent rapidement adoptées par les jeunes. Dans les semaines qui suivirent l'arrivée de la télévision, puis trois années plus tard, des chercheurs interrogèrent des jeunes filles de dix-sept ans qui allaient au lycée dans la province de Nadroga, région connue pour ses plages magnifiques et ses supporteurs de rugby[1]. Les filles interrogées au cours des deux périodes présentaient le même poids moyen, mais leurs comportements et leurs attitudes envers la nourriture étaient différents. La proportion de jeunes qui manisfestèrent des troubles alimentaires (comme des régimes à base de jeûne ou de purges) avait plus que doublé, passant de 13 % en 1995 à 29 % en 1998. Même si, au cours du premier interrogatoire, aucun sujet n'avait jamais envisagé de vomir pour contrôler son poids, 11 % des personnes interrogées dans le deuxième groupe admirent l'avoir fait. Celles qui avaient vomi n'étaient pas plus grosses que celles qui ne l'avaient pas fait, donc leur passage à l'acte était davantage motivé par l'image de leur corps que par leur poids. Parmi le groupe consulté en 1998, les régimes étaient fréquents : 62 % des filles avaient essayé de perdre du poids au cours du mois écoulé. Tout comme l'insatisfaction corporelle : 74 % des filles se sentaient trop grosses. L'idéal de minceur était arrivé aux Fidji et les adolescentes étaient mal dans leur peau.

Les États-Unis connurent une période de transition similaire durant les années 1970[2]. Auparavant, l'anorexie et d'autres troubles du comportement alimentaire étaient rares, et les hommes, comme les femmes, étaient aussi peu nombreux à ne pas aimer leur corps. La dictature de la minceur ne sévissait pas encore. Jusqu'en 1984, la publicité proposait d'aider les femmes à prendre du poids et à avoir plus de formes. Alors que la nourriture devenait abondante au cours de la seconde moitié du siècle, les mannequins, les actrices, les doubles pages centrales du magazine *Playboy*, les Miss Amérique et même les personnages féminins des dessins animés mincissaient[3] tandis que les personnages masculins devenaient de plus en plus musclés[4]. La femme se faisait retirer une côte pour avoir les mensurations d'une poupée Barbie et l'homme bâti comme G.I. Joe pratiquait la musculation. La rencontre entre une culture qui valorise ces corps irréalistes et un environnement qui facilite la prise de poids a fait surgir de graves conflits entre idéal et réalité chez de nombreuses personnes.

Durant la même période, un nombre croissant de femmes sont devenues mal dans leur peau et l'écart s'est creusé entre l'image que les hommes et les femmes ont de leur corps[5]. Depuis les années 1990, ce phénomène s'est accentué et plus particulièrement chez les adolescents. Ce changement est dû au grand nombre de filles et de femmes qui sont très insatisfaites de leur corps[6]. Des études à la fois expérimentales et corrélationnelles établissent un lien entre l'excessive minceur des mannequins et l'augmentation de l'insatisfaction corporelle et des troubles alimentaires chez la femme[7]. Par exemple, après avoir observé des mannequins sylphides, les femmes sont moins satisfaites de leur corps et ont plus de risques d'être boulimiques, de se faire vomir et de se priver de nourriture. Récemment, les hommes en sont aussi venus à détester leur corps et à présenter des troubles alimentaires, mais ils n'ont pas encore rattrapé les femmes.

Stigmatisation des personnes en surpoids

Nous avons culturellement appris à nous juger d'après la mauvaise échelle. La haine exacerbée de son corps, qui était autrefois l'apanage des jeunes adolescentes, est aujourd'hui communément répandue de l'école élémentaire à la maison de retraite. Plus de 90 % des femmes adultes aux États-Unis sont insatisfaites de leur silhouette et près de la moitié ne trouvent pas de commentaire positif à émettre sur leur apparence physique. 40 % des filles de huit ou neuf ans aimeraient être plus minces et 60 % des onze-douze ans ont essayé de maigrir. Le taux élevé d'insatisfaction corporelle n'est pas surprenant : une étude portant sur 2 300 filles a établi qu'à l'âge de dix ans, 58 % d'entre elles avaient entendu une amie ou un proche dire qu'elles étaient trop grosses[8]. La minceur ne protège pas contre cette mauvaise image de soi, car la moitié des adolescentes maigres rapportent avoir entendu des critiques sur leur corps.

Si nous ne parvenons pas à nous détester suffisamment, notre culture est prête à en rajouter une couche. Les critiques liées au poids ne pèchent pas par manque de franchise. Souvent, on n'hésite pas à émettre des commentaires sur le corps d'autrui, allant de conseils malvenus sur la perte de poids au beuglement adressé à des piétons par la portière. Nous n'avons pas honte de critiquer le poids de quelqu'un entre amis, alors que nous éviterons de faire des remarques racistes en public. Dans ce registre, le bioéthicien Daniel Callahan écrivit un éditorial incitant à la stigmatisation des obèses pour décourager la prise de poids, même s'il admet que : « Cela n'aidera pas la plupart de ceux qui sont déjà en surpoids ou obèses. Au-delà de rares améliorations marginales, la majorité d'entre eux sont déjà perdus. »[9] On pourrait pourtant s'attendre, de la part d'un professionnel, qu'il soit attentif aux questions éthiques soulevées par les mauvais traitements infligés à plus de la moitié de la population américaine pour le soi-disant bien-être du reste.

Dès l'âge de trois ans, les enfants reproduisent des stéréotypes populaires suggérant que les obèses sont fainéants, bêtes, et qu'ils ne parviennent pas à se contrôler[10]. De nombreuses études portant sur des adultes recensent des préjugés répandus dans les comportements et les croyances concernant l'obésité, avec des conséquences majeures dans des domaines comme l'éducation, l'emploi et la santé. Ainsi, des femmes qui pèsent 30 kg de plus que la moyenne sont payées 9 % de moins que les femmes dans la fourchette de poids normale, soit l'équivalent de trois ans d'expérience professionnelle. La discrimination salariale à l'encontre les obèses a lieu dans différents pays, groupes ethniques et professions. Des études ont révélé qu'à qualifications égales, les candidats ont moins de chances d'être embauchés ou promus et leurs salaires sont inférieurs s'ils sont décrits comme étant obèses. Par conséquent, les personnes obèses pointent davantage au chômage. L'obésité augmente donc le risque de pauvreté qui, à son tour, augmente le risque de prise de poids.

Les préjugés liés au poids ont connu une hausse récente. Au milieu des années 1990, 7 % des adultes avaient vécu une discrimination liée à leur poids ; 12 % la déplorent une décennie plus tard. Parmi les personnes modérément à sévèrement obèses, 40 % ont vécu une discrimination liée au poids, comme des refus d'embauche, d'accès à un logement ou à des soins médicaux basés sur leur apparence[11]. Ces préjugés de la part d'enseignants commencent dès l'école élémentaire et continuent à l'université. À qualifications égales, les étudiants obèses ont moins de chances d'entrer à l'université que des étudiants minces. Une telle discrimination n'est pas illégale dans la majeure partie des États-Unis, car les personnes en surpoids ne sont pas une catégorie protégée par la loi.

Les professions médicales font preuve de forts préjugés liés au poids, 69 % des personnes en surpoids ou obèses rapportant avoir été victimes de discrimination de la part de médecins[12]. Pour les femmes, les préjugés du corps médical commencent lorsqu'elles dépassent de 6 kg la fourchette de poids normale, tandis que les hommes commencent à ressentir les effets de la discrimination médicale lorsqu'ils dépassent la fourchette de 35 kg. Les préjugés du corps médical dans de nombreux pays – les patients obèses sont perçus comme étant peu coopératifs, hostiles et malhonnêtes – conduisent les médecins à prescrire des régimes pour des symptômes qui n'ont aucun rapport avec la graisse corporelle. Par conséquent, les obèses consultent moins de médecins[13]. Lorsqu'ils le font, ils sont moins bien traités, ils se voient prescrire moins d'examens préventifs et moins de traitements en général. Comme un diagnostic précoce et un traitement rapide sont des facteurs déterminants, la mauvaise qualité des soins médicaux explique en partie que les obèses soient en plus mauvaise santé. Par conséquent, les personnes ayant subi des discriminations liées au poids présentent un taux de mortalité supérieur de 31 %, en tenant compte de facteurs tels que l'état de santé, le poids, la pratique d'une activité physique régulière, le tabagisme et la dépression[14].

Il est facile de comprendre la raison pour laquelle les médecins et les infirmières peuvent être tentés d'accuser leurs patients de ne pas réussir à perdre de poids. Sinon, ils devraient admettre que conseiller aux obèses de passer le reste de leur vie au régime leur ferait plus de mal que de bien. Les médecins (comme nous autres) ont tendance à accuser les gens de leur mauvais état de santé lorsqu'ils en sont perçus comme responsables, comme en cas d'addiction aux drogues, par exemple. Cette perception n'est pas valable pour l'obésité, car les individus ne contrôlent pas de nombreux facteurs qui contribuent à la prise de poids, allant de l'héritage génétique à la réaction du corps à la privation de nourriture, en passant par la disponibilité de produits frais ou d'endroits sûrs pour marcher et se dépenser. Pourquoi déciderait-on de grossir dans une société qui dévalorise autant les obèses ?

Un cercle vicieux

Des souffrances à ce point généralisées sont une cause de préoccupation à part entière, mais ce sentiment de culpabilité est d'autant plus poignant que l'insatisfaction corporelle prédispose à la prise de poids sur toute la durée de la vie. Une étude portant sur plus de 6 000 adultes (ayant une moyenne d'âge de soixante-sept ans) a révélé que, parmi les personnes qui n'étaient pas obèses initialement, celles qui avaient subi une discrimination liée à leur poids avaient deux fois et demi plus de risques d'être obèses quatre ans plus tard que celles qui n'avaient pas l'impression d'être moins bien traitées à cause de leur poids[15]. Parmi les participants qui étaient déjà obèses au début de l'étude, ceux qui avaient subi une discrimination liée à leur poids avaient trois fois plus de risques de rester obèses. Ces effets ne sont probablement pas uniquement dus au stress, tout comme le fait de subir des discriminations liées à l'origine ethnique ou au sexe n'a pas de répercussions sur le poids, mais ils perdurent. Une autre étude portant sur près de 3 000 adultes britanniques de plus de cinquante ans aboutit au même constat[16]. Les personnes ayant subi une discrimination liée à leur poids avaient sept fois plus de risques de devenir obèses au cours d'un suivi de quatre ans.

Cette relation entre l'insatisfaction corporelle et la prise de poids a une explication simple. Les personnes qui se sentent mal dans leur peau ont plus de risques de trop manger, de manger pour se réconforter et de ne pas pratiquer d'activité physique parce qu'elles se sentent physiquement inaptes[17]. Cela a été démontré par des chercheurs qui ont demandé à des étudiantes de lire un faux article du *New York Times* intitulé « Perdez du poids ou perdez votre emploi », ou un article similaire intitulé « Arrêtez de fumer ou perdez votre emploi ». Ensuite, les jeunes femmes devaient en résumer l'argumentaire dans une vidéo de cinq minutes[18]. À l'issue de la présentation, elles se retrouvaient dans une salle de pause où leur étaient proposés des bonbons et des biscuits apéritifs. Parmi les participantes qui avaient lu l'article sur le poids, celles qui se sentaient en surpoids ont absorbé plus de calories que les autres, quel que soit leur poids réel. Au contraire, après avoir lu l'article sur l'arrêt du tabac, les deux groupes ont mangé autant. Il semblerait donc que le simple fait d'évoquer la discrimination liée au poids puisse déclencher une alimentation excessive chez les femmes mal dans leur peau, ce qui, d'après les études à long terme, se traduit souvent par une prise de poids.

Quel que soit le poids des sujets, la discrimination perçue est liée à une détresse psychologique, surtout à des troubles de l'humeur et à l'abus de substances[19]. L'insatisfaction corporelle est fortement liée à la faible estime de soi et à la dépression, ainsi qu'à des troubles alimentaires. Les personnes les plus vulnérables à la stigmatisation sont celles qui ont assimilé la croyance selon laquelle il faut être mince pour être belle et qu'il est honteux d'être grosse. Lorsque ces personnes sont exposées à des messages négatifs à propos du surpoids, elles ont beaucoup moins tendance à pratiquer une activité physique[20]. Dans les études à long terme, des poids de départ élevés prédisent une plus faible probabilité de pratique d'une activité physique, alors que le démarrage d'une pratique sportive n'a pas d'effet sur le poids futur[21]. Les enfants qui sont moqués à cause de leur poids ont aussi une attitude négative à l'égard du sport, ils sont moins actifs et ils passent plus de temps assis que les autres. En général, les personnes obèses qui ont profondément intériorisé une stigmatisation liée au poids ont davantage tendance à éviter l'activité physique, à s'isoler et à ne pas pratiquer d'autres activités qui pourraient améliorer leur qualité de vie.

Ces recherches indiquent que le sentiment de honte vis-à-vis de son corps encourage la prise de poids. Pourtant, même les professionnels de la santé tombent dans le piège et luttent contre l'obésité en stigmatisant les obèses. Rendre les gens honteux pour les encourager à perdre du poids est contre-productif. Peu de gens sont motivés pour prendre soin de quelque chose qu'ils détestent, y compris leur corps. Au contraire, l'insatisfaction corporelle conduit les gens à se déconnecter de leur corps, à se concentrer sur leurs capacités intellectuelles et à s'efforcer d'ignorer la réalité biologique non conforme et insatisfaisante. Comme nous avons pris nos distances avec notre corps et ses signaux, nous avons tendance à trop manger et nous avons plus de mal à manger consciemment.

Kelly Coffey connaît bien l'importance du rôle joué par l'insatisfaction corporelle dans la prise et la perte de poids. Elle a assisté à sa première réunion Weight Watchers à l'âge de cinq ans. En mars 2003, après plus de vingt ans d'obésité, elle subit une opération bariatrique. L'intervention était censée l'aider à maigrir, mais cela n'a pas freiné son hyperphagie, qui était généralement déclenchée par les gâteaux, les beignets et tous les aliments sucrés. Dans un premier temps, elle maigrit beaucoup, puis elle finit par reprendre tous les kilos perdus. Lorsqu'elle fit la démarche d'identifier ses déclencheurs et d'apprendre à surmonter les envies irrépressibles qu'ils suscitaient, elle se remit à perdre du poids. En 2007, elle devint coach, ce qui lui permit de rester focalisée sur le maintien de ses nouvelles habitudes. Cela fait maintenant plus de dix ans qu'elle a perdu plus de 50 kg.

On pourrait croire qu'une personne ayant un tel passé soit une dure à cuire, et elle aurait des excuses. Bien au contraire ! Elle écrivit un charmant article intitulé « Cinq choses qui me manquent depuis que je ne pèse plus cent kilos » (avoir un rembourrage intégré pour les chaises inconfortables, avoir la force de porter son propre poids sans faire d'efforts) qui a connu un succès viral en avril 2014. Elle avait besoin d'aimer son corps en surpoids pour conserver une vie saine, dit-elle, « parce que si je vis dans la peur de reprendre les kilos perdus dès que je me comporte de façon contre-productive, j'aurai terriblement honte, je me sentirai coupable et j'aurai très peur. Et toutes ces émotions sont diamétralement opposées à un mode de vie sain où je prends soin de moi parce que je m'aime ». Avant qu'elle apprenne à s'aimer, les déceptions l'enfermaient dans une spirale infernale de honte qui l'incitait à trop manger et à arrêter de bouger, ce qui la rendait encore plus honteuse. Désormais, elle fait attention à dormir assez, à aller à la salle de sport tous les jours et à manger autant qu'elle veut de tout ce qui ne déclenche pas ses pulsions boulimiques. Si elle s'y tient, dit-elle, son corps se sent bien. Si elle ne s'y tient pas, quel que soit son poids, elle est malheureuse.

Adolescence et régimes ne font pas bon ménage

Même si ce mal-être peut durer toute la vie, l'écheveau de la honte, des régimes et de l'hyperphagie commence souvent à l'adolescence, comme cela a été mon cas. Peu après ma puberté, ma mère a commencé à s'inquiéter pour mon poids. Même si j'étais pile au milieu de la fourchette de poids normale pour ma taille, je paraissais moins mince, donc elle me dit de faire attention à ce que je mangeais. À treize ans, je dépensais l'argent que je gagnais en distribuant les journaux pour acheter des aliments peu caloriques, comme des concombres et des melons, que je conservais dans le réfrigérateur de la cave pour ne pas être tentée par les aliments appétissants du réfrigérateur de la cuisine. Je ne sais plus bien comment j'en suis arrivée à me fixer un objectif de 800 calories par jour, peut-être à la lecture d'un magazine ou en discutant avec d'autres filles à l'école. J'ignorais que cela correspondait à la moitié de l'énergie dont mon corps avait besoin – je ne savais pas non plus que mon cerveau lutterait contre cette privation de nourriture, que je le veuille ou non. Lorsque j'ai repris les kilos perdus, j'ai évidemment accusé mon manque de volonté.

Avec l'âge, mon attitude vis-à-vis des régimes est devenue moins radicale : je suis passée progressivement à 1 000, puis à 1 200 et enfin à 1 500 calories par jour. Même si je maigrissais plus lentement, je reprenais toujours les kilos perdus à la même vitesse. Durant toute mon adolescence jusqu'au début de l'âge adulte, j'ai perdu et repris les mêmes 5 à 7 kg tous les ans.

Les régimes à répétition sont un facteur de risque élevé pour les troubles du comportement alimentaire. C'est aussi ce qui a fini par m'arriver. Lorsque j'étais à l'université, que mon mariage battait de l'aile ou que j'étais stressée au travail ou à la maison, je me gavais de nourriture. Les nuits d'insomnie, je pouvais finir un pot de glace de deux litres ou ingurgiter un paquet entier de crackers à trois heures du matin. La pression émotionnelle qui m'incitait à continuer à manger était intense, même après m'être fait vomir. Lorsque j'y repense aujourd'hui, je ne comprends pas pourquoi ce comportement m'a tant fait culpabiliser. Mais pendant longtemps, j'ai été persuadée que la boulimie était mon secret le plus honteux.

Ces problèmes sont fréquents, en partie parce que les adolescents ont tendance à déborder d'enthousiasme. Quand cet enthousiasme se focalise sur la perte de poids, les problèmes ne sont jamais loin. Plus de la moitié des adolescentes et un quart des adolescents ont fait un régime, ce qui a tendance à prédire la poursuite des régimes à l'âge adulte. 57 % des filles et 33 % des garçons présentent des comportements alimentaires malsains, comme sauter des repas, tandis que 12 % des filles et 5 % des garçons se sont déjà fait vomir ou ont eu recours à des laxatifs ou à des coupe-faim pour essayer de perdre du poids. 17 % des filles et 8 % des garçons présentent de l'hyperphagie.

Les pressions subies pour être mince augmentent les risques de troubles alimentaires et de prise de poids chez les adolescents. Dianne Neumark-Sztainer dirige le projet de recherche EAT (*Eating Among Teens*), mené à l'université du Minnesota dans le but d'identifier les facteurs de risques des problèmes liés au poids à l'adolescence. Son équipe a étudié plus de 2 500 garçons et filles au collège et au lycée, puis cinq ans[22] et dix ans plus tard[23]. Les filles qui suivaient des régimes au début de l'étude et cinq ans plus tard avaient pris deux fois plus de poids au bout de dix ans que celles qui n'avaient jamais fait de régimes, qu'elles aient été ou non en surpoids au départ. Les caractéristiques initiales, qui prédisaient une prise de poids durant l'étude, auguraient aussi d'une hausse des troubles alimentaires.

Les plus forts indicateurs étaient les régimes antérieurs, la préoccupation envers son poids et les remarques blessantes de la part de la famille. Les filles qui subissaient des moqueries lorsqu'elles étaient adolescentes avaient deux fois plus de risques de grossir au cours des cinq années suivantes. Une explication possible est que, comme les filles étaient déjà en surpoids, elles étaient raillées, donc elles ont continué à grossir. Mais cette explication ne tient pas la route, car la même relation entre les régimes ou les railleries et la prise de poids a été constatée chez les filles qui avaient un poids normal au début de l'étude. De même, une autre étude à long terme et de grande envergure a démontré que les pré-adolescents qui faisaient souvent des régimes entre 9 et 14 ans avaient plus de risques de passer d'un poids normal à un surpoids au cours des deux années suivantes, le facteur de risque étant de 4,8 chez les filles et 1,7 chez les garçons[24].

L'insatisfaction corporelle laisse présager aussi une prise de poids chez les adolescentes minces[25]. Tous les collégiens et les lycéens d'une région de Norvège ont été invités à participer à une étude. Près de 1 200 d'entre eux remplirent des questionnaires une première fois au début de l'étude et une seconde fois onze ans plus tard. Les participants étaient à l'extrémité basse de la fourchette de poids normal au début de l'étude, mais 74 % des filles et 26 % des garçons avaient l'impression d'être gros. Ces jeunes étaient plus gros à l'entrée dans l'âge adulte que ceux qui pensaient que leur poids était juste.

Comme nous l'avons vu précédemment, la restriction alimentaire conduit souvent les gens à l'hyperphagie. En outre, les moqueries ont quasiment doublé le risque d'hyperphagie accrue chez les filles dans l'étude menée dans le Minnesota, et sont donc en partie responsables de leur prise de poids[26]. Les filles de l'étude norvégienne qui faisaient souvent des régimes avaient douze fois plus de risques d'hyperphagie, alors que les garçons n'avaient que sept fois plus de risques. Une troisième étude portant sur des filles en Californie du Nord a abouti à des résultats similaires[27]. Les chercheurs ont également démontré que l'insatisfaction corporelle et l'alimentation contrôlée chez les jeunes adolescentes prédisent un début de dépression quatre ans plus tard, ce qui n'est pas le cas du surpoids[28].

Que faut-il faire en tant que parent ? Pour commencer, expliquez à votre enfant en quoi consiste une alimentation saine, mais ne critiquez pas son poids. Non seulement ces remarques contribuent aux troubles alimentaires, mais cela risque aussi de le faire grossir à long terme. Dès son plus jeune âge, laissez votre enfant arrêter de manger quand il n'a plus faim, ce dont il est parfaitement capable si vous lui proposez une alimentation saine et variée. Ne l'obligez pas à finir le contenu de son assiette, mais ne le laissez pas compenser le manque de calories par des sucreries. Apprenez-lui à gérer ses émotions sans avoir recours à la nourriture et donnez l'exemple par votre propre comportement. Encouragez-le à pratiquer des activités physiques qui lui plaisent, surtout celles qu'il pourra poursuivre à l'âge adulte, et ne parlez jamais du sport comme si c'était une punition pour avoir trop mangé. Beaucoup d'enfants actifs, surtout les filles, passent leurs journées dans le canapé au début de l'adolescence et cette habitude risque de perdurer à l'âge adulte. Enfin, si l'école ou le voisinage prévoit d'organiser un programme de prévention de l'obésité, demandez à ce qu'il soit plutôt transformé en programme de promotion d'une vie saine qui ne se focalise pas sur le poids.

Les adolescents n'écoutent pas toujours les conseils de leurs parents, mais chez les enfants plus jeunes, les régimes sont souvent influencés par l'attitude parentale[29]. Les filles dont la mère ou le père les a encouragées à suivre un régime à l'âge de 9 ans ont deux fois plus de risques de suivre un régime à 11 ans – et huit fois plus si les deux parents les y incitent. Au contraire, pour les filles qui ont commencé à faire des régimes à l'adolescence, les encouragements parentaux n'ont pas influencé leur comportement. Comme on pourrait s'y attendre, la pression familiale à 9 ans laisse présager une plus forte prise de poids à 15 ans, mais seulement chez les filles qui ont suivi des régimes. J'ai du mal à imaginer que ces jeunes filles aient correctement estimé les risques de prise de poids future au moment de décider de suivre les conseils de leurs parents, donc il est peu probable que ces résultats s'expliquent par la causalité inverse (les filles qui sont plus vulnérables aux excès alimentaires font plus de régimes).

Pour éviter de conduire les enfants à l'échec, les chercheurs du projet EAT recommandent de ne pas parler de poids ou de régime à la maison (pour les parents ou pour les enfants) et de ne pas faire référence à l'apparence physique pour définir l'identité. Les enfants qui voient leur parent sauter un repas ou exprimer de l'insatisfaction corporelle ont plus de risques d'imiter ce comportement et les encouragements parentaux à suivre un régime produisent souvent des comportements malsains de contrôle du poids et d'hyperphagie. Même s'il n'est pas toujours possible de modifier ses impressions à propos de son propre corps, essayez de ne pas communiquer de pensées négatives à vos enfants. Encouragez plutôt des habitudes saines en pratiquant des sports ou en vous promenant en famille, préférez des collations saines et réunissez régulièrement la famille pour des repas cuisinés à la maison.

Les dangers des troubles alimentaires

Les parents peuvent aussi surveiller l'apparition de troubles alimentaires. 63 % des filles âgées de 13 ans ont été décrites par leurs parents comme ayant peur de prendre du poids ou de grossir au cours d'une étude à long terme menée au Royaume-Uni. 11,5 % d'entres elles étaient même terrifiées à cette idée[30]. Ces préoccupations sont un facteur de risque pour l'apparition de troubles alimentaires. Comme la honte conduit les gens à essayer de cacher leurs troubles alimentaires, ils sont plus difficiles à diagnostiquer. Ils sont aussi difficiles à traiter, car ils présentent des taux élevés de rechute, et ils sont dangereux. Les patients anorexiques ont un taux de mortalité six fois plus élevé comparés aux personnes du même âge ayant une alimentation saine et les patients boulimiques présentent un taux deux fois supérieur. Chez les adolescents boulimiques, 53 % ont pensé au suicide et 35 % ont déjà fait une tentative, contre 3 % des adolescents en général. Parmi les adolescents qui présentent de l'hyperphagie, 34 % ont envisagé de se suicider et 15 % sont déjà passé à l'acte[31]. Parmi les patients anorexiques, 31 % ont envisagé de se suicider et 8 % ont fait une tentative.

Lorsque j'ai obtenu mon doctorat, j'avais pris 9 kg et je n'avais jamais été aussi grosse. Lorsque j'ai commencé à travailler, j'ai décidé qu'il était grand temps de faire un nouveau régime. Après avoir perdu les 9 kg que je voulais perdre, j'ai continué à réduire mes apports caloriques pour atteindre 600 calories par jour. J'allais à la salle de sport pendant une heure tous les matins avant de partir travailler et j'ai encore perdu 14 kilos. On voyait mes côtes, mais je n'étais toujours pas satisfaite. Je me sentais toujours grosse. À cette époque, mon métabolisme a probablement ralenti, parce que j'ai arrêté de perdre du poids sans changer de comportement. Quand j'ai commencé à dire que je devais manger encore moins, mon mari a menacé de m'emmener à l'hôpital si je poursuivais mon régime. J'ai eu du mal à me forcer à manger de nouveau. Chaque bouchée était un effort. J'ai eu de la chance de m'en sortir toute seule. Même si je n'ai jamais été officiellement diagnostiquée comme souffrant de troubles du comportement alimentaire, j'ai bien failli en développer deux.

Ce qui fait le plus peur dans mon témoignage, c'est que mon cas n'a rien d'exceptionnel. Les régimes conduisent à des comportements pathologiques chez 35 % de leurs adeptes. Parmi les « régimeurs » pathologiques, 20 à 25 % développent des troubles alimentaires à part entière ou partiels[32]. La prévalence de l'anorexie chez les femmes pendant toute leur vie est de 4 %, tandis que la boulimie et l'hyperphagie représentent chacune 2 %[33]. Chez les hommes, les troubles alimentaires sont entre deux et douze fois moins présents, même s'ils sont aussi sous-diagnostiqués car les hommes ont moins tendance à demander de l'aide[34]. L'hyperphagie est le trouble alimentaire le plus répandu chez les hommes, avec une prévalence de 1 à 3 % sur toute la durée de vie, les garçons devant prendre du poids dans le cadre de leur activité sportive présentant le plus fort risque de troubles alimentaires.

Dans les études à long terme, l'exposition à l'idéal de minceur présage le développement ultérieur d'une insatisfaction corporelle, qui entraîne des régimes à répétition annonçant à leur tour des troubles alimentaires[35]. Les régimes sont le lien entre l'insatisfaction corporelle et les troubles alimentaires, puisque les personnes qui ne font pas de régime et qui sont mal dans leur peau n'ont pas tendance à développer de troubles alimentaires. Tous ces facteurs de risque ont des répercussions plus marquées chez les jeunes que chez les adultes. Les filles qui comptent parmi les 20 % d'insatisfaites de leur corps à 13 ans ont quatre fois plus de risques de présenter des troubles alimentaires huit ans plus tard (24 %) que celles qui sont moins insatisfaites (6 %). Les filles dépressives et mal dans leur peau ont encore plus de risques de développer des troubles alimentaires. Parmi le groupe présentant le plus d'insatisfaction corporelle, un fort taux de régimes (12 %) prédit néanmoins un risque 3,6 fois plus élevé de troubles alimentaires (18 % contre 5 %).

Pour rompre ce cercle vicieux, Eric Stice de l'université du Texas, à Austin, et ses collègues créèrent le Body Project, ayant pour but de réduire les risques futurs de troubles alimentaires chez les lycéens et les étudiants[36]. Le programme, d'une durée de trois à quatre heures, peut être présenté par les enseignants. Les exercices réduisent la croyance des étudiants dans l'idéal de minceur en demandant aux jeunes femmes qui ne sont pas satisfaites de leur corps d'émettre des arguments contre l'importance de la minceur par écrit et à travers un jeu de rôles. En présentant leurs arguments devant le groupe, les participants instaurent un conflit entre leur comportement (argumentation contre l'idéal de minceur) et leurs croyances. De façon surprenante, lorsque les personnes prennent conscience des conflits entre leurs comportements et leurs croyances (ce que les psychologues appellent la dissonance cognitive), ils réagissent souvent en modifiant leurs croyances. En effet, nous déduisons souvent qui nous sommes d'après nos actes, au lieu de l'inverse.

Le programme se base sur ce constat. La focalisation sur cette dissonance cognitive incite les filles à réduire la valeur qu'elles accordent à la minceur. Une étude randomisée portant sur un groupe de lycéennes de différentes origines ethniques a démontré que, trois ans plus tard, les participantes avaient 60 % de risques en moins de développer des troubles alimentaires par rapport à celles qui bénéficièrent d'un programme d'écriture créative[37]. La moindre valeur accordée à l'idéal de minceur surgit la première, suivie par une plus faible insatisfaction corporelle, moins d'émotions négatives et moins de régimes. Une version en ligne de ce programme[38] réduit aussi les risques de troubles alimentaires (bien que de façon moins efficace). Elle a prévenu la prise de poids durant les deux années suivantes parmi les groupes de contrôle dans lesquels les filles lisaient une brochure ou regardaient un documentaire sur les troubles alimentaires[39]. En démontrant qu'une intervention qui réduit les régimes prévient aussi la prise de poids ultérieure, cette étude randomisée renforce l'argument affirmant que les régimes font grossir et qu'ils n'y sont pas seulement corrélés.

De nombreux experts recommandent de suivre un régime même s'ils comprennent les risques que cela induit en termes de prise de poids permanente, puisque le système d'équilibre énergétique s'efforce de ramener le poids dans la fourchette de poids visée par le cerveau. Ces spécialistes doivent penser que l'on ne perd rien à essayer, même si la plupart de leurs patients ont peu de chances de réussir. Mais les régimes peuvent faire du mal et ils en font souvent. Leurs résultats prévisibles sont une perte de poids temporaire, suivie d'un risque élevé de haine de soi, de troubles alimentaires et d'une prise de poids, surtout chez les jeunes femmes. Aucune personne sensée ne devrait chercher à atteindre un tel objectif, mais c'est pourtant ce qu'il se produit lorsque les gens décident d'aller à l'encontre de ce que désire leur cerveau.

5

Le cerveau lutte contre la perte de poids

Il y a quelques décennies, des chercheurs ont essayé de prédire l'avenir de l'humanité en reconstituant des risques d'autrefois. Le 26 septembre 1991, quatre hommes et quatre femmes portant des tenues futuristes pénétrèrent dans Biosphère 2 sous le feu des médias[1]. Une structure de verre et d'acier protégeait un complexe de 1,7 hectare financé à hauteur de 150 millions de dollars par Ed Bass, héritier d'une dynastie texane qui avait fait fortune dans le pétrole. Le projet avait pour but de recréer un système écologique autosuffisant et fonctionnant en vase clos, comme si l'homme colonisait une nouvelle planète. Bass craignait que la première biosphère, la Terre, ne puisse plus nous faire vivre très longtemps et il cherchait des alternatives.

Les résultats de l'expérience ne furent pas à la hauteur des attentes, au moins du point de vue de l'avancée de la conquête spatiale. Les plantes ne transformèrent pas suffisamment de dioxyde de carbone en oxygène, donc il fallut activer le système de recyclage de l'air que les chercheurs avaient installé en secret avant le démarrage de l'expérience. Les résidents de la Biosphère eurent du mal à se nourrir à partir de leur potager de 2 hectares envahi par les maladies et soumis la luminosité insuffisante. Au début de l'expérience, ils parvinrent tant bien que mal à produire 1 780 calories par habitant. C'était peu pour assurer la pérennité d'un mode de vie qui exigeait trois à quatre heures de travail manuel par jour, même si le régime végétarien apportait suffisamment de nutriments. La situation empira à tel point que les résidents finirent par manger une partie de leurs stocks de graines. Au bout de six mois, ils avaient perdu entre 9 % et 24 % de leur poids, soit une moyenne de 15 %, et ils avaient perdu une grande partie de leur masse de graisse. Ils s'améliorèrent avec la pratique et parvinrent à cultiver suffisamment de nourriture pour garder ce poids inférieur durant les dix-huit derniers mois de l'expérience.

Les chercheurs profitèrent de cette perte de poids accidentelle pour étudier les effets de la privation de nourriture à long terme sur le métabolisme[2]. Quelques semaines avant de quitter l'enceinte de la Biosphère, tous les participants présentaient un métabolisme ralenti et une activité thyroïdienne basse. Ils économisaient leur énergie en évitant les mouvements superflus. Cette expérience, comme d'autres, similaires, démontre que lorsque nous privons notre corps de nourriture, le cerveau réagit en modifiant la répartition de notre consommation énergétique.

Le métabolisme : l'arme secrète du cerveau

Les résidents de la Biosphère avaient faim parce qu'ils ne pouvaient pas produire suffisamment de nourriture. C'est face à de telles conditions – auxquelles des milliards de personnes sont encore confrontées aujourd'hui – que le système de régulation énergétique a évolué. Imaginons que le fait de rester en sous-poids pendant deux ans ait diminué la fourchette de poids visée par le cerveau des habitants de Biosphère 2. Dans ce cas, au lieu de les aider à récupérer lorsque la nourriture redevenait abondante, leur cerveau les aurait empêchés de revenir à leur poids normal. Cela ne paraît pas être une réaction plausible face à une longue famine. Le cerveau applique sans relâche la même logique aux personnes qui se sous-alimentent volontairement, même pendant des années.

La compensation métabolique opérée par le cerveau en cas d'évolution du poids a été mise en évidence par Rudy Leibel à l'université Columbia. Intrigué par le constat que les personnes semblent inévitablement reprendre le poids perdu au cours des expériences menées avec Jules Hirsch (que nous avons évoquées précédemment), Leibel démontra[3] que le métabolisme évolue lorsque les patients sortent de leur fourchette de poids individuelle, dans un sens comme dans l'autre[4]. Les personnes dont le poids est 10 % inférieur à la fourchette de poids visée par leur cerveau brûlent quotidiennement entre 10 % à 15 % de calories en moins que celles dont le poids ne varie pas au sein de leur fourchette. Ces expériences sont complexes et onéreuses, parce qu'elles demandent aux chercheurs de contrôler précisément l'alimentation et l'activité physique durant des mois. Leibel et ses collègues y sont parvenus en nourrissant les participants à l'aide d'une boisson énergétique de substitution tandis qu'ils vivaient en milieu hospitalier et pratiquaient une activité physique régulière pendant la durée de l'étude.

Leibel a constaté que la diminution du métabolisme persistait chez les patients qui sont parvenus à ne pas reprendre de poids pendant un à six ans[5], donc peu lui importe que les personnes affirmant avoir réussi à maigrir durablement ne partagent pas cette opinion. « Lorsque vous discutez avec des personnes qui y sont parvenues – pas des résultats d'études, mais des personnes qui ont vraiment perdu du poids et qui ne l'ont pas repris –, elles vous diront la même chose que moi », affirme-t-il : la seule façon d'y arriver est d'être prêt à avoir faim en permanence, tout en augmentant substantiellement son activité physique. Cela a aussi été démontré par des données sur les habitudes alimentaires et sportives des personnes inscrites au Registre national de contrôle du poids, qui ont perdu au moins 15 kg et ne les ont pas repris pendant au moins un an. D'après une calculatrice de calories, Dennis Asbury a besoin de 2 100 calories par jour pour maintenir son poids autour de 70 kg, mais il a constaté qu'il lui fallait en réalité 400 à 500 calories de moins. Cette diminution du métabolisme correspond à la différence entre le fait de se situer à l'intérieur ou au-dessous de la fourchette de poids défendue. On reproche souvent aux personnes en surpoids de trop manger ou de ne pas assez bouger, car on suppose à tort que nous exerçons un contrôle total sur nous-mêmes. En revanche, il est beaucoup plus difficile de tenir les gens pour responsables des changements induits par les régimes dans la répartition de la consommation énergétique de leur corps.

Pour certains, qui ne comprennent pas la réaction du corps face aux régimes et à l'activité physique, le fonctionnement du métabolisme semble conserver une part de mystère. Pourtant, le terme est scientifiquement défini comme étant une propriété quantifiable du corps humain. Lorsque les aliments sont digérés, le corps peut utiliser leur énergie de trois façons : il peut s'en servir pour travailler (soulever des charges, par exemple), il peut la stocker sous forme de graisse et/ou la transformer en chaleur. La majorité de l'énergie est transformée en chaleur, dont une partie sert à maintenir la température du corps. Le reste est gaspillé, car la digestion n'est pas un moyen efficace de transformer la nourriture en énergie exploitable.

Au sens technique, le métabolisme correspond simplement à la quantité de chaleur produite par le corps. Cette chaleur est indiquée en calories, comme les mentions que l'on peut lire sur les étiquettes d'aliments. Pour la mesurer, on place une personne dans une pièce isolée aux murs remplis d'eau, puis on évalue le changement de température de l'eau. Le métabolisme de base peut être estimé de façon moins coûteuse à partir de la consommation d'oxygène en estimant la consommation de nourriture du sujet. Le métabolisme est principalement contrôlé par les hormones thyroïdiennes, mais il est aussi influencé par l'adrénaline libérée au cours de la réaction de combat ou de fuite et par l'activité musculaire, y compris les tremblements de froid ou les tensions provoquées par l'anxiété.

Une compensation similaire se produit en sens inverse lorsque les gens mangent trop : leur corps brûle temporairement plus d'énergie. C'est pour cette raison que l'on se réveille parce que l'on a trop chaud quelques heures après un repas copieux. Cette réaction est à l'origine de l'échec de tentatives expérimentales visant à faire prendre du poids à des personnes minces[6]. Durant les années 1970, un groupe de détenus a accepté de prendre du poids dans le cadre d'un programme de recherche. Bien qu'ils aient fini par y arriver, certains durent manger jusqu'à 10 000 calories par jour pendant quatre à six mois pour augmenter leur poids de 20 à 25 %. À ce stade, leur métabolisme de base avait augmenté et ils brûlaient 50 % d'énergie supplémentaire. Ensuite, les chercheurs voulurent comparer les détenus devenus en surpoids à des personnes obèses qui avaient fait un régime. Pour maintenir le même poids, les personnes obèses devaient manger deux fois moins que les détenus suralimentés à cause des écarts de métabolisme entre les deux groupes. Toutefois, la réaction face à l'alimentation excessive est moins persistante que la réaction face à la privation de nourriture. Chez le rongeur comme chez l'homme, la résistance initiale face à la prise de poids semble s'estomper au bout de quelques mois.

Les participants à l'émission *The Biggest Loser* (*Le grand perdant*, en France) tentent de remporter le gros lot en perdant beaucoup de poids : ils réduisent leurs apports caloriques, font du sport et se font hurler dessus par des coachs pour le plus grand plaisir des spectateurs. Bien que cette méthode provoque une perte de masse grasse tout en épargnant la masse musculaire, les concurrents présentent une forte diminution de leur métabolisme, équivalant à 500 calories par jour, après avoir perdu en moyenne 38 % de leur masse corporelle, mais ils restent (légèrement) obèses[7]. Ceux qui perdent le plus de poids présentent aussi le métabolisme le plus ralenti.

Lorsque le métabolisme diminue après la perte de poids, le changement majeur ne se produit pas au niveau de la quantité d'énergie brûlée par les muscles au repos, mais dans le coût énergétique d'une activité physique modérée, comme la traversée d'un parking. Pour réduire le métabolisme, le système d'équilibre énergétique augmente l'efficacité des muscles du squelette – c'est-à-dire la quantité de force produite par calorie brûlée – de 15 % à 20 %. En d'autres termes, les personnes qui ont perdu beaucoup de poids utilisent leur énergie plus efficacement lorsqu'elles bougent. En période de disette, il est utile de pouvoir marcher plus loin pour chercher de la nourriture en économisant son énergie. Mais pour les personnes au régime, qui doivent faire plus de sport pour brûler le même nombre de calories, ce n'est pas une bonne nouvelle. Pire encore, ce métabolisme bas perdure au moins six ou sept ans après la perte de poids –la plus longue durée d'étude du phénomène – et probablement indéfiniment.

Les mécanismes cérébraux de régulation pondérale

Quiconque pense qu'une personne obèse peut maigrir simplement en adoptant le mode de vie d'une personne mince ignore la force du système d'équilibre énergétique ou « thermostat pondéral » basé dans l'hypothalamus. Ce système contrôle directement la faim, l'activité physique et le métabolisme en fonction d'informations transmises par le corps sur ses besoins à court et à long terme. En tant que centre de commande de la régulation pondérale, l'hypothalamus reçoit des données d'autres parties du corps concernant la disponibilité des calories ou de nutriments spécifiques. Le cerveau utilise ces informations pour déterminer ce que nous devons manger, puis il nous y incite par des signaux inconscients.

Pour déterminer la quantité de nourriture que nous devons manger lors d'un repas, le système d'équilibre énergétique se base sur des signaux libérés dans les intestins qui activent ensuite le nerf vague afin de transmettre les informations au cerveau. Une hormone – la ghréline – est libérée avant les repas pour stimuler l'appétit. Lorsque nous avons suffisamment mangé, les intestins libèrent des signaux de satiété, dont une hormone peptidique, la cholécystokinine, entre autres, qui signale au cerveau qu'il est temps d'arrêter de manger. Nous avons donc moins faim et la nourriture devient moins stimulante pour le système hédonique.

Par conséquent, les signaux de satiété nous poussent à nous arrêter de manger en rendant notamment la nourriture moins appétissante. En faisant particulièrement attention à la différence de sensation de satisfaction perçue entre la première bouchée et la dernière, vous devriez donc pouvoir reproduire cet effet par vous-même. Même si ces signaux déterminent la quantité de nourriture ingurgitée au cours d'un repas, ils ne régulent pas le poids. Si des rats ayant librement accès à la nourriture reçoivent une injection de cholécystokinine avant chaque repas, ils mangent moins au cours du repas. En revanche, ils ne perdent pas de poids, car ils mangent plus souvent pour compenser et ils finissent donc par absorber le même nombre de calories[8]. La régulation fonctionne de la même façon chez l'homme.

Une grande partie des connaissances dont nous disposons sur le contrôle du poids du corps provient d'études sur les rongeurs dont l'alimentation et la régulation pondérale présentent de nombreuses similitudes avec celles de l'homme. Les souris et les rats sont omnivores, et ils aiment les mêmes choses que nous. Ils régulent leurs poids de la même façon que nous : ils sont peu protégés contre la prise de poids et fortement protégés contre la perte de poids. Lorsqu'ils ont accès à une nourriture appétissante, les rongeurs prennent différentes quantités de poids en fonction de leurs gènes. Tous les gènes qui influencent le poids chez l'homme affectent aussi le poids chez la souris. Lorsqu'ils sont stressés, les rongeurs ont davantage tendance à manger des aliments gras et sucrés. Des pertes de poids répétées peuvent les pousser à se gaver de biscuits, comme nous l'avons vu précédemment. Enfin, comme nous, les rongeurs sauvages et leurs cousins de laboratoire ont grossi ces dernières décennies, ce qui suggère que les changements environnementaux responsables de la hausse de l'obésité chez l'homme affectent probablement les rongeurs de la même façon.

Chez la souris comme chez l'homme, le poids du corps est régulé par les signaux, transmis par la leptine, qui indiquent au cerveau que les stocks actuels de masse grasse correspondent ou non à la fourchette de poids visée. Il s'agit davantage d'une fourchette de masse grasse que d'une fourchette de masse pondérale. En effet, ce système ne tient pas compte de la masse musculaire ou du poids indiqué par la balance, mais simplement de la quantité d'énergie stockée sous forme de masse grasse. Lorsque les niveaux de leptine dans le sang diminuent, que la personne perd assez de masse grasse pour passer en dessous de sa fourchette visée, le signal d'alarme du cerveau se déclenche. Pour sauver la vie de la personne affamée, l'hypothalamus diminue le métabolisme, réduit l'activité physique et augmente la sensation de faim. Ces symptômes peuvent être inversés par des injections de leptine qui font croire au cerveau que les kilos ont été repris et qu'il n'y a donc plus péril en la demeure. Nous savons que ces actions de la leptine ont lieu dans l'hypothalamus, car la suppression de la protéine qui reçoit les signaux leptiniques dans cette région produit une importante hyperphagie et de l'obésité chez le rongeur en faisant croire au cerveau que les réserves de masse grasse sont épuisées[9].

L'effet inverse se produit lorsque de petites doses de leptine sont administrées aux personnes qui ont perdu beaucoup de poids. La plupart des symptômes de perte de poids qui évoquent la disette sont abolis, y compris la faim persistante et la diminution du métabolisme, car la leptine signale au système de régulation énergétique que le corps a suffisamment de masse grasse[10]. Jusqu'à présent, cette méthode n'a été utilisée qu'à des fins expérimentales, en partie parce que la leptine est décomposée par le système digestif, et doit donc être administrée par injection. Le principal problème à résoudre est que, pour être approuvé par la FDA, un médicament doit contribuer à la perte de poids et non à prévenir la reprise, qui n'est pas considérée comme un objectif valide. Par conséquent, les compagnies pharmaceutiques ne sont pas motivées pour mener les essais cliniques requis.

L'insuline exerce des effets similaires, bien que de moindre envergure, sur la régulation pondérale. Cette hormone est sécrétée par le pancréas en réaction à une glycémie élevée. Elle a principalement pour rôle de demander au corps de stocker de l'énergie lorsque la glycémie est trop élevée et de libérer de l'énergie lorsque celle-ci est trop faible. En outre, l'insuline agit sur l'hypothalamus pour réduire la consommation de nourriture, mais moins fortement que la leptine. Une quantité supérieure d'insuline ne provoque qu'une faible perte de poids.

La leptine et l'insuline augmentent toutes les deux la réactivité du cerveau face aux signaux de satiété, de sorte que lorsque le taux de leptine est élevé (généralement parce que la masse grasse est élevée), nous cessons de manger plus rapidement. Ainsi, les objectifs à long terme du système d'équilibre énergétique – la perte ou la prise de poids pour atteindre la fourchette visée par le cerveau – se reflètent dans notre comportement à court terme, car le cerveau nous pousse à manger plus ou moins que d'habitude. Dans la majorité des situations, ce système est extrêmement efficace pour maintenir un poids stable malgré des fluctuations à court terme dans la disponibilité de nourriture.

Nous n'avons pas conscience du fonctionnement du système d'équilibre énergétique. Tout comme nous contrôlons notre respiration, nous contrôlons l'équilibre de notre alimentation et de notre activité physique, mais nous n'avons pas besoin d'y penser pour y parvenir. « Je ne sais pas comment faire la majorité des choses qui me maintiennent en vie, dit Dennis Asbury. Je ne sais pas comment digérer la nourriture. Je ne sais pas comment convertir la masse grasse en énergie. Je ne sais pas comment faire traverser au glucose la barrière hématoencéphalique. Je n'ai pas conscience de toutes ces choses qui font que je fonctionne. C'est automatique. » Il est convaincu que l'alimentation consciente vaut la peine d'être essayée, puisque le contrôle strict de son alimentation et de son activité physique n'a pas eu les résultats escomptés. Pour commencer, il a décidé de passer une semaine sans compter les calories ni se peser, en mangeant simplement des aliments sains à sa faim. À sa grande surprise, il a perdu 250 g. Il a donc moins angoissé à l'idée que, s'il cessait de contrôler son poids et son alimentation, il finirait par trop manger. « Je n'ai pas besoin de compter les calories, dit-il. Mon corps le fait à ma place et il ne se trompe pas dans ses calculs. »

Peu de temps après avoir décidé d'arrêter les régimes, j'ai mené une expérience similaire. Pendant un mois, j'ai mangé lorsque j'avais faim et j'ai arrêté lorsque j'étais rassasiée. J'ai continué à noter tout ce que je mangeais, comme lorsque j'étais au régime. Les résultats étaient fabuleux. Mes apports caloriques oscillaient entre 1 400 et 2 400 calories selon les jours, mais la moyenne hebdomadaire s'élevait à 1 800 calories par jour. Les jours où je mangeais beaucoup, parce que j'allais à un dîner ou en d'autres occasions particulières, étaient généralement suivis de deux ou trois journées où j'avais moins faim et où je mangeais moins. En tant que régimeuse expérimentée, j'ai été impressionnée de constater que mon hypothalamus gardait bien mieux le compte des calories que moi, malgré tous mes efforts. Aujourd'hui, j'ai l'impression d'avoir gaspillé mon temps et mon énergie à prévoir, peser, mesurer et noter tout ce que je mangeais. Dès lors, j'ai laissé mes signaux internes se charger de la tâche que je pensais être de mon ressort, même si j'aide mon cerveau à y parvenir en mangeant des aliments frais et complets.

La fourchette de poids visée grimpe inexorablement

Toute la difficulté n'est pas de comprendre le fonctionnement du système d'équilibre énergétique – les scientifiques en ont une idée assez précise –, c'est plutôt de savoir pourquoi il autorise la fourchette de poids visée par le cerveau à augmenter peu à peu. Si nous pouvions prévenir ou inverser ce processus, cela signifierait que les régimes sont efficaces. La perte de poids et son maintien n'iront probablement jamais de soi dans un monde où le système hédonique est soumis à des tentations constantes. Mais ils peuvent être facilités et ne demander qu'une volonté modeste, à la portée de tous. L'inventeur de la pilule capable de faire atteindre le juste poids ferait fortune, même s'il n'est pas certain que les adolescentes (et beaucoup d'adultes) de notre culture puissent jamais devenir aussi minces qu'elles le souhaitent.

Une explication possible à cette hausse est qu'en cas d'urgence, les calculs ne sont plus une priorité. Le cerveau est un organe particulièrement vulnérable parce que son seul carburant est le glucose, le principal sucre dans le sang. Pour prévenir les dégâts cérébraux provoqués par un manque de carburant (pouvant être occasionnés en cinq minutes seulement), un ensemble de circuits constituant le système d'alimentation d'urgence peuvent outrepasser les objectifs énergétiques à long terme. Un faible taux de glycémie (parce que nous avons sauté le déjeuner) peut activer une cascade de réactions de stress qui réduisent la libération d'insuline et augmentent les hormones de stress. Ces signaux réduisent la consommation de glucose et augmentent sa production dans le but de rétablir un taux de glycémie normal. Lorsque le système d'alimentation d'urgence est activé, nous ressentons un désir impérieux de manger, quelle que soit la quantité de nourriture récemment absorbée ou notre taux de leptine dans le sang. Selon Mike Schwartz, chercheur à l'université de Washington, une activation répétée du système d'alimentation d'urgence serait à l'origine de nombreux cas d'obésité et de diabète.

Les chercheurs commencent à comprendre les grandes lignes du processus de hausse de la fourchette de poids. L'explication repose essentiellement sur la résistance à la leptine, c'est-à-dire à l'affaiblissement de la réactivité neuronale à la leptine. Cette sensibilité diminuée est une caractéristique commune à toutes les formes d'obésité, qu'elles soient dues à une consommation excessive de sucreries ou à des mutations génétiques qui endommagent le système d'équilibre énergétique. Les personnes ayant développé une résistance à la leptine présentent un taux élevé de leptine dans le sang, mais leur cerveau semble sourd à ce signal. Ce problème explique pourquoi les médecins ne parviennent pas à faire maigrir leurs patients obèses en leur administrant simplement de la leptine supplémentaire – cela semblait être la panacée lorsque le rôle de la leptine fut identifié en 1994 –, car leur cerveau a cessé de réagir normalement à l'hormone. Le diabète de type 2 correspond à une perte de sensibilité similaire à l'insuline. Des travaux récents suggèrent que la résistance à la leptine n'est pas seulement une conséquence de l'obésité, comme les chercheurs l'ont cru pendant des années, mais qu'elle pourrait aussi en être la cause.

Nul ne sait exactement ce qui provoque la résistance à la leptine, mais, au stade actuel des recherches, la cause la plus probable serait le processus d'inflammation cellulaire qui endommage les neurones de l'hypothalamus. L'inflammation cellulaire est une réaction immunitaire locale, souvent provoquée par un déséquilibre physiologique. Lorsque les chercheurs créent une inflammation de l'hypothalamus, les rongeurs mangent trop, prennent du poids, leur réaction à l'insuline et à la leptine diminue. En outre, ils présentent davantage de cas d'obésité due à l'alimentation[11]. Empêcher la cascade de réactions chimiques qui aboutit à l'inflammation de l'hypothalamus produit l'effet inverse. Il a été suggéré que l'exposition à long terme à un régime riche en graisses aboutit à la mort des neurones qui inhibent l'appétit dans l'hypothalamus de la souris, ce qui pourrait faire pencher définitivement la balance en faveur de l'hyperphagie et faire augmenter la prise de poids[12]. Les écarts d'inflammation avant et après le moment où les souris commencent à suivre un régime riche en graisses semblent expliquer des tendances à l'obésité induites par le stress[13]. En outre, des molécules inflammatoires présentes dans le sang indiquent une prédisposition au diabète chez les patients[14].

L'inflammation semble être une étape préliminaire sur la voie qui mène à la hausse de la fourchette de poids visée par le cerveau. Si l'inflammation de l'hypothalamus provoque une résistance à la leptine, l'inflammation devrait donc se produire avant que ne se développe cette résistance. C'est ce qu'il se produit chez les rats sélectionnés pour leur prédisposition à l'obésité induite par l'alimentation[15]. Dans les vingt-quatre heures qui suivent le démarrage d'un régime riche en graisses, ces rats présentent des marqueurs inflammatoires dans l'hypothalamus qui ne cessent de se multiplier jusqu'au troisième jour, avant de se stabiliser pendant deux à trois semaines, puis d'augmenter à nouveau – en suivant le même schéma que la hausse de leur appétit. Cette forme de progression suggère que l'inflammation augmente la fourchette visée, ce qui accroît le stockage des graisses, entraînant à son tour une nouvelle augmentation de la fourchette visée, le cycle se répétant à l'infini. L'inflammation est répandue chez les personnes obèses, mais nous ne savons pas si elle précède la prise de poids.

Les animaux résistants à la leptine présentent de nombreux symptômes traduisant une réaction d'alimentation d'urgence, dont un fort taux de glycémie sanguine. Comme les souris qui manquent de leptine présentent des symptômes de diabète, des chercheurs ont avancé que le cerveau pourrait se servir du système d'alimentation d'urgence pour répondre à un déficit d'énergie à long terme signalé par un faible taux de leptine en plus d'un déficit d'énergie à court terme. L'apport de leptine au cerveau rétablit un taux de glycémie normal chez les rongeurs diabétiques et chez ceux qui présentent des carences en leptine, ce qui semble soutenir cette hypothèse. Ce système est sans doute partiellement séparé de celui qui contrôle l'équilibre énergétique, car la réaction d'alimentation d'urgence se produit même si la principale zone d'équilibre énergétique dans l'hypothalamus (le noyau arqué) a été endommagée.

Le noyau arqué contient des neurones qui stimulent l'alimentation et d'autres qui l'inhibent. Les neurones stimulateurs sont activés par la ghréline qui transmet le signal de faim à court terme, lequel est envoyé par l'intestin et inhibé par la leptine et l'insuline. L'activation de ces neurones de faim incite les animaux de laboratoire à engloutir des aliments, quelle que soit la quantité qu'ils ont déjà absorbée, et elle les motive pour faire davantage d'efforts pour se procurer de la nourriture[16,17]. Plus il y a de neurones de faim activés, plus les animaux veulent manger. La perte de poids active ces neurones, ce qui augmente la sensation de faim – ce qui explique l'appétit vorace des personnes qui ont perdu beaucoup de poids. Les neurones qui inhibent l'appétit sont activés par la leptine et réduisent l'envie de manger pendant une période légèrement plus longue, de l'ordre d'une journée.

Ensemble, ces circuits neuronaux ressentent les besoins alimentaires et énergétiques du corps et ajustent l'appétit, l'activité physique et le métabolisme en conséquence. Même si nous pouvons influer dans une certaine mesure sur ces décisions par des efforts délibérés, au moins pendant quelque temps, pourquoi le voudrait-on ? Livré à lui-même, le système d'équilibre énergétique parvient à maintenir un poids stable chez la plupart des sujets plus efficacement que les efforts délibérés qu'ils déploient pour calculer les besoins et les apports en calories.

Le véritable rôle de la responsabilité personnelle

Les programmes de régime nous demandent d'être « personnellement responsables » de notre poids en suivant des règles strictes destinées à un individu moyen dans le but de donner à notre corps une apparence normalisée. Endossons plutôt la responsabilité de nous forger une vie adaptée à notre corps. Des chercheurs affirment que l'on ne devrait pas dire la vérité au grand public sur la difficulté de maigrir, car cela risquerait de décourager les personnes qui suivent un régime, y compris les rares personnes qui y arrivent. Cette optique ne tient pas compte du prix énorme payé par la majorité des individus qui reprennent inévitablement les kilos perdus et qui ont l'impression d'avoir échoué. Cela ne tient pas non plus compte de la réalité. Nous n'aurions aucun mal à décourager les illuminés qui tireraient sur leurs jambes pour les allonger et gagner quelques centimètres. Pour la majorité d'entre nous, les régimes ne sont pas plus efficaces à long terme.

L'industrie de l'amaigrissement a adopté la stratégie de s'approprier les lauriers d'une perte de poids réussie et d'imputer la prévisible prise de poids qui s'ensuit inévitablement à un manque de volonté, alors qu'elle résulte du bon fonctionnement du système d'équilibre énergétique du cerveau qui est parvenu à inverser la tendance. Si l'industrie admettait que l'augmentation de l'appétit, la diminution du métabolisme et la détresse psychologique intense sont des réactions normales face à une perte de poids substantielle, les cliniques d'amaigrissement auraient un immense désavantage en termes de marketing. C'est pourquoi elle ne le fait pas. Mais ce n'est pas parce que l'on ignore le problème qu'il disparaît. En revanche, cela permet aux cliniques de profiter d'une réserve inépuisable de clients fidèles et de leur vendre des abonnements à vie avec le plus grand sérieux. Ne serait-il pas plus judicieux de nous demander pourquoi nous nous infligeons sempiternellement cette punition ? Nous avons beau avoir faim en permanence et suer à grosses gouttes dans la salle de sport, nos efforts sont constamment réduits à néant par notre cerveau, qui remporte une autre bataille dans cette lutte acharnée. Il ne nous reste alors plus qu'à endosser humblement toute la responsabilité de cet échec.

Les régimes nous apprennent à ignorer les signaux de faim de notre corps, ce qui conduit la majorité des gens à trop manger dès que l'occasion se présente. La privation à long terme pousse les gens vulnérables à trop manger, ce qui provoque la prise de poids que les régimes sont censés guérir. En choisissant plutôt de manger en pleine conscience, nous redonnons le contrôle à notre système d'équilibre énergétique, et cela nous permet de consacrer notre volonté à des priorités plus importantes. Il existe différentes méthodes éprouvées pour y parvenir, mais examinons tout d'abord les facteurs qui conduisent à la prise de poids.

PARTIE 2

POURQUOI GROSSIT-ON ?

6

Poids dans l'enfance et à l'âge adulte

L'hiver 1944-1945 fut particulièrement rigoureux en Europe du Nord, mais il y avait tout de même des raisons d'être optimiste. Les troupes alliées gagnaient rapidement du terrain et la guerre allait bientôt se terminer. En septembre et en octobre, les soldats libérèrent le sud des Pays-Bas de l'occupation nazie qui avait débuté dès 1940. Pour soutenir l'attaque alliée, le gouvernement néerlandais en exil appela les chemins de fer à la grève et 30 000 cheminots suivirent le mouvement. Toutefois, l'échec d'un débarquement aérien empêcha la libération des provinces de l'Ouest, car l'armée allemande utilisa ses propres trains pour le transport des troupes et les Alliés poursuivirent leur avancée vers Berlin.

En représailles contre la résistance hollandaise, un blocus allemand empêcha l'approvisionnement en nourriture des parties du pays restées sous contrôle nazi. La population civile devait donc économiser les calories et les ressources énergétiques par tous les moyens. Les rations passèrent de 1 200 calories par jour en novembre à 800 en janvier et moins de 600 en février, essentiellement sous forme de pain et de pommes de terre. Au début de la guerre, les femmes enceintes et allaitantes recevaient des rations supplémentaires. Mais dès la fin de l'automne, les réserves disponibles étaient insuffisantes. Les habitants brûlèrent leur mobilier et mangèrent des bulbes de tulipes. Les fermiers affichèrent des écriteaux annonçant qu'ils ne voulaient plus échanger de nourriture contre le linge délicat des gens de la ville. Plus de 20 000 personnes moururent entre novembre 1944 et mai 1945 et tout le monde avait faim. Les conséquences biologiques de « l'hiver de la faim » continueront à se faire sentir chez les survivants durant toute leur vie, mais aussi durant celle de leurs enfants et même, dans certains cas, de leurs petits-enfants.

Ces victimes de la guerre nous ont aidés à comprendre les effets des expériences vécues dans l'enfance. Un système de santé centralisé et des archives exhaustives ont permis aux chercheurs d'étudier les effets à long terme d'une seule période de malnutrition d'une durée connue au cours d'une vie où la nourriture était suffisante. Ils constatèrent que la nutrition du bébé dans le ventre de sa mère exerçait des effets sur son poids qui perduraient toute sa vie[1]. Lorsque les femmes étaient sous-alimentées durant les derniers mois de leur grossesse, les nouveau-nés naissaient petits et ils restaient petits et maigres toute leur vie, même s'ils avaient accès à des quantités normales de nourriture. Les petits-enfants de ces femmes avaient aussi un petit poids à la naissance. Au contraire, si les femmes enceintes étaient sous-alimentées au cours de la première moitié de la grossesse, puis qu'elles mangeaient bien, leurs bébés naissaient avec un poids normal, mais étaient plus gros à l'âge adulte. Lorsque les mères se nourrissaient mal au début de la grossesse, leurs filles (mais pas leurs fils) avaient plus souvent un poids et un tour de taille supérieurs à l'âge adulte. Ces femmes étaient aussi davantage sujettes au diabète, quel que soit leur poids adulte. Le même schéma a été retrouvé chez les femmes dont les mères étaient enceintes durant la grande famine causée par le Grand Bond en avant dans la Chine de Mao, alors qu'il n'est pas présent chez enfants nés dans des régions qui n'ont pas connu la faim[2]. Nul ne sait pourquoi les garçons sont moins affectés par la malnutrition infantile, mais il est possible que l'effet de la régulation pondérale soit plus importante chez la femme parce que cela affecte leur fertilité.

La grossesse prépare les bébés à leur venue au monde

Il ne paraît pas incohérent qu'une relation existe entre les conditions de vie durant le développement du fœtus et les caractéristiques à l'âge adulte si l'on envisage la grossesse comme la période où se tisse le lien entre le bébé et l'environnement extérieur dans lequel il vivra[3]. Chez l'homme, et chez d'autres animaux, le système biologique utilise des informations issues de l'environnement pour modeler la croissance des bébés avant leur naissance. Si la nourriture est rare, un corps petit et mince pourra être plus facilement nourri à sa faim. Les saveurs de l'alimentation de la mère qui parviennent jusqu'à la langue du bébé qui grandit dans son ventre indiquent ce que l'on peut manger dans cet environnement et influencent les goûts futurs de l'enfant. Si le danger menace, un système de stress en hypervigilance, qui réagit au moindre signe de menace, peut être nécessaire pour la survie, donc les coûts pour la santé d'un stress permanent peuvent en valoir la peine. Au contraire, si le cadre de vie est favorable, les personnes réussiront mieux et elles profiteront de l'abondance de ressources pour devenir grandes et fortes, au lieu de gaspiller leur énergie en étant constamment sur le qui-vive. Lorsque le cadre de vie de la mère pendant sa grossesse est en adéquation avec le monde dans lequel l'enfant grandira, sa plasticité phénotypique donnera de meilleures chances de réussite à l'enfant. Toutefois, cela peut aussi engendrer des problèmes – soit à cause de compromis inévitables, comme lors de la réactivité au stress, ou parce que l'adulte se retrouve dans un environnement qui ne correspond pas à celui auquel son jeune corps s'était adapté.

Cette absence d'adéquation apparaît lorsqu'un bébé qui est né dans un environnement où sévit la famine grandit dans un environnement où la nourriture est abondante. Dans les pays riches, les risques d'obésité abdominale (le type le plus dangereux pour la santé), les maladies cardiaques, le diabète et l'hypertension artérielle sont plus élevés chez les personnes nées avec un poids faible. Les populations qui sont passées directement de la pauvreté à un régime alimentaire dominé par la nourriture industrielle, riche en céréales transformées, en sucres et en graisses, ont un risque de diabète particulièrement élevé[4]. Un effet similaire est visible chez les enfants dont les mères ont été privées de protéines pendant la grossesse. En revanche, les personnes ayant un poids de naissance élevé ont généralement besoin de plus de nourriture à l'âge adulte et ne résistent pas bien à la disette. Dans un environnement où la nourriture est abondante, les nourrissons en sous-poids ou en surpoids ont tous tendance à devenir obèses en grandissant. Cela vaut non seulement pour l'homme, mais aussi pour les animaux de laboratoire. L'abondance de nourriture à un stade ultérieur de la vie ne fait qu'accroître ce risque.

À l'âge de six mois, les bébés modernes sont plus gros que ceux des générations précédentes, bien avant que la volonté, les régimes ou l'activité physique n'entrent en ligne de compte[5]. Cette hausse du poids débuta dans les années 1970 dans de nombreux pays, dont la Norvège, la Suède, le Danemark, le Canada et, dans une moindre mesure, les États-Unis. De plus gros bébés deviennent généralement de plus gros adultes, donc une hausse de l'obésité au niveau d'une population est déjà visible chez le bébé, puis chez l'enfant, et enfin chez l'adulte[6]. De même, les bébés qui grandissent plus vite ont plus de risques de devenir obèses à l'âge adulte.

Parmi les enfants en surpoids entre dix et quinze ans, 80 % seront obèses à vingt-cinq ans[7]. Ces observations prennent à contre-pied notre obsession pour la part de responsabilité individuelle dans les choix alimentaires et la pratique d'une activité physique, ce qui soulève la question suivante : quelques transformations biologiques prédisposent-elles l'être humain à la prise de poids au début de sa vie ? Une explication plausible pourrait être une hausse de la fourchette de poids visée par le cerveau qui serait due à l'abondance de nourriture.

Pour défendre cette idée, on peut avancer que les bébés ont plus de risques d'avoir un poids de naissance élevé si leur mère a pris beaucoup de poids pendant la grossesse. Comme les bébés sont presque toujours génétiquement liés à leur mère, la corrélation entre leurs poids respectifs est aussi génétique. Toutefois, une étude a résolu ce problème en comparant des frères et sœurs après que la même mère a présenté des prises de poids variées au cours de ses différentes grossesses[8]. En moyenne, le poids du bébé augmente de façon régulière en fonction de la prise de poids de la mère, chaque tranche de prise de poids de 4,5 kg de la mère correspondant à 37 grammes supplémentaires pour le bébé à la naissance. Si la mère prend 25 kg, le bébé a presque deux fois plus de risques d'avoir un poids de naissance élevé.

Les chercheurs commencent à mieux comprendre l'influence de l'obésité maternelle sur le développement du cerveau fœtal. Des expériences ont surtout été réalisées sur des rongeurs, puisque l'expérimentation sur le nourrisson est interdite. Chez le jeune animal, la leptine est nécessaire au développement normal des connexions cérébrales qui contrôlent l'alimentation[9]. À l'adolescence, les souris qui manquent de leptine présentent une beaucoup plus faible densité de fibres (les axones) acheminant les signaux depuis le noyau arqué vers d'autres parties de l'hypothalamus. L'injection de leptine à ces souris permet aux axones de se développer normalement, mais uniquement au début de la vie. À l'âge adulte, les axones ne se développent plus en réaction à la leptine, bien que l'hormone puisse encore influencer les synapses (les connexions entre les neurones). Lorsque les souris gestantes reçoivent une alimentation riche en lipides, leurs petits présentent la même réduction des axones dans le noyau arqué, ainsi qu'une mauvaise régulation de la glycémie[10]. Ces deux problèmes ne surviennent pas lorsque les chercheurs bloquent l'action de l'insuline dans les neurones arqués, ce qui suggère que l'excès d'insuline dans le cerveau du souriceau interfère avec le développement de l'hypothalamus.

Durant la deuxième semaine qui suit leur naissance, les jeunes rongeurs connaissent normalement une phase de pic de leptine qui semble être importante pour leur développement cérébral. Les rattes rendues obèses par un régime riche en lipides ont des petits qui présentent un pic de leptine plus élevé et plus long que la normale[11]. À l'âge d'un mois, alors que le poids du souriceau est toujours normal, la leptine dans le noyau arqué de l'hypothalamus inhibe moins efficacement leur appétit et cela vaut aussi à l'âge adulte. Ces souris adolescentes minces présentent déjà une résistance à la leptine qui empêche leur système cérébral de régulation énergétique de tenir compte de la masse grasse présente dans leur corps. Cette résistance à la leptine pourrait expliquer une prise de poids ultérieure. Les souris nées de mères diabétiques présentent des évolutions similaires[12]. L'injection de leptine au début de la vie des rongeurs peut aussi conduire à une résistance à la leptine chez la souris adulte. Chez l'homme, les mères diabétiques ou obèses ont des bébés présentant des taux supérieurs de leptine et d'insuline dans le sang à la naissance, mais la signification de ce changement n'est pas encore évidente[13].

La leptine régule aussi la production de nouveaux neurones dans l'hypothalamus en développement, le cortex en développement et l'hippocampe adulte, région importante pour la mémoire, notamment spatiale. Les souris qui manquent de leptine ont une densité de neurones dans l'hypothalamus plus faible que chez la souris normale. Une alimentation riche en lipides au cours de la grossesse et de la lactation entraîne une hausse de la production de neurones dans l'hypothalamus du souriceau qui contient de l'orexine et une hormone concentrant la mélanine, ayant toutes deux pour effet d'augmenter la prise de nourriture. Chez la souris adulte, une alimentation riche en lipides quadruple le nombre de nouveaux neurones dans l'hippocampe[14]. Lorsque l'on empêche le développement de nouveaux neurones dans cette région, les souris prennent beaucoup moins de poids avec une alimentation riche en lipides, ce qui suggère que ces nouveaux neurones rendent les rongeurs vulnérables à l'obésité induite par l'alimentation.

Les enfants stressés deviennent des adultes en surpoids

L'exposition à un stress important dans l'enfance augmente les risques d'obésité à l'âge adulte. Ce stress peut être dû à la pauvreté ou à la maltraitance. Chez de nombreuses espèces, y compris chez l'homme, le stress permanent accroît la réactivité du système de réponse au stress, qui aide à survivre en milieu hostile. Les mutations cérébrales causées par un stress précoce font que les réponses hormonales s'activent plus facilement et se désactivent plus difficilement. L'une des causes de réponse exagérée est la baisse du nombre de récepteurs d'hormones du stress capables de recevoir les signaux de désactivation de la réponse. L'explication biologique de ces changements est bien comprise chez les rongeurs et les singes et elle repose sur des mécanismes similaires chez l'homme.

L'exposition persistante à l'hormone de stress résultant de l'hypersensibilité de ce système présente de graves inconvénients. Cela accroît la vulnérabilité à l'obésité abdominale et aux troubles physiques et mentaux. Pour les personnes ayant grandi dans des régions en guerre, où une vigilance extrême est indispensable pour survivre, ces compromis peuvent en valoir la peine, mais le prix à payer est élevé.

La maltraitance ou la négligence infantile prédisposent à l'obésité à l'âge adulte. Une étude a démontré que la maltraitance physique répétée augmente le taux d'obésité chez l'adulte de 71 %, les sévices sexuels de 40 % et la peur fréquente de 34 %[15]. Les auteurs estiment que 8 % des adultes obèses et 17 % des adultes sévèrement obèses doivent leur poids à la maltraitance infantile. D'autres chercheurs ont constaté que des enfants de poids normal qui n'ont pas été soutenus par leurs parents, ou très peu, d'après la perception de leurs enseignants, avaient sept fois plus de risques d'être de jeunes adultes en surpoids[16]. Dans le même groupe d'enfants, ceux qui ont été négligés avaient huit fois plus de risques de devenir de jeunes adultes obèses[17]. Une méta-analyse portant sur quarante études comptant plus de 190 000 participants est arrivée à la conclusion que les mauvais traitements pendant l'enfance étaient associés à une hausse de 36 % de l'incidence de l'obésité chez l'adulte qui se développe après l'adolescence[18]. La négligence affective n'a pas un effet marqué sur le poids dans cette analyse. Les études à long terme ont tendance à montrer que les mauvais traitements précèdent et prédisent la prise de poids au lieu d'en être une conséquence.

Tabagisme maternel et poids

Même si la nicotine diminue l'appétit à court terme, l'exposition à cette substance avant la naissance peut augmenter les risques d'obésité à long terme. Il a été démontré que les bébés dont les mères fumaient pendant la grossesse ont 50 % de risques supplémentaires de devenir obèses[19]. Depuis que des campagnes de santé publique ont réduit le tabagisme ces dernières décennies, les femmes enceintes qui fument sont aujourd'hui différentes des femmes qui ne fument pas, ce qui complique l'interprétation des études. Les fumeuses enceintes sont plus pauvres, moins éduquées, plus grosses et elles allaitent moins leur bébé… Autant de facteurs qui prédisposent à l'obésité infantile. Même si l'on tient compte de ces critères dans les statistiques, cela n'élimine pas le risque posé par le tabagisme. Des risques similaires ont été constatés dans d'anciennes études américaines et européennes dans lesquelles les fumeuses étaient des cas moins atypiques. En outre, le tabagisme des mères après la grossesse n'augmente pas les risques d'obésité de leur enfant, même s'ils sont identiques à ceux du tabagisme pendant la grossesse. Enfin, cette association est confirmée par des études réalisées sur des animaux de laboratoire qui établissent que l'exposition à la nicotine *in utero* réduit le poids du nouveau-né et augmente la masse grasse dans la vie future. Toutes ces raisons font que l'association entre le tabagisme durant la grossesse et l'obésité future est probable.

Les chercheurs ne savent pas de quelle façon la nicotine influence le poids, mais si elle réduit la fourchette de poids visée par le cerveau des fumeurs adultes, elle peut donc contribuer à déterminer la fourchette de poids initialement visée par le cerveau des nourrissons. Une étude à long terme portant sur des jumeaux australiens a démontré que le tabagisme durant la grossesse engendrait des mutations chimiques durables de l'ADN, ce qui pourrait expliquer que les effets perdurent toute la vie[20]. Chez le rat, de faibles doses de nicotine durant la grossesse augmentent la production de neurones qui contiennent de l'orexine et une hormone concentrant la mélanine (deux signaux chimiques qui stimulent l'appétit) dans l'hypothalamus latéral[21]. Cela augmente aussi la production de neurones contenant de l'enképhaline (un antidouleur naturel proche de la morphine) dans le noyau paraventriculaire de l'hypothalamus et dans l'amygdale. Chez le rongeur adulte, l'activation de ces neurones stimule l'envie d'aliments gras. Durant l'adolescence, la descendance ayant reçu de la nicotine et présentant ces mutations cérébrales mange plus d'aliments gras et absorbe plus de nicotine ou d'éthanol que les rats non traités, sans tendance à l'hyperphagie avec leurs rations ordinaires, ce qui suggère que leur cerveau est plus réceptif aux récompenses. Si des mutations similaires s'opèrent chez l'homme, cela pourrait expliquer l'augmentation des risques d'obésité chez les enfants dont les mères fumaient pendant la grossesse.

Pollution et obésité

Si l'augmentation récente de l'obésité est due à une épidémie de manque de volonté, alors nos chats et chiens de compagnie doivent aussi améliorer leur *self-control.* Sans parler de nos animaux de laboratoire et de nos rats sauvages. Comme l'homme, ces espèces animales ont grossi ces dernières décennies si l'on en croit des études ayant porté sur plus de 20 000 animaux issus de douze espèces qui vivent tous en compagnie de l'homme[22]. L'étude des animaux de laboratoire est particulièrement intéressante, car leurs régimes alimentaires et leurs conditions de vie sont contrôlés et n'ont pas évolué dans la plupart des cas. Pourtant, ils mangent beaucoup plus que les générations précédentes. Le poids des macaques a augmenté de 7,7 % par décennie et leur obésité a plus que doublé. Les ouistitis ont connu une évolution similaire. Le poids des chimpanzés a augmenté de plus d'un tiers et leurs risques d'obésité ont décuplé. Même les rats sauvages ont vu leurs risques d'obésité augmenter de 20 % à 25 % par décennie, qu'ils vivent à la ville ou aux champs. Parmi toutes ces espèces, les femelles ont plus de risques d'obésité que les mâles. Les effets sont plus prononcés chez les animaux domestiques que chez ceux vivant en liberté, peut-être parce que leurs propriétaires ont écouté les recommandations du vétérinaire et ont réduit leurs rations pour prévenir l'obésité. Il est difficile d'attribuer la prise de poids des animaux à la paresse, la gloutonnerie ou la hausse du nombre de supérettes ou de déplacements en voiture. Les causes sont plutôt à rechercher dans l'environnement, où l'on retrouve de nombreux produits chimiques.

L'exposition prénatale à divers polluants environnementaux a des répercussions sur l'obésité, au moins chez les animaux de laboratoire[23]. Un ingrédient entrant dans la composition des plastiques en PVC augmente la différenciation des cellules de graisse et entraîne une hausse de la masse grasse des jeunes rongeurs[24], mais l'effet sur l'homme n'a pas été démontré. Les pesticides organophosphorés augmentent le taux d'obésité et nuisent à la santé des rongeurs, mais leurs effets sur l'homme ne sont pas connus. Un composant répandu dans le plastique des bouteilles d'eau, dont la dénomination chimique a été abrégée en bisphénol A (BPA), active les récepteurs d'œstrogènes, ce qui a suscité des craintes, car aujourd'hui nous en avons tous – y compris les fœtus – dans notre organisme. Des études réalisées sur les animaux indiquent que le BPA peut stimuler la libération d'insuline et le développement des cellules de graisse[25], mais les études réalisées sur l'homme n'ont pas encore abouti. Les chercheurs ont mesuré l'exposition à un moment seulement, longtemps après la naissance. De plus, il n'est pas facile de démontrer la corrélation entre la prise de poids, qui est un phénomène répandu dans notre société, et l'exposition au bisphénol A, qui est aussi très répandue. Quoi qu'il en soit, les preuves sont suffisamment probantes pour inciter les femmes enceintes et les enfants à éviter le contact avec certaines matières plastiques.

Des mutations chimiques durables de l'ADN dues à une exposition *in utero* peuvent être transmises sur une à trois générations. Par exemple, certains effets de l'Hiver de la faim aux Pays-Bas ont été retrouvés chez les petits-enfants des populations néerlandaises touchées. Les répercussions sur les enfants ont perduré toute leur vie. Six décennies après une malnutrition prénatale, les survivants présentent toujours des mutations chimiques de leur ADN qui sont cohérentes avec une transmission transgénérationnelle. Ils présentent notamment une moindre méthylation sur le gène IGF-2 – que n'ont pas les enfants qui n'ont pas été affectés par la famine –, mais seulement s'ils en étaient au premier trimestre de développement durant la famine[26]. Les adultes qui étaient au troisième trimestre de développement à l'époque ne présentent aucune modification génétique. Chez les animaux de laboratoire, ces mutations génétiques, lorsqu'elles sont transmises par le sperme ou les ovules, sont un vecteur de transmission des influences environnementales sur les générations futures.

Dans certains cas, les effets de la pollution apparaissent seulement dans les générations ultérieures. Bien qu'interdit aux États-Unis, l'usage du DDT est largement répandu dans les pays en développement pour éliminer les moustiques, qui transmettent la malaria. L'exposition des rats à ce pesticide *in utero* n'influence pas leur propre poids. Toutefois, elle engendre l'obésité de plus de la moitié de leurs petits-enfants[27]. Cet effet est probablement provoqué par des mutations génétiques, parce qu'elles ont été transmises par le père et par la mère et que des mutations dans la méthylation de l'ADN corroborant cette idée ont été constatées auprès de la génération obèse.

Régime et poids transgénérationnels

Les effets d'une alimentation riche en graisses peuvent aussi être transmis aux descendants de la génération de rongeurs exposée *in utero*[28]. Là encore, la mère et le père peuvent transmettre cet héritage, ce qui suggère que l'effet s'exerce par une modification de l'ADN. Les enfants et les petits-enfants des souris qui ont reçu une alimentation riche en graisses pendant la gestation sont plus grands et ont une sensibilité réduite à l'insuline, ce qui est un signal précurseur du diabète. Toutefois, seuls les descendants directs de ces sont plus gros – même s'ils ne mangent pas plus. Ils utilisent leur énergie plus efficacement. D'autres études portant sur les rongeurs défendent l'idée que les anomalies du métabolisme liées au diabète dû à des troubles alimentaires durant la grossesse peuvent être transmises sur plusieurs générations.

Les archives indiquent que l'homme connaît une évolution similaire. En Suède, les registres paroissiaux des naissances, des mariages et des décès remontent aux années 1800. Le prix des céréales et les statistiques régionales des récoltes reflètent les quantités de nourriture disponibles sur différentes périodes. En corrélant ces sources d'informations, les chercheurs ont retracé la trajectoire de vie de nombreux individus, de leurs parents et de leurs grands-parents. Durant la génération des parents, les mauvaises récoltes ne provoquaient plus de pénuries, puisque les moyens de transport modernes permettaient d'acheminer de la nourriture à partir d'autres régions. Cela permet aux chercheurs d'analyser sur plusieurs générations les effets des pénuries de nourriture qui se produisirent seulement chez les grands-parents. Plusieurs études ont établi que l'alimentation d'un grand-parent juste avant la puberté, pendant la période de croissance lente qui s'étend de l'âge de huit à dix ans chez les filles et de neuf à douze ans chez les garçons, est particulièrement importante pour la santé future des petits-enfants. Si le grand-père paternel avait accès à une nourriture abondante (pas de mauvaises récoltes) pendant la période de croissance lente, ses petits-enfants avaient quatre fois plus de risques de diabète et un plus fort taux de maladies cardiovasculaires[29]. De même, une étude réalisée dans le sud de l'Inde démontre qu'un faible poids à la naissance chez l'un ou l'autre parent prédispose leurs enfants adultes à un risque plus élevé de syndrome métabolique (symptômes variés englobant un tour de taille élevé, de l'hypertension artérielle, des taux élevés de glycémie et de cholestérol) qui est un facteur de risque pour des maladies graves comme le diabète et les maladies cardiovasculaires[30].

Cette étude suggère que de nombreuses situations subies *in utero* ou pendant la petite enfance peuvent affecter la régulation pondérale à l'âge adulte, probablement en ajustant la fourchette de poids défendue du système de régulation énergétique durant les premiers jours de la vie. L'environnement ou les expériences vécues par les parents augmentent la probabilité que les jeunes enfants deviennent des adultes obèses bien avant qu'ils n'aient leur mot à dire dans ce domaine. En outre, ce n'est pas parce que l'on mange trop et que l'on ne bouge pas assez que l'on devient forcément obèse ; ce ne sont pas les seuls éléments coupables. À alimentation et activité physique égales, nous sommes plus gros en 2006 qu'en 1988[31]. Ce constat suggère que des facteurs qui influencent le métabolisme – comme une exposition à des substances chimiques, des bactéries intestinales ou des médicaments – jouent un rôle non négligeable dans la prise de poids.

Pourtant, nous accusons, houspillons et punissons les enfants en surpoids. Expliquer à de très jeunes enfants qu'ils doivent surveiller leur alimentation n'a aucun effet sur l'obésité, mais cela risque de provoquer des dégâts psychologiques et d'augmenter la prise de poids future. Dans des cas extrêmes, des enfants obèses ont même été retirés à leurs parents et forcés à faire des régimes ou à subir une opération bariatrique. Pourtant, les régimes ne sont pas plus efficaces chez l'enfant que chez l'adulte, mais ils peuvent freiner leur croissance. Dans tous les cas, une obésité infantile grave résulte souvent d'une mutation génétique provoquant un dysfonctionnement du système d'équilibre énergétique, problème que les parents ne peuvent pas résoudre. Le fait de blâmer les parents pour le poids de leurs enfants est lié à l'habitude d'accuser les adultes pour leur propre obésité. Cette tendance culturelle est une source de stress durable pour les parents et les enfants. Stress qui, comme vous vous en souvenez sans doute, conduit à la prise de poids.

7

Stress, honte et stigmatisation

Sylvia Berman ne s'est jamais inquiétée de son poids jusqu'à ce qu'une succession d'événements malheureux ne bouleversent son existence. Elle était mince et sportive. Elle pratiquait la danse, la course à pied, la natation, le ski et la randonnée. À ses yeux, il était important de pouvoir faire confiance aux capacités physiques de son corps. En retour, elle avait l'impression de pouvoir ressentir ce dont il avait besoin en termes d'alimentation et de soins. À la naissance de son fils, elle quitta son emploi de directrice d'un laboratoire de recherche, mais continua à s'intéresser à la science. Elle aimait expliquer le monde à ses enfants et à leurs copains, comme le jour où elle expliqua à leur classe le phénomène des arcs-en-ciel.

À la naissance de sa fille, en 1985, Sylvia eut une infection et fut transportée d'urgence à l'hôpital pour un sepsis, réaction inflammatoire de la totalité du corps pouvant provoquer un dysfonctionnement rapide des organes, qui faillit la tuer. Pour enrayer la progression de la maladie, les médecins lui administrèrent des antibiotiques puissants. Après son retour à la maison, les infections continuèrent à s'enchaîner et son traitement par antibiotiques oraux fut prolongé pendant plusieurs mois. Les médicaments lui sauvèrent la vie, mais ils eurent aussi des effets dévastateurs sur ses bactéries intestinales qui jouent un rôle clé dans la régulation du poids.

Peu après, les médecins découvrirent une grosseur sur sa thyroïde, la glande qui produit les hormones contrôlant le métabolisme. Elle présentait des symptômes d'hypothyroïdie, c'est-à-dire un ralentissement du métabolisme engendrant de la fatigue, une sensibilité au froid et une prise de poids progressive au fil des ans. Chez la plupart des sujets, le problème est déjà présent depuis un certain temps avant d'être diagnostiqué. Les médecins lui ont prescrit des stéroïdes, bien qu'elle ne sache plus bien pourquoi, et elle a pris plus de vingt kilos, alors qu'elle avait recommencé à courir.

Le coup fatal lui fut porté alors qu'elle se remettait de toutes ses maladies. Au cours d'une promenade hivernale sur le bord du lac Michigan, tandis qu'elle poursuivait l'enfant d'une amie, elle glissa sur une plaque de verglas, tomba et se cassa la cheville. Un chirurgien réputé la lui remit en place à l'aide de broches, mais plus rien ne fut comme avant. Depuis, elle marche avec une canne. Elle a cessé toute activité physique et son poids a continué à grimper. En six mois, elle a pris encore 6 kg.

Elle remarqua que les gens la traitaient différemment. Un jour, elle se rendit dans un grand magasin pour acheter un cadeau pour sa belle-mère. La dernière fois qu'elle y était allée, elle était mince. Cette fois, elle patienta un long moment avant que la vendeuse ne cesse de l'ignorer : « Plus vous grossissez, plus vous devenez invisible », constata-t-elle. Lorsqu'elle voulut reprendre la natation, les enfants se moquèrent de sa silhouette et elle arrêta d'aller à la piscine. Les inconvénients étaient plus nombreux que les avantages. Le stress semblait parfois submerger toutes les facettes de sa vie. Elle en eut bientôt assez des commentaires faits par des inconnus à l'épicerie.

Pendant trente ans, elle essaya toutes les méthodes possibles et imaginables pour maigrir. Mais son cerveau visait une fourchette supérieure et rien ne semblait fonctionner. Des gens bien intentionnés lui donnaient plein de bons conseils, mais elle en eut bientôt assez. Elle avait honte de ne pas réussir à perdre du poids. Pourtant, la pratique du qi gong satisfaisait son besoin d'activité physique et l'aidait à rester en bonne santé. Bien qu'elle ait pleinement conscience de toutes les transformations que son corps avait subies, elle ne parvenait pas à se débarrasser de son impression de se sentir responsable de son incapacité à maigrir. Comme beaucoup d'entre nous, Sylvia considérait son poids comme une énorme source de stress. Lorsque je lui demandai si elle pouvait envisager d'accepter son corps tel qu'il était, elle rétorqua : « Je ne dirai jamais que je suis bien. Je ne me sens pas bien du tout. »

Le stress nous rend malades

Le stress tire ses origines dans les réponses à des menaces immédiates et de courte durée, comme l'attaque d'un lion, et non à des problèmes de longue durée, comme la pauvreté, l'échec de notre mariage ou un patron injuste. Une réaction hormonale efficace face au stress démarre rapidement et se termine aussi rapidement, qu'elle dure quelques minutes ou plusieurs heures. Chez l'homme, l'hypothalamus réagit au stress en déclenchant la libération d'une hormone (le cortisol) par les glandes surrénales. Elle a pour rôle de permettre à la personne de résoudre une situation d'urgence qui présente une menace pour sa vie, sans considération pour les conséquences à long terme.

Les actions du cortisol sur l'organisme contribuent à la survie immédiate en augmentant l'état d'alerte, en améliorant la capacité de réflexion et en mettant suffisamment d'énergie à la disposition des muscles en cas de réaction de fuite ou de combat. Cette hormone détourne également les ressources des usages à long terme en inhibant la croissance, la réparation, la reproduction, la digestion et le système immunitaire. C'est pourquoi un stress durable est mauvais pour la santé, car le corps ne peut pas se permettre de suspendre ces processus de façon prolongée. Un taux de cortisol élevé nuit à notre capacité de lutte contre les infections et endommage des zones du cerveau qui sont importantes pour la mémoire et les émotions. Pour limiter la durée de la réaction de stress, le cortisol dans le sang transmet des signaux au cerveau afin qu'il cesse la production de l'hormone. Malheureusement, un stress permanent peut aussi nuire à la transmission des signaux en endommageant les neurones qui stoppent la libération de cortisol, ce qui explique que les futures réactions de stress soient plus difficiles à interrompre.

Une surproduction continue de cortisol entraîne l'accumulation de graisse viscérale localisée dans l'abdomen qui est fortement liée à des inflammations et à des problèmes de santé[1]. Cette accumulation de graisse engendre une silhouette en forme de pomme due à un tour de taille important chez l'homme et la femme, surtout après la ménopause. La graisse viscérale n'est pas toujours visible et les personnes minces peuvent aussi en être affligées. Ce type de graisse augmente avec l'âge, surtout chez l'homme. Au contraire, les personnes qui ont tendance à stocker les graisses sous la peau, au niveau des hanches et des cuisses (ce qui leur donne une silhouette en forme de poire), présentent un risque moins élevé de maladies liées au mode de vie. Les stocks de graisse sous-cutanée produisent deux à trois fois plus de leptine par cellule de graisse que la graisse viscérale. Comme la leptine informe le système d'équilibre énergétique sur l'état des stocks d'énergie disponibles, cela nuit à la bonne gestion des réserves de graisse viscérale par le cerveau.

Les cellules de graisse viscérale ont davantage de récepteurs de cortisol que les cellules de graisse sous-cutanée, ce qui explique que le stress exerce spécifiquement un effet sur les premières.

Une étude a comparé des paires de vrais jumeaux dont l'un pesait 17 kilos de plus que l'autre en moyenne. Seules les paires dans lesquelles le jumeau le plus gros stockait la graisse autour de l'abdomen montraient une différence dans leurs indicateurs biologiques de stress[2]. Plus précisément, le jumeau en surpoids présentait un taux de cortisol plus élevé et davantage de troubles du sommeil, tandis qu'aucune différence dans les signaux de stress n'était constatée entre les jumeaux lorsque le plus gros avait une silhouette en forme de poire. Beaucoup de personnes sujettes à l'obésité abdominale présentent des signes biologiques de stress à long terme, y compris une réactivité accrue aux facteurs de stress pouvant être une conséquence durable d'expériences angoissantes dans l'enfance.

Chez les animaux de laboratoire, le stress à long terme est un excellent moyen de provoquer le syndrome métabolique[3]. Le simple fait d'ajouter des hormones de stress dans l'eau de boisson provoque la prise de poids et augmente la glycémie et le cholestérol de la souris[4]. Les singes qui sont constamment stressés présentent une prise de poids autour de l'abdomen, une résistance à l'insuline, ainsi qu'une élévation de leurs taux de cholestérol et de glycémie. Ils sont aussi davantage sujets aux maladies cardiaques. Les rats stressés parce qu'ils vivent avec un partenaire socialement dominant commencent par perdre du poids, mais lorsque ce rat est éloigné, ils reprennent le poids perdu sous forme de graisse viscérale, qui augmente à chaque nouveau cycle de stress et de rétablissement[5].

Le stress permanent augmente également le risque de syndrome métabolique chez l'homme. Une étude a démontré qu'un taux de cortisol élevé au début de l'étude prédispose à la prise de poids, à l'hypertension et à une résistance accrue à l'insuline cinq ans plus tard[6]. Un suivi sur une durée de trente-cinq ans de Suédois d'âge moyen a établi que le stress persistant augmente le risque de diabète de 50 %[7]. Une autre étude a suivi seize marins participant à une course autour du monde[8]. Durant cinq mois de stress en mer, ils perdirent en moyenne 5 kg et le poids qu'ils reprirent à l'arrivée était localisé dans l'abdomen. Leur analyse sanguine révéla des signes de syndrome métabolique et leur tension sanguine avait légèrement augmenté.

Le stress persistant active aussi le système nerveux sympathique qui orchestre la réaction de fuite ou de combat face à un danger. Un neurotransmetteur, le neuropeptide Y, est libéré par ce système nerveux lorsqu'il est activé de façon prolongée chez le rongeur et chez l'homme. Chez les souris qui consomment des aliments riches en lipides, le stress physique ou social engendre une obésité viscérale en deux semaines et un syndrome métabolique en trois mois. Toutes ces conséquences peuvent être considérablement réduites en inhibant les actions du neuropeptide Y sur la graisse viscérale, même si les souris continuent à trop manger[9]. Bien que ce processus n'ait pas été étudié chez l'homme, il paraît plausible, car nous avons aussi des récepteurs de neuropeptide Y dans notre graisse viscérale qui encouragent le stockage de graisse.

Cette étude indique que le stress est directement lié à de nombreux problèmes de santé qui sont souvent attribués à l'obésité, comme le diabète, l'hypertension, un taux de cholestérol élevé et les maladies cardiaques. En théorie, la réduction du stress devrait grandement contribuer à améliorer notre santé. Mais en pratique, c'est rarement aussi simple.

Le stress de la stigmatisation sociale

Alors que nous pouvons influencer certains facteurs de stress, dans le cadre de notre vie professionnelle par exemple, d'autres échappent à notre contrôle. Le stress résultant du regard d'autrui, notamment, est particulièrement difficile à combattre. Il paraît d'autant plus injuste de reprocher aux gens d'être en surpoids que l'on ignore souvent que les préjugés et la discrimination engendrent certains des problèmes de santé attribués à l'obésité[10]. La stigmatisation est une cause importante d'inégalités face à la maladie. Tant que nous ne cesserons pas de discriminer les personnes obèses, il est impossible de prédire les répercussions du stress causé par la stigmatisation sociale.

Certaines estimations suggèrent que l'environnement social (la façon dont les autres nous traitent) est responsable de plus de la moitié des écarts individuels sur le plan de la santé, alors que les choix de mode de vie n'en expliqueraient qu'un quart[11]. Les personnes au bas de l'échelle sociale sont particulièrement sujettes au syndrome métabolique, comme cela a été démontré par les études Whitehall, des enquêtes à long terme portant sur les facteurs exerçant un impact sur la santé des fonctionnaires britanniques[12]. Les femmes qui, au départ, n'étaient pas en surpoids, mais qui, en quinze ans, furent exposées à trois périodes ou plus de stress sur leur lieu de travail, avaient cinq fois plus de risques de présenter un syndrome métabolique que celles qui étaient moins stressées. Les hommes qui vécurent au moins trois périodes de stress avaient deux fois plus de risques que les autres de présenter un syndrome métabolique. Dans les études Whitehall, les écarts dans les comportements ayant un impact sur la santé, comme le tabagisme ou l'activité physique, n'expliquent qu'un tiers des écarts sur le plan de la santé.

La subordination sociale, c'est-à-dire le fait de n'être pas respecté ou d'être méprisé à cause de sa place dans la société, est une importante source de stress[13]. Même si les primates consacrent aussi du temps et de l'énergie à remettre leurs subordonnés à leur place, les hommes sont les champions pour brimer d'autres représentants de leur espèce. Pensez à toutes les façons dont nous pouvons communiquer que nous sommes supérieurs à l'autre, que ce soit par des insultes ou en ignorant ses tentatives de coopération. La discrimination généralisée à cause du poids ainsi que l'expression quotidienne de stéréotypes négatifs et d'hostilité, sont vécues comme une forte stigmatisation sociale par de nombreuses personnes obèses. La honte, qui est une réaction à la stigmatisation sociale, provoque la libération d'hormones de stress[14]. Les adultes obèses ont près de quatre fois plus de cortisol présent dans les cheveux, où l'hormone s'accumule lors d'une exposition prolongée au stress, que les personnes en surpoids ou de poids normal[15]. Entre huit et douze ans, les enfants obèses ont déjà plus de cortisol présent dans les cheveux que les enfants de poids normal[16].

Beaucoup de femmes sont stressées par l'exposition aux préjugés contre le surpoids, même s'ils ne sont pas dirigés contre elles. Une étude a révélé que des femmes qui visionnaient des extraits d'émissions de télévision où l'on se moquait des gens gros présentaient un taux de cortisol élevé, qu'elles soient ou non en surpoids[17]. Cela est probablement dû au fait que l'insatisfaction corporelle est très répandue chez les femmes quelle que soit leur corpulence.

De nombreuses études suggèrent que la discrimination est nuisible pour la santé[18]. La discrimination raciale perçue par des personnes de diverses origines ethniques, dont les Afro-Américains et les Américains d'origine asiatique, présage un risque accru de maladies cardiaques, d'hypertension et d'autres maladies, ainsi que d'obésité. Un lien biologique potentiel entre la discrimination et ces troubles prend la forme d'une inflammation à long terme qui augmente chez les personnes victimes de discrimination, contribuant en outre aux troubles que celle-ci engendre. La discrimination par le poids est associée à un taux élevé de protéine

C-Réactive dans le sang, un marqueur d'inflammation qui présage un diabète et des maladies cardiovasculaires, chez les personnes de poids normal et en surpoids[19]. La relation n'a pas été établie chez les personnes fortement obèses, peut-être parce qu'elles présentent un taux de base élevé de protéine C-Réactive. Une autre étude a révélé que les femmes obèses qui sont victimes de davantage de stigmatisation à cause de leur poids ont un taux de cortisol plus élevé et plus de stress oxydant, qui provoque une réaction d'inflammation, même si les chercheurs ont tenu compte du poids des participantes[20].

Le stress persistant est l'une des raisons expliquant que l'obésité est plus répandue chez les pauvres. Dès l'âge de dix ans, les enfants issus de familles pauvres et défavorisées présentent des taux de cortisol deux fois plus élevés que ceux des enfants issus de familles aisées[21]. La discrimination réduit aussi la volonté, car cela demande beaucoup d'efforts de réprimer la pulsion incitant à réagir négativement à de mauvais traitements. Des études réalisées en laboratoire ont démontré que des personnes de la classe moyenne qui sont traitées comme si elles n'étaient pas importantes ont plus de mal à se concentrer, à ignorer les distractions et à réprimer des comportements inappropriés. Comme ils manquent de temps et d'argent, les pauvres doivent prendre beaucoup de décisions, tout en étant méprisés à la moindre occasion. Par conséquent, ils ont moins de volonté pour contrôler leur poids, qui est une source de stress importante pour la majorité d'entre nous[22].

Cette expérience paraît extrêmement déprimante. En effet, le stress, la dépression et l'obésité sont étroitement liés. Des études à long terme suggèrent que la relation s'effectue dans les deux sens, la dépression et l'obésité augmentant leurs risques mutuels de 50 % au fil du temps[23]. La dépression conduit à l'inflammation et à la production persistante de cortisol[24]. L'insatisfaction corporelle est un facteur de risque pour la dépression et l'obésité. Étant donné ces similitudes, il n'est pas surprenant qu'elles aient tendance à se manifester chez les mêmes personnes. La dépression engendre aussi bon nombre de maladies dues à l'obésité, comme les maladies cardiaques et le diabète.

Stress et hyperphagie

Le stress engendré par les régimes ou l'insatisfaction corporelle provoque souvent une prise de poids et donc encore plus de stress. Les personnes qui se situent à l'extrémité basse ou en dessous du juste poids maigrissent généralement lorsqu'elles sont stressées, tandis que celles qui se situent à l'extrémité haute ou au-dessus de la fourchette de poids normal ont plus de risques de grossir[25]. Étant donné que le cerveau n'accorde aucune importance à la raison qui fait qu'une personne s'alimente moins – une disette ou un régime produisent le même effet sur le système d'équilibre énergétique –, il n'est donc pas surprenant qu'un régime augmente la libération d'hormones de stress[26]. Le stress entraîne la prise de poids, car les hormones de stress incitent à manger en creusant l'appétit et en réduisant l'efficacité des signaux de satiété.

Ce schéma est particulièrement marqué chez les personnes qui s'efforcent de contrôler attentivement ce qu'elles mangent. Elles ont un taux d'hormones de stress plus élevé que les mangeurs intuitifs (qui s'alimentent lorsqu'ils ont faim et s'arrêtent lorsqu'ils ont l'estomac plein), même si les premiers ne font pas de régime au moment de la mesure des taux d'hormones[27,28]. Les personnes qui contrôlent le plus ce qu'elles mangent présentent aussi des télomères plus courts sur leurs chromosomes, conséquence du vieillissement cellulaire qui peut être accéléré par un stress durable ou divers troubles métaboliques[29]. Toutefois, ces dégâts peuvent être prévenus, car les personnes qui pratiquent une activité physique régulière ne présentent aucun effet de stress durable sur la longueur des télomères[30].

Le stress renforce le pouvoir de récompense de la nourriture. L'activation du système d'hormones de stress aboutit à la libération prolongée d'opioïdes endogènes, qui sont des neurotransmetteurs du système cérébral de lutte contre la douleur agissant sur les mêmes récepteurs que les drogues opiacées telles que l'héroïne. La libération d'opioïdes endogènes amplifie le pouvoir de récompense de la nourriture appétissante, de sorte que la séquence « le stress incite à manger pour se réconforter » a de bonnes chances d'être retenue et répétée. De la même façon, le stress augmente aussi les risques d'addiction ou de rechute[31]. C'est le cycle infernal : les régimes stressent les gens, ce qui leur fait prendre du poids, surtout après la fin du régime.

Le lien entre stress et hyperphagie peut être en partie dû à la ghréline, la molécule messagère sécrétée par l'estomac qui agit sur le cerveau pour stimuler l'appétit[32]. Chez le rongeur et chez l'homme, le stress augmente la libération de ghréline, ce qui contribue à la quête de réconfort dans la nourriture en augmentant la valeur de récompense des aliments riches en calories. Le stress n'incite pas les souris ne possédant pas de gène de ghréline à rechercher du réconfort dans la nourriture. Ce signal peut être responsable des envies d'aliments gras et sucrés qui sont fréquentes en périodes de stress. Les personnes consomment plus d'aliments riches et grignotent davantage après que des chercheurs leur ont administré des hormones de stress en laboratoire, tout comme les personnes qui réagissent fortement en situation de stress. Des injections d'hormones de stress réalisées dans le cadre d'une étude portant sur de jeunes hommes minces ont augmenté substantiellement la quantité de calories absorbées[33]. La quête de réconfort dans la nourriture permet aux gens et aux animaux de se rassurer, au moins temporairement, en diminuant la libération d'hormones de stress[34].

Les scientifiques ont en partie compris les changements cérébraux reliant les régimes à l'hyperphagie déclenchée par le stress, et qui en font un cercle vicieux chez la souris[35]. Trois semaines de restrictions alimentaires, résultant en une perte de 10 % à 15 % du poids des souris, entraînent une augmentation des hormones de stress et des comportements liés au stress. L'amaigrissement provoque des mutations dans les régions cérébrales qui jouent un rôle dans l'alimentation et le stress, augmentant la capacité des souris à produire des hormones de stress. Par conséquent, les rongeurs réagissent plus fortement et durablement aux futurs facteurs de stress. Un aspect essentiel est que ces changements ne sont pas inversés lorsque les souris sont de nouveau autorisées à manger librement et que leur poids redevient normal.

Des effets similaires ont été mis en évidence chez les souris qui sont passées d'un régime riche en lipides à un régime pauvre en lipides sans limiter les apports caloriques. Huit semaines plus tard, les souris qui avaient suivi un régime avaient davantage tendance à manger des aliments en grande quantité lorsqu'elles étaient exposées au stress. La consommation d'aliments gras provoque la sécrétion d'hormones qui stimulent l'appétit, et surtout la quête de récompenses par la nourriture, ce qui ne se produit pas chez les souris qui n'étaient pas au régime. Par conséquent, l'amaigrissement provoque des changements dans le cerveau des souris qui les amènent à être plus vulnérables au stress et davantage exposées à la consommation excessive d'aliments gras en réponse à ce stress. Cette réponse est à l'opposé de ce que voudrait une personne au régime, mais c'est une question de survie dans un environnement marqué par la disette : « Il faut que je fasse des stocks en prévision des périodes de vaches maigres, tant que j'en ai la possibilité. »

Le manque de sommeil fait grossir

L'insomnie est une autre façon par laquelle le stress nous pousse à manger plus et qui engendre plus de stress. Le cortisol augmente proportionnellement au manque de sommeil, ce qui démontre qu'il engendre du stress. Le système nerveux sympathique, qui contrôle la réaction de combat ou de fuite, est aussi plus actif chez les personnes qui manquent de sommeil. L'insomnie fait grossir parce que les personnes disposent de plus d'heures de veille au cours desquelles elles peuvent manger et en faisant croire au système d'équilibre énergétique que le corps maigrit.

Nous sommes nombreux à manquer de sommeil[36]. Les personnes qui sont forcées à passer dix heures au lit dorment environ neuf heures, ce que les chercheurs considèrent comme notre besoin de sommeil physiologique. En 1960, la durée de sommeil chez l'adulte était similaire – de l'ordre de huit ou neuf heures. En 1995, elle a chuté à sept heures. En 2004, 30 % des adultes âgés de trente à soixante-quatre ans ont annoncé qu'ils dormaient moins de six heures par nuit. Lorsque les sujets portent un bracelet enregistrant leur durée de sommeil, on constate que celle-ci est encore plus courte depuis 1990, puisqu'elle est de l'ordre de six heures. Ce changement dans les habitudes de sommeil est concomitant à l'augmentation de l'obésité et peut y avoir contribué.

L'insomnie prédispose à la prise de poids chez les enfants et les jeunes adultes[37]. Sept études à long terme ont suivi des milliers d'enfants depuis la naissance jusqu'à l'âge de neuf ans[38]. Toutes les études ont démontré que moins les enfants dormaient, plus ils risquaient d'être en surpoids entre trois et vingt-sept ans plus tard (selon les études). Chez les adultes d'âge moyen et plus, l'insomnie n'est pas fortement liée à la prise de poids future, peut-être parce que la plupart des adultes ont déjà pris autant de poids que les y encourage leur durée de sommeil. Des durées de sommeil très courtes (moins de cinq heures) peuvent entraîner une prise de poids chez les seniors. Le travail de nuit interfère avec les cycles de sommeil et provoque la sécrétion de cortisol, ce qui peut faire grossir. Le taux de cortisol à long terme des ouvriers qui font les trois-huit est corrélé à leur poids[39].

Le manque de sommeil affecte plusieurs hormones qui stimulent l'appétit : il réduit le taux de leptine dans le sang, ce qui fait croire au système d'équilibre énergétique que le sujet a maigri et l'incite à prendre des mesures pour lui faire reprendre les kilos perdus[40]. Au cours d'une étude menée en laboratoire, de jeunes hommes en bonne santé n'étaient autorisés à dormir que quatre heures par nuit pendant six jours, suivis d'une semaine de nuits de douze heures pour récupérer. Après la phase de manque de sommeil, leur niveau sanguin de leptine était inférieur de 20 % à celui mesuré après la phase de récupération.

Le manque de sommeil stimule aussi l'appétit en provoquant la libération de ghréline. Dans des études réalisées en laboratoire et sur de vastes populations, les participants qui dorment quatre à six heures par nuit présentent des taux de leptine moins élevés et des taux de ghréline plus élevés que les patients qui dorment de huit à dix heures. Il est probable qu'en conséquence ils auront plus faim et grignoteront plus le soir. L'insomnie diminue aussi la volonté, ce qui fait qu'il est plus difficile de résister à cette faim accrue.

Dans un exemple démontrant que la corrélation entre obésité et mauvaise santé peut résulter de facteurs cachés qui en sont la cause, l'insomnie augmente aussi le risque de développer un diabète de type 2, indépendamment du poids. Cela peut se produire, car la capacité de l'insuline à contrôler la glycémie est mise à mal par la privation de sommeil au bout d'une semaine de cinq heures de sommeil par nuit. Une méta-analyse a combiné les données de dix études portant sur plus de 90 000 personnes sur une durée d'au moins trois ans[41]. Les troubles du sommeil au début de l'étude exposent à une hausse de 84 % du risque d'être diagnostiqué diabétique avant la fin de l'étude. Parmi les autres facteurs de risques, il faut citer la difficulté d'endormissement (hausse de 48 %) ou moins de six heures de sommeil par nuit (hausse de 28 %). Cette association entre insomnie et diabète est confirmée par une étude de grande envergure qui a suivi près de 175 000 personnes (âgées de cinquante à soixante et onze ans au début de l'étude) pendant trois à dix ans[42]. Le fait de dormir moins de cinq heures par nuit au début de l'étude augmente de 46 % le risque de devenir diabétique avant la fin de l'étude. Cette relation ne dépend pas de la prise de poids puisqu'elle a lieu chez des participants de tout poids. Des siestes de plus d'une heure augmentent aussi les risques de diabète de 55 %, quelle que soit la durée de sommeil nocturne.

Le stress et l'insomnie sont fortement liés à la prise de poids et aux problèmes de santé associés à l'obésité. Bien qu'un essai clinique étudie actuellement la relation entre l'augmentation de la durée de sommeil et la perte de poids chez l'adulte, ce résultat paraît peu probable si l'on considère que la prise de poids à long terme augmente la fourchette de poids visée par le système d'équilibre énergétique. Il est plus probable qu'un sommeil suffisant dans l'enfance réduise les risques de prise de poids et les problèmes de santé futurs.

Gestion du stress

Il n'est pas facile d'éviter le stress. Les phases de stress modéré, contrôlable, sont bénéfiques parce qu'elles augmentent la résilience, donc il ne faut pas se tenir à l'écart de toutes les causes de stress. En outre, on nous a tellement répété que le stress engendre toutes sortes de problèmes de santé que ce conseil doit entraîner à lui seul une libération de cortisol. Mais il existe quelques techniques éprouvées de se détendre dans des situations éprouvantes, comme la méditation et l'activité physique – qui sont toutes les deux bonnes pour la santé pour bien des raisons.

Un programme de réduction du stress créé pour les personnes ayant des douleurs chroniques s'est montré efficace sur de nombreux types de stress. Développé par Jon Kabat-Zinn, de l'université du Massachusetts, le programme de réduction du stress basé sur la pleine conscience enseigne cette technique par le biais de la méditation et du yoga au cours de séminaires qui durent de huit à dix semaines, ou d'une retraite d'une journée, associées à des pratiques de méditation quotidiennes à la maison. La pleine conscience aide les patients à devenir moins réactifs en leur apprenant à éviter de ressasser des soucis passés ou futurs au lieu de se focaliser sur le moment présent, sans souhaiter qu'il soit différent. Cette formation a pour but d'aider les participants à apprivoiser et à prendre soin de leur corps, tel qu'il est, sans porter de jugement. Pour tous ceux qui se sentent en permanence submergés par le stress, apprendre à le traiter par la douceur s'avère d'un grand secours. Il a été démontré que cette formation renforce la capacité des participants à gérer le stress, qu'elle soulage l'anxiété et la dépression et qu'elle améliore la qualité de vie de la plupart des participants[43]. Si vous ne pouvez pas assister à un séminaire, vous pouvez aussi lire le livre de Kabat-Zinn, *Au cœur de la tourmente, la pleine conscience*. Vous trouverez également des enregistrements de méditations guidées.

Qu'il soit ou non possible de réduire l'exposition au stress, les changements de mode de vie peuvent contribuer à rompre le cycle inflammatoire qui aboutit à la maladie. Quelques études démontrent qu'une alimentation riche en omega-3, substances anti-inflammatoires présentes notamment dans les poissons gras ou les noix, peut contribuer à prévenir les inflammations à l'origine du syndrome métabolique. En tout cas, la consommation d'oméga-3 ne peut pas faire de mal. L'activité physique réduit aussi l'inflammation[44], ce qui explique sans doute pourquoi elle présente encore plus d'avantages chez les personnes obèses et les seniors, car ces populations présentent plus d'inflammations que la moyenne[45]. C'est probablement l'une des raisons pour lesquelles on a tendance à prendre du poids en vieillissant. Chez les souris, l'activité physique protège contre l'inflammation dans l'hypothalamus résultant d'une alimentation riche en lipides[46]. En plus de diminuer la graisse abdominale, l'activité physique incite les muscles à produire des composés anti-inflammatoires. Pour l'organisme stressé, l'activité physique est le meilleur remède.

8

Quand les calories ne comptent pas

Lorsque la nutritionniste Susan Roberts mettait au point un régime, elle testait d'abord les recommandations sur elle. Si elle parvenait à maintenir son poids normal en suivant ses menus, alors elle savait que ses lecteurs y parviendraient aussi. Les programmes fonctionnaient comme prévu, mais seulement si elle cuisinait chez elle. Lorsqu'elle mangeait des plats industriels qui étaient censés contenir le même nombre de calories, elle grossissait. Pour en comprendre la raison, elle mesura l'énergie contenue dans différents plats surgelés allégés et elle constata qu'en moyenne ils contenaient 8 % de calories de plus que ne l'affirmaient les étiquettes[1]. Ces moyennes sont comprises dans les limites définies par la FDA, qui tolère une marge d'erreur de 20 % dans l'étiquetage de la valeur énergétique des denrées alimentaires.

Cette inexactitude pose problème si l'amaigrissement repose exclusivement sur des calculs, comme souvent. « Déduisez 100 calories par jour et vous perdrez 5 kg par an », lit-on dans les magazines et sur Internet. D'après la logique, une livre de matière grasse équivaut à 3 500 calories, donc si l'on soustrait 100 calories pendant 365 jours, on perd 4,75 kg. Ce raisonnement, qui repose sur une vision simpliste de la régulation pondérale, n'est pas sans soulever de problèmes. D'une part, lorsque le poids descend en dessous de la fourchette visée par le cerveau, le corps brûle moins d'énergie, car le métabolisme diminue, ce qui suffit à compenser la centaine de calories manquantes. D'autre part, lorsque nous avons maigri, nous dépensons moins de calories pour porter notre corps devenu plus léger, donc le déficit calorique s'annule. Selon une modélisation dynamique de l'impact du déséquilibre énergétique sur l'organisme (sans tenir compte de la diminution du métabolisme), il faudrait plus de trois ans, en moyenne, pour perdre 5 kg en se privant de 100 calories par jour – et pour que les kilos ne soient pas repris, il faut que la privation soit permanente. Quoi qu'il en soit, la plupart des gens ne se soucient probablement pas de la moyenne, mais se préoccupent davantage de ce qui leur arrive personnellement. Les écarts physiologiques, basés en partie sur la flore intestinale de chaque individu, aboutissent à d'importantes différences dans l'amaigrissement de chacun malgré un déficit calorique identique. Enfin, déduire 100 calories par jour pendant de nombreuses années demande un niveau de précision des calculs et une régularité impossible à atteindre. L'idée de compter les calories est attrayante pour certains, car elle paraît rationnelle, mais parvenir à un niveau de précision suffisant est beaucoup plus difficile qu'il n'y paraît.

Être bon en maths ne suffit pas

À première vue, les informations figurant sur les étiquettes des produits alimentaires semblent justes – 152 calories pour une portion de 170 grammes paraît être une mesure exacte –, mais elles ne fournissent qu'une indication approximative sur la quantité d'énergie procurée à la personne qui consomme cette nourriture. Les raisons se situent à chaque étape du processus, de la mesure des calories à la digestion de la nourriture en passant par sa préparation. Si l'on considère qu'une tolérance de 5 % d'erreur dans l'équilibre énergétique suffit à engendrer une prise de poids visible, une telle incertitude est un critère important dans la décision de gérer son alimentation en comptant les calories. Pour parvenir à un niveau de précision suffisant, il faudrait que chacun calcule ses propres besoins énergétiques par l'expérimentation, en se basant sur les caractéristiques de son propre organisme, les aliments habituellement consommés et leur préparation.

Il est évident que l'on ne saurait nier la première loi de la thermodynamique : l'énergie qui entre dans le corps va quelque part. Elle ne peut pas disparaître comme par enchantement. Mais les arguments d'amaigrissement reposant sur le nombre de calories entrantes et sortantes ne tiennent pas compte des écarts individuels dans la gestion de l'énergie. Cela revient à dire : « En gros, un 4x4, c'est comme une berline. Il suffit de faire le plein et ils roulent. » Celui qui payera le carburant ne sera peut-être pas de cet avis. Tout le monde ne réagit pas non plus de façon identique face au même déficit énergétique.

Chacun sait que l'énergie tirée de la nourriture peut servir à alimenter l'activité physique ou être stockée sous forme de graisse. Mais les possibilités ne s'arrêtent pas là[2]. La nourriture peut aussi être excrétée de l'organisme parce qu'elle n'a pas été digérée ou assimilée. L'énergie peut servir à la croissance ou à la réparation de tissus, comme lors de la grossesse et de l'allaitement. Une grande partie est utilisée par le métabolisme de base qui assure les fonctions vitales de l'organisme quand le corps est au repos. Cette dépense énergétique varie en fonction de la taille et de la proportion de masse musculaire par rapport à la masse graisseuse. À taille égale, il peut aussi y avoir un écart d'environ 250 calories par jour d'une personne à l'autre[3]. Contrairement à la croyance populaire, la dépense énergétique n'est pas affectée par la fréquence des repas et leur répartition dans la journée. Enfin, pendant la digestion, l'énergie est diffusée sous forme de chaleur, surtout celle issue des protéines. L'effet thermique des aliments varie aussi selon les individus. Cette réaction s'exprime par le besoin de retirer son pull au cours d'un repas copieux. Lorsque l'on maigrit, les trois composants de la dépense énergétique – le métabolisme de base, les calories brûlées par une certaine quantité d'activité physique (parce que faire bouger un corps plus volumineux demande plus d'énergie) et l'effet thermique des aliments – diminuent jusqu'à ce qu'un nouvel équilibre soit atteint. À ce stade, on arrête de perdre du poids, à moins de réduire encore le nombre de calories.

Le problème posé par les étiquettes

Les problèmes soulevés par le calcul des calories surgissent avant la première bouchée. L'étiquetage des aliments est très imprécis, comme l'a découvert le réalisateur Casey Neistat lorsqu'il a analysé ses repas préférés[4]. Des examens réalisés en laboratoire ont démontré qu'un sandwich au tofu dont on vantait les bienfaits pour la santé contenait deux fois plus de calories que la quantité annoncée. Les industriels de l'agroalimentaire annoncent un nombre de calories inférieur pour que les consommateurs soucieux de leur santé achètent leurs produits. Lorsque Susan Roberts et son groupe de recherche se sont rendus dans une chaîne de restaurants et ont acheté des produits étiquetés comme étant pauvres en calories (moins de 500), ils ont constaté que les portions contenaient en moyenne 18 % de calories supplémentaires, voire jusqu'à deux fois plus[5]. Les accompagnements offerts contiennent souvent autant de calories que le plat, mais parce que la teneur en calories de chaque aliment est annoncée séparément, le consommateur doit y regarder à deux fois. Le message est clair : on risque de prendre beaucoup de poids si l'on se fie uniquement aux étiquettes.

Il est aussi difficile de compter les calories contenues dans les repas préparés à la maison. La méthode la plus précise pour déterminer le nombre de calories contenues dans la nourriture est la bombe calorimétrique. Cet instrument a la forme d'une chambre scellée dans laquelle la nourriture est brûlée électriquement pour libérer son énergie sous forme de chaleur, laquelle est mesurée d'après la hausse de la température dans l'eau environnante. Le postulat qu'une livre de graisse contient 3 500 calories provient de mesures réalisées avec une bombe calorimétrique. Il serait évidemment extrêmement fastidieux de recourir à cette méthode pour étiqueter tous les aliments vendus dans un supermarché.

Les chiffres annoncés sur les étiquettes proviennent d'un système imaginé par Wilbur Atwater au siècle dernier. Le chercheur nourrissait des volontaires avec différentes proportions de glucides, de lipides et de protéines et il se servait d'une bombe calorimétrique pour mesurer les calories contenues dans la nourriture qu'ils mangeaient et les déchets qu'ils excrétaient. Ensuite, il calculait la quantité d'énergie absorbée par ses sujets à partir des glucides (4 calories par gramme), des lipides (9), des protéines (4) et de l'alcool (7). À part quelques ajustements, pour les aliments riches en fibres, par exemple, les scientifiques utilisent encore cette formule aujourd'hui.

Toutefois, tous les grammes de glucides ne se valent pas. Ni ceux des protéines ou des lipides. À chaque étape du processus d'extraction d'énergie de la nourriture, il y a des pertes. Combien ? Ça dépend. Les réactions chimiques qui ont lieu dans les intestins décomposent la nourriture en sucres, acides gras et acides aminés qui peuvent être absorbés par le sang. L'efficacité de ces réactions dépend de nombreux facteurs qui peuvent être spécifiques à l'aliment, à l'individu ou aux deux.

Décomposez maintenant

Pour être digérée, la nourriture doit entrer en contact avec les enzymes contenues dans les intestins. Plus les morceaux qui arrivent dans l'estomac sont petits, mieux cette nourriture sera décomposée. La mastication y contribue, tout comme le découpage. Une purée de carottes fournit plus de calories qu'une carotte entière, par exemple. Ces écarts peuvent être importants. Les amandes ont une valeur énergétique calculée de 170 calories, mais l'on en extrait que 130, probablement parce qu'une partie des graisses ne sont pas digérées[6]. De même, les personnes qui consomment du beurre de cacahuètes absorbent plus de gras que celles qui mangent des cacahuètes entières. En général, les chiffres d'Atwater sont proches des valeurs de la nourriture industrielle, mais ils sont erronés pour certains aliments.

La cuisson libère de l'énergie supplémentaire dans les aliments en brisant les barrières des cellules et d'autres structures qui permettent à l'énergie d'être assimilée lors de la digestion[7]. Cela explique peut-être pourquoi la cuisson est employée dans toutes les cultures. Selon Richard Wrangham, de l'université d'Harvard, lorsque nos ancêtres ont appris à cuisiner, ils ont gagné tellement d'énergie que cela leur a permis de porter des cerveaux plus gros pour la première fois dans l'histoire de l'évolution. Par comparaison, les chercheurs ont calculé que si nous mangions le même régime à base de plantes crues que les primates, nous devrions manger pendant plus de 9 heures par jour pour obtenir un nombre de calories suffisant[8]. En effet, les personnes qui ne mangent que des aliments crus sont beaucoup plus maigres que les végétariens qui cuisinent[9]. La moitié des femmes qui ne mangent que de la nourriture crue ont une si faible teneur en graisse qu'elles n'ont plus de règles menstruelles, ce qui indique que leur organisme ne reçoit pas assez d'énergie.

La cuisson a un impact important sur l'amidon. Une pomme de terre crue, par exemple, contient deux fois moins de calories utilisables qu'une pomme de terre cuite entière, quelques calories supplémentaires étant encore extraites de la pomme de terre en purée. La cuisson du blé rend disponibles un tiers de calories supplémentaires. La viande crue contient aussi moins de calories disponibles que la viande cuite. Pour estimer la différence, les chercheurs ont mesuré la consommation d'oxygène de pythons birmans[10]. La cuisson de la viande réduit son coût de digestion de 12,7 %, son hachage de 12,4 % et la combinaison des deux de 23,4 %. Chez l'homme, la cuisson des blancs d'œufs comparée à leur consommation crue augmente la quantité de protéines digestibles de 50 %[11]. De même, la consommation de cacahuètes grillées au lieu de crues permet aux souris d'absorber une plus grande part des lipides qui y sont contenues[12].

Une autre raison qui explique que nous n'assimilons pas toute l'énergie contenue dans notre alimentation est que la digestion en consomme elle aussi. Les lipides sont le macronutriment le plus facile à digérer, avec des pertes limitées de 3 % à 5 %, ce qui signifie que lorsque l'on avale 100 calories de lipides, on assimile 96 calories utilisables. La digestion des glucides coûte 5 % à 15 % de l'énergie contenue dans la nourriture, donc 100 calories de glucides ont un rendement d'environ 90 calories. Les protéines sont les plus difficiles à digérer : leur digestion nécessite entre 20 et 35 % de leur énergie, donc on ne reçoit que 65 calories en mangeant 100 calories de protéines. Par conséquent, on se trompe lorsque l'on pense ne pas réduire le nombre de calories absorbées en suivant un régime pauvre en glucides, car c'est la viande qui est difficile à digérer.

Par temps de disette, lorsqu'il faut extraire les moindres calories contenues dans la nourriture, il faut préférer des aliments pauvres en fibres et aussi industriels que possible. Des études à long terme ont démontré qu'une prise de poids est quasiment assurée lorsque l'on se nourrit de frites, de chips et de sodas[13]. Le temps et l'énergie économisés dans la préparation de la nourriture risquent d'être gaspillés en maladies futures. Toutefois, pour profiter pleinement des avantages du point de vue de la santé et de l'impression de satiété, il a été démontré qu'il valait mieux privilégier des aliments complets cuisinés à la maison. Dans ces mêmes études, la prise de poids peut être évitée en mangeant des céréales complètes, des fruits et légumes, ainsi que des noix.

La flore intestinale

Le dernier facteur qui contribue aux écarts individuels dans le nombre de calories extraites de l'alimentation est la flore intestinale, ou microbiote. Les intestins contiennent dix mille milliards de bactéries ; notre corps contient plus de bactéries que de cellules humaines. Nous supportons ces passagers clandestins parce que, comme les animaux, nous avons besoin de la flore intestinale pour digérer la nourriture. Cette population est issue de trois grands groupes : les bactéroïdètes, les firmicutes et les actinobactéries, qui décomposent des parties de notre alimentation qui sinon seraient gaspillées. Les bactéroïdètes synthétisent même la vitamine K, nutriment indispensable que nous ne pouvons pas fabriquer nous-mêmes. Ces bactéries ne se contentent pas de grignoter notre nourriture. Leur contribution est considérable. Sans elles, nous aurions beaucoup plus de mal à satisfaire nos besoins nutritionnels. En outre, les bactéries intestinales jouent un rôle important dans le développement normal du système immunitaire, parce qu'elles influencent la population initiale de lymphocytes T, les globules blancs qui luttent contre les dégâts cellulaires ou les infections.

Les chercheurs peuvent produire des souris sans microbiote en les faisant naître par césarienne (une grande partie de la colonie initiale de bactéries est transmises à la naissance) et en les élevant dans un caisson d'isolation. Les souris exemptes de bactéries mangent 29 % de nourriture supplémentaire, mais elles ont 42 % de graisse corporelle de moins que les autres souris qui ont été élevées normalement[14]. Lorsqu'elles reçoivent une alimentation riche en lipides et en glucides, les souris sans microbiote mangent autant que les souris normales, mais elles prennent beaucoup moins de poids. Manger plus et peser moins, voilà le rêve de toute personne au régime ! Mais cela aurait présenté un réel désavantage en période de disette et à travers l'histoire de l'humanité. Les bactéries extraient beaucoup plus d'énergie de la nourriture que nos enzymes digestifs n'en sont capables. Si une souris exempte de bactéries reçoit une transplantation de flore intestinale de la part d'une souris normale, elle commence par manger 27 % de nourriture en moins, soit autant qu'une souris normale, tout en augmentant sa masse grasse de 60 % en deux semaines.

Même si l'élimination totale des bactéries intestinales est une manipulation expérimentale extrême, le microbiote est une communauté bien vivante qui peut être transformée par les choix alimentaires, les maladies ou la consommation d'antibiotiques. Par exemple, des chercheurs ont administré à des volontaires un régime à base de viande, d'œufs et de fromage, en proposant 70 % de calories sous forme de lipides et le reste sous forme de protéines, sans aucune fibre ou presque[15]. Au bout d'une journée, ils présentaient une augmentation de leur population de bactéroïdètes, qui sont tolérants à la bile dont la sécrétion est impliquée dans la digestion des lipides. Au même moment, la population de firmicutes, qui digèrent l'amidon d'origine végétale, a baissé. Un régime végétarien à base de céréales complètes produit l'effet inverse. Ces écarts se retrouvent chez les espèces carnivores et herbivores. Lorsque les participants ont repris leurs habitudes alimentaires, leur microbiote est revenu à la normale en deux jours.

Les bactéries influencent le poids

Le microbiote a des effets étendus sur les filières énergétiques de l'organisme et l'abondance relative de différentes espèces de bactéries varie en fonction du poids du corps. Les souris qui sont obèses parce qu'elles ne peuvent pas produire de leptine ont 50 % de bactéroïdètes de moins et 50 % de firmicutes de plus que les souris sveltes. Un schéma similaire apparaît chez les souris qui sont devenues obèses à cause d'un régime riche en matières grasses et en glucides, ainsi que chez les personnes obèses. Lorsque les souris sans bactéries reçoivent une transplantation de microbiote provenant d'une souris obèse ou d'une personne obèse, elles grossissent deux fois plus que lorsque les bactéries proviennent d'une souris mince. Ces différences s'estompent lorsque les souris maigrissent en suivant un régime pauvre en lipides ou en glucides, du moins tant qu'elles ne reprennent pas les kilos perdus.

La prévalence relative du microbiote peut aussi évoluer au fil des générations et au sein de la population. L'espèce Helicobacter pylori était la plus répandue dans l'estomac depuis l'Antiquité et elle représentait plus de la moitié des bactéries de l'estomac. Mais, depuis un siècle, sa présence a fortement diminué chez les habitants des pays développés du monde entier[16]. En 1900, plus de 80 % de la population présentait cette espèce. En 2000, cette bactérie était présente chez 6 % seulement des enfants nés aux États-Unis, en Allemagne et en Suède. Les antibiotiques, souvent utilisés pour traiter les otites, éliminent la bactérie chez 20 % à 50 % des patients, ce qui explique en partie ce déclin. Comme H. pylori produit beaucoup d'acide, sa perte ne présente pas que des inconvénients. Certes, cela augmente le reflux œsophagien et les troubles associés, mais cela diminue les cancers et les ulcères de l'estomac. La disparition de cette espèce change aussi la production d'hormones intervenant dans la régulation de l'appétit en réduisant la leptine, au moins dans l'estomac, et en augmentant la ghréline dans le sang, ce qui peut aider à établir la fourchette de poids visée par le cerveau pendant l'enfance. L'éradication de H. pylori par un traitement antibiotique chez l'adulte est souvent associée à la prise de poids par rapport aux cas où les mêmes antibiotiques ne sont pas parvenus à éliminer leur cible[17].

Certains types de bactéries intestinales sont influencées par les gènes des sujets hôtes. La prévalence de bactéries de la famille des bactéroïdètes réagit au régime alimentaire, mais ne dépend pas de l'héritage génétique du sujet. Au contraire, une étude portant sur des jumeaux a révélé la plus forte héritabilité parmi la famille des Christensenellaceae, qui ne sont pas facilement modifiés par les régimes alimentaires[18]. Lors de la transplantation chez une souris sans bactérie, un membre de la famille de cette bactérie a engendré une perte de poids et une diminution de la masse de graisse. Dans une autre étude, les souris sans bactérie ont été infectées avec le microbiote de jumeaux humains dont l'un était maigre et l'autre obèse[19]. Lorsque les souris étaient séparées, elles devenaient maigres ou obèses, comme le jumeau dont elles avaient reçu les bactéries. Lorsque la paire était réunie, le microbiote du jumeau maigre s'établissait chez les deux souris et la souris obèse maigrissait, mais uniquement si elle suivait un régime pauvre en graisses et riche en légumes. Si le régime était riche en lipides et pauvre en légumes, la souris obèse ne maigrissait pas.

Les types de bactéries répandues chez les personnes obèses entraînent une prise de poids parce qu'elles leur permettent d'extraire plus d'énergie de la nourriture[20]. Elles décomposent mieux les glucides complexes comme la cellulose, le xylane et la pectine. Chez les personnes qui consomment beaucoup de fruits et légumes, cette amélioration de la digestion peut fournir jusqu'à 140 à 180 calories supplémentaires par jour d'énergie utilisable.

Le microbiote influence l'absorption de nutriments de diverses façons, par exemple en ralentissant le mouvement de la nourriture dans les intestins, ce qui favorise une extraction plus complète des nutriments, et en augmentant la production d'une enzyme qui facilite le passage du glucose du petit intestin dans le sang. Les bactéries suppriment aussi une enzyme, la lipoprotéine lipase, qui limite normalement la capacité des cellules de graisse à absorber les acides gras et les triglycérides sanguins. Ce mécanisme semble jouer un rôle particulièrement important dans l'obésité, les souris sans bactérie ne grossissant que de 10 %, au lieu de 60 % lorsqu'un régulateur de cette filière est bloqué après la transplantation de flore. Le microbiote réduit aussi l'utilisation de la graisse comme énergie dans le foie et les muscles.

La chirurgie bariatrique peut se servir de ces filières pour corriger la fourchette de poids visée par le système d'équilibre énergétique. Le microbiote modifie les signaux de faim et de satiété afin qu'ils puissent agir sur le système de régulation énergétique. La chirurgie bariatrique provoque des changements dans le microbiote de la souris et de l'homme similaires à ceux décelés lors d'un amaigrissement dû à un régime, et elle réduit aussi les symptômes de diabète[21]. Ces deux effets des interventions chirurgicales se produisent avant la perte de poids et sont indépendants d'un quelconque régime. Lorsque les bactéries des souris qui ont subi une intervention sont transplantées dans les souris dépourvues de flore intestinale, celles-ci maigrissent, même si elles sont déjà maigres.

Une transplantation de microbiote aurait déjà provoqué un cas d'obésité chez l'homme[22]. Ces transplantations sont un moyen efficace de guérir les infections par Clostridium difficile pouvant surgir lorsque les autres bactéries ont été décimées par des antibiotiques causant de fortes diarrhées. Après l'échec de multiples tentatives d'éradication d'une infection par Clostridium difficile à l'aide d'antibiotiques, une femme de 32 ans a accepté de tenter une transplantation fécale, qui a guéri son infection. À l'époque, elle pesait 62 kg et n'avait jamais été obèse. Sa fille, la donneuse, pesait 63,5 kg avant la transplantation. Mais, peu après, son poids grimpa à 77 kg. Sa mère grossit aussi, malgré des tentatives répétées de contrôle de son poids par des régimes et la pratique d'activité physique. Elle pesait 80 kg trois ans après la transplantation. Étant donné qu'elles grossirent toutes les deux au même moment, l'explication la plus plausible semble être le microbiote partagé.

Microbiote et perte de poids

Bien que les chercheurs aient partiellement compris l'influence exercée par le microbiote sur le poids, ils ne savent pas encore comment appliquer ces connaissances à la perte de poids. Cela pourrait notamment être dû à une espèce de bactérie, Akkermansia muciniphila, qui se développe considérablement après la chirurgie bariatrique et prévient la prise de poids chez les souris qui suivent un régime riche en lipides. Un essai clinique portant sur cette espèce est en cours chez l'homme, mais une thérapie de lutte contre l'obésité par le microbiote n'est pas encore près de voir le jour.

Les chercheurs testent également un médicament qui imite les effets de la chirurgie bariatrique sur le microbiote de la souris. Après avoir subi une intervention, les patients humains présentent une hausse substantielle des acides biliaires dans le sang. En plus de faciliter la digestion des graisses, qui est leur rôle principal, les acides biliaires libérés durant les repas activent un récepteur, le FXR, qui régule le métabolisme des graisses et des sucres. En outre, les acides biliaires influencent l'abondance et la composition du microbiote, à la fois directement et par le biais du FXR. Chez les souris génétiquement modifiées qui n'ont pas ce récepteur, la chirurgie bariatrique ne cause qu'un amaigrissement temporaire, le poids étant repris en cinq semaines. (Cette étude démontre également que l'efficacité de la chirurgie n'est pas due à la limitation du volume des repas, car ces animaux ont pris du poids malgré la capacité réduite de leur estomac.) Le microbiote réagit aussi différemment chez la souris dépourvue de FXR[23]. Celle-ci ne présente pas de réduction habituelle de sa population de bactéroïdètes ou d'augmentation de la population de Roseburia, qui est basse chez les personnes atteintes de diabète.

La fexaramine est un médicament qui active le récepteur FXR en imitant les effets des acides biliaires. Cette pilule agit sur l'intestin de la souris en réduisant la prise de poids dans le cadre d'un régime riche en lipides, sans diminuer la quantité d'aliments ingérés par le rongeur[24]. Le médicament réduit l'inflammation et la production de glucose par le foie. Il augmente aussi la sensibilité à l'insuline et le métabolisme de base, car la souris brûle assez de glucides et de lipides supplémentaires pour accroître sa température corporelle de 1,5 °C. Ces effets doivent résulter de l'activation du récepteur FXR car ils ne se produisent pas chez les souris traitées privées de ce récepteur.

Une différence essentielle entre la recherche animale et la thérapie clinique réside dans le fait que les médecins ne peuvent pas transplanter de bactéries chez des sujets dépourvus de flore intestinale. Les chercheurs doivent se contenter des espèces qui sont déjà présentes dans l'intestin et dont l'assortiment varie selon les individus. Pour changer le microbiote, il ne suffit pas de prendre un médicament. Il y a de nombreuses interactions potentielles et difficilement prévisibles entre les espèces. Par exemple, lorsque des scientifiques éliminèrent toutes les étoiles de mer d'une bande de littoral, la diversité des espèces y fut réduite de moitié, car les moules proliférèrent et éliminèrent leurs concurrents.

Les différentes espèces de bactéries sont aussi en concurrence, donc si un type devenait trop dominant, elle pourrait éliminer les remplaçants introduits par les médecins. L'éventail d'issues possibles étant extrêmement complexe, il faudra du temps pour tout comprendre en détail.

Un autre problème soulevé par l'application de ces recherches cliniques a trait à la définition de ce que pourrait être une population de bactéries désirables. Pour commencer, nous pourrions être tentés de répliquer le microbiote ancestral en copiant la flore intestinale des chasseurs-cueilleurs modernes. Cependant, il y a des différences notables. Les chasseurs-cueilleurs disposent d'un éventail d'espèces beaucoup plus variées que le nôtre, avec des estimations allant de 50 % au double d'espèces. Mais l'idée de copier leur microbiote n'est pas sans soulever de problèmes. La flore intestinale varie en fonction des populations de chasseurs-cueilleurs et elle évolue en suivant le rythme des saisons et de la disponibilité des aliments, ce qui suggère qu'il n'y avait probablement pas d'état ancestral unique. Surtout, le microbiote de ces populations s'est adapté à leurs modes de vie et ne s'accordera pas forcément très bien au nôtre. Les bactéries qui se spécialisent dans la digestion des fibres auront du mal à se nourrir dans l'intestin d'un suburbain typique.

Dans la maladie et dans la santé

Le microbiote joue aussi un rôle dans les maladies. Comme la flore intestinale participe au fonctionnement du système immunitaire dès les premiers jours de la vie – et plus particulièrement à sa capacité à distinguer ce qui appartient à l'organisme de ce qui lui est étranger –, un changement de microbiote chez l'adulte pourrait inciter le système immunitaire à attaquer les intrus, provoquant alors des maladies auto-immunes.

Le diabète est associé à des modifications du microbiote, quelle que soit la masse pondérale[25]. Contrairement aux souris normales, les souris dépourvues de bactéries ne développent pas de résistance à l'insuline lorsqu'elles suivent un régime riche en lipides et en glucides. Toutefois, après avoir reçu une transplantation bactérienne provenant de souris normales, elles présentent une forte augmentation de leur taux de glycémie et de leur résistance à l'insuline. Ce résultat n'est pas surprenant, car le microbiote peut influencer l'assimilation du glucose dans le sang. Un groupe de bactéries intestinales contribuerait à provoquer des diabètes. Il s'agit des bactéries qui produisent du lipopolysaccharide déclenchant la production de nombreuses molécules inflammatoires, notamment chez les animaux qui ont une alimentation riche en lipides. L'inflammation qui en résulte dans les cellules de graisse et ailleurs semble causer à la fois un diabète de type 2 et l'obésité. De même, lorsque les bactéries intestinales de personnes minces sont transplantées chez des personnes obèses présentant un syndrome métabolique, leur sensibilité à l'insuline augmente en six semaines[26]. Mais au bout de six mois, le microbiote est revenu à son état normal, ce qui conforte l'idée que l'écosystème bactérien est réfractaire au changement.

Des chercheurs ont isolé une espèce de bactérie qui produit du lipopolysaccharide à partir des intestins d'un homme sévèrement obèse. Au départ, lorsqu'il pesait 175 kg, cette espèce de bactérie représentait 35 % de son microbiote. Mais six mois plus tard, lorsque le sujet avait perdu 50 kg, la bactérie était indétectable. Lorsque des souris dépourvues de bactéries reçoivent une transplantation avec cette seule espèce, elles deviennent obèses et diabétiques, mais seulement si elles suivent un régime riche en lipides[27]. Dans une autre expérience, des souris suivant un régime riche en lipides pendant un mois ont montré une hausse de la population de bactéries produisant du lipopolysaccharide, avec une multiplication par deux à trois de leur taux sanguin[28]. Les souris prirent du poids et manifestèrent des symptômes de diabète. Il en alla de même lorsque du lipopolysaccharide fut administré à des souris alimentées normalement. Au contraire, le blocage du récepteur des signaux du lipopolysaccharide protège les souris des effets d'une alimentation riche en lipides. Ces expériences suggèrent qu'il pourrait être possible de prévenir le développement du diabète chez les personnes qui ne peuvent pas pratiquer d'activité physique ou se nourrir correctement, même si l'élaboration d'un tel médicament n'est pas pour demain.

Les bactéries intestinales sont également modifiées par la grossesse lorsqu'une augmentation de la masse de graisse et une réduction de la sensibilité à l'insuline aident l'organisme de la mère à produire l'énergie nécessaire à la croissance du fœtus et à l'allaitement. Une étude portant sur 91 Finlandaises a établi que la grossesse exerçait un effet considérable sur la flore intestinale[29]. Les protéobactéries et les actinobactéries devenaient plus abondantes chez la majorité des femmes, sans changement global dans la population des firmicutes ou des bactéroïdètes. Les bactéries développées au troisième trimestre contenaient moins d'espèces que celles du premier trimestre, qui sont plus proches des bactéries qui peuplent l'intestin en dehors de la grossesse. Au troisième trimestre et un mois après l'accouchement, les colonies bactériennes maternelles présentent de plus fortes variations individuelles qu'au début de la grossesse. Les bébés présentent aussi une grande variété de bactéries à six mois, mais elles atteignent leur niveau de similarité avec l'adulte à quatre ans. À cet âge, leur microbiote est similaire à celui de leur mère. Lorsque des souris dépourvues de bactéries sont transplantées avec des bactéries collectées chez cinq femmes enceintes, l'échantillon du troisième trimestre entraîne une prise de poids d'un tiers de plus que l'échantillon du premier trimestre, même si elles absorbent la même quantité de nourriture. L'échantillon du troisième trimestre réduit aussi la tolérance au glucose des souris. Ces changements augmentent le risque de diabète, donc ils peuvent contribuer au développement de diabète gestationnel chez certaines femmes.

La variété des espèces de bactéries intestinales a aussi son importance. Les personnes ayant un microbiote moins varié ont plus de risques d'être obèses et de présenter un syndrome métabolique[30]. D'ailleurs, les chercheurs peuvent établir qu'une personne est grosse ou maigre à partir de son génome bactérien (précision de 90 %) plus efficacement que par les gènes de ces mêmes personnes (précision de 58 %). La diversité peut être réduite par un traitement antibiotique, qui non seulement tue les bactéries, mais qui favorise aussi certaines espèces plutôt que d'autres.

Quelles espèces ont le plus de chances de survie ? Souvenez-vous que, depuis des décennies, l'agriculture industrielle administre de faibles doses d'antibiotiques par le biais de l'alimentation ou de l'eau de boisson des animaux à viande pour promouvoir leur prise de poids. Cette stratégie est efficace chez les vaches, les moutons, les cochons, les poulets et les dindes. Plus les animaux sont jeunes lorsqu'ils sont traités, plus ils grossissent. Lorsque de faibles doses d'antibiotiques sont administrées aux souris dès leur naissance, les chercheurs obtiennent une plus grande proportion de firmicutes et moins de bactéroïdètes (schéma associé à l'obésité). Ces rongeurs ont plus de tissus gras que leurs voisines qui ne sont pas sous antibiotiques[31]. Lorsque les souris reçoivent des antibiotiques pendant quatre semaines pendant l'enfance, leur flore intestinale revient progressivement à la normale. Puis, à adolescence, elles deviennent obèses et développent des problèmes métaboliques, comme l'accumulation de graisse dans l'abdomen et le foie.

Lorsque les antibiotiques sont administrés avant la naissance, la prise de poids est plus importante[32]. Une alimentation riche en graisse produit un effet encore plus net chez les souris traitées aux antibiotiques, surtout chez les mâles, qui sont davantage sujets à l'obésité induite par l'alimentation.

Une relation similaire a aussi été établie chez l'homme. Par exemple, parmi les bébés canadiens qui n'ont pas reçu d'antibiotiques au cours de leur première année, 18,2 % sont en surpoids ou obèses à douze ans, contre 32,4 % des enfants qui ont pris des antibiotiques[33]. Si l'on tient compte de facteurs de confusion, comme le poids à la naissance ou le poids de la mère, la relation demeure statistiquement significative chez les garçons, mais pas chez les filles. Les garçons ont plus de cinq fois davantage de risques d'être en surpoids à douze ans s'ils ont reçu des antibiotiques et près de trois fois plus de risques d'avoir de la graisse abdominale. De même, sur plus de 27 000 Danois nés d'une mère de poids normal, la prise d'antibiotiques durant les six premiers mois de la vie prédispose à 54 % de risques supplémentaires d'être en surpoids à sept ans[34]. Toutefois, le résultat inverse a été constaté chez les enfants de mères en surpoids qui avaient deux fois moins de risques d'être en surpoids à sept ans s'ils avaient reçu des antibiotiques, ce qui suggère que l'effet de ces médicaments varie en fonction de la flore intestinale initiale de l'enfant.

Désireuse d'en apprendre davantage sur mon propre microbiote, j'ai participé au projet American Gut en envoyant un échantillon de ma flore intestinale. Ces chercheurs étudient le microbiote humain et l'influence exercée par l'alimentation et le mode de vie. Chacun peut connaître la composition de sa flore intestinale tout en apportant sa contribution à la science. Le compte rendu indique que j'ai une proportion élevée de bactéroïdètes par rapport aux firmicutes, comme on pourrait s'y attendre chez une personne qui n'est pas obèse. Toutefois, mes intestins contiennent aussi une proportion élevée (18 % environ) de protéobactéries, qui comprennent de nombreux microbes infectieux, comme l'E. coli et la salmonelle. La plupart de ces bactéries produisent du lipopolysaccharide, qui est associé aux inflammations et aux maladies métaboliques. Mon alimentation n'est sans doute pas en cause, puisque je mange beaucoup de fruits et de légumes, et probablement plus de fibres que l'Américain moyen. Mon mari, qui mange la même chose que moi, n'a que 2 % de protéobactéries.

Cet écart pourrait s'expliquer par la série de traitements antibiotiques que j'ai suivis il y a une dizaine d'années pour lutter contre une infection persistante. La flore intestinale ne se remet pas aussi bien des traitements antibiotiques à répétition que des traitements isolés. À l'heure actuelle, je n'ai pas d'allergies ni de signes de syndrome métabolique, ce qui ne permet pas d'expliquer ce schéma. Comme l'illustre mon témoignage, nous pouvons mesurer plus de caractéristiques du microbiote que nous ne pouvons en interpréter.

Cependant, nous pouvons en tirer quelques leçons. Les parents doivent limiter l'usage des antibiotiques chez les enfants, surtout au cours de leur première année, car à cet âge les modifications de la flore intestinale peuvent avoir des conséquences durables. Un Américain moyen reçoit dix à vingt traitements antibiotiques avant ses 18 ans[35], ce qui augmente les risques d'asthme, d'allergies et de maladies inflammatoires chroniques intestinales, en plus de l'obésité et du diabète[36]. Un jour peut-être aurons-nous accès à des médicaments ou à des probiotiques issus de ces recherches, mais ce n'est pas pour bientôt. Entre-temps, réfléchissons-y à deux fois avant de reprocher aux gens d'être en surpoids. La composition de notre microbiote affecte profondément notre organisme, mais nous ne savons pas comment exploiter ces connaissances pour la changer.

9

Blâmez vos ancêtres

La famille d'Anamarie Regino pouvait l'entendre hurler le nom de son père tandis qu'elle franchissait les portes de l'hôpital en fauteuil roulant, mais la crainte des gardes armés les empêcha de lui répondre[1]. Pour l'État du Nouveau-Mexique, l'extrême obésité d'Ana et son incapacité à maigrir constituaient de la maltraitance. À l'âge de trois ans, alors qu'un enfant moyen pèse 13 kg, elle en pesait 55, soit 2,5 kg de moins que quelques mois plus tôt. À l'âge de deux ans, elle pesait 32 kg. Sa grand-mère ne pouvant plus la porter, son père, Miguel Regino, démissionna de son emploi pour s'occuper d'elle.

Sa mère, Adela Martinez-Regino, commença à consulter des médecins lorsque sa fille était bébé dans l'espoir de comprendre pourquoi son enfant buvait dix à douze biberons de lait et en réclamait toujours davantage. Ils diagnostiquèrent d'abord un syndrome de Prader-Willi, mais les symptômes ne concordaient pas. Contrairement aux patients atteints de cette rare anomalie chromosomique, Ana mesurait une fois et demi la taille normale et présentait d'autres symptômes comme une croissance osseuse précoce, une dentition avancée et une chevelure aussi épaisse que celle d'un adulte. Un endocrinologue suspecta une déficience du récepteur de leptine que les médecins ne tardèrent pas non plus à exclure.

Les médecins, qui étaient incapables d'établir un diagnostic correct, mais qui étaient inquiets pour Ana car la petite fille grossissait davantage chez elle qu'à l'hôpital, signalèrent la famille aux Affaires sociales. L'assistante sociale, Lisa Perez, insistait pour parler à Adela en espagnol et non en anglais, sa langue maternelle. Dans son témoignage devant le tribunal, Perez écorcha le nom d'Ana et recommanda le placement de l'enfant dans une famille d'accueil, car ses parents ne comprenaient pas toute la gravité de sa situation « à cause de barrières linguistiques ou culturelles ».

Ana fut retirée à sa famille le 25 août 2000 et retourna chez elle le 10 novembre après que l'avocat de la famille fut parvenu à négocier un compromis. Pendant des mois, la famille dut recevoir des assistantes sociales qui les regardaient s'occuper d'Ana jusqu'à ce que l'État leur rende définitivement la garde de leur enfant en janvier 2001. Les services sociaux laissèrent la famille se débrouiller, mais les problèmes médicaux d'Ana n'étaient pas résolus pour autant. À onze ans, elle devint diabétique. À douze ans, elle mesurait 1,60 mètre et pesait 136 kilos[2]. Sa maladie n'a jamais été diagnostiquée, mais d'après son histoire, il ne fait aucun doute qu'elle présentait une mutation génétique qui empêchait son système d'équilibre énergétique de fonctionner correctement. Le cas d'Ana est exemplaire : certaines personnes grossissent plus facilement que d'autres, principalement à cause de leur bagage génétique.

Pourquoi les hommes des cavernes ne grossissaient-ils pas ?

Les différences innées entre les êtres humains deviennent évidentes lorsque la nourriture est abondante. Comme les disettes étaient plus fréquentes dans l'histoire de l'humanité que les périodes d'abondance, notre système d'équilibre énergétique est optimisé pour faire face à la pénurie. Au cours des 200 000 ans d'existence de l'homme anatomiquement moderne, la nourriture n'a été disponible en permanence pour la majorité de la population mondiale que depuis un siècle à peine – et, aujourd'hui encore, plus d'un milliard de personnes survivent avec moins d'un dollar par jour. Pendant presque toute l'existence de l'humanité, les gens ont souffert de famines dues à des mauvaises récoltes, des hivers rigoureux, des chasses infructueuses ou des variations saisonnières dans les plantes sauvages. Ceux dont l'organisme ne pouvait pas résister à quelques semaines ou mois de pénuries ne vivaient pas assez longtemps pour avoir une descendance. De nos jours, la plupart d'entre nous sont confrontés au problème inverse. Notre alimentation nous procure suffisamment d'énergie, mais sa valeur nutritionnelle s'est effondrée, car les progrès technologiques ont facilité son assimilation. Au cours de la même période, la mécanisation a réduit les dépenses d'énergie dans la vie quotidienne, au travail comme à la maison.

« Si nous avions une machine à remonter le temps, ce serait le meilleur programme d'amaigrissement au monde », affirme Yoni Freedhoff, médecin spécialisé dans l'obésité à l'université d'Ottawa. Lorsque nos ancêtres étaient des cueilleurs-chasseurs nomades, qui se déplaçaient en fonction de la disponibilité de nourriture au fil des saisons, les gens ne risquaient pas de trop manger ni de prendre beaucoup de poids. Pour manger à leur faim, ils devaient savoir où trouver des plantes comestibles et comment pister et tuer du gibier, autant de compétences complexes et spécifiques à un lieu, dont l'apprentissage prenait du temps. Pour se procurer de la nourriture, il fallait souvent se déplacer sur de longues distances, ce qui ne laissait pas le temps de vaquer à d'autres occupations, comme la confection de vêtements chauds. Cela ne signifie pas pour autant que nos ancêtres avaient une vie « solitaire, pauvre, sale, brutale et courte », comme l'écrivit Thomas Hobbes. En effet, il arrivait que les cueilleurs-chasseurs modernes implantés sur de riches territoires ne travaillent pas plus de trois heures par jour pour se nourrir, ce qui leur laissait le temps de sociabiliser, de s'occuper de leurs enfants, de fabriquer des outils ou de pratiquer des activités artistiques[3]. Quoi qu'il en soit, la facilité avec laquelle un bon cueilleur-chasseur pouvait trouver sa pitance est sans commune mesure avec un passage rapide au supermarché du coin pour acheter un paquet géant de biscuits.

Grâce à cet arrangement ancestral, l'évolution a favorisé les cerveaux qui incitent à amasser autant de calories que possible et à limiter l'activité physique dès que possible. En effet, toutes sortes d'animaux, des crabes aux corbeaux, présentent des comportements alimentaires optimisés qui leur permettent de tirer le maximum de bénéfices énergétiques en dépensant le minimum d'énergie. Imaginez une personne qui aurait fait le plein de provisions, mais qui les aurait toutes rangées chez un ami à un kilomètre de là. S'il devait marcher pour s'y rendre, cet arrangement ne l'empêcherait pas de manger s'il avait faim, mais cela le dissuaderait probablement de grignoter devant la télévision, cause répandue de prise de poids. La plupart d'entre nous peuvent manger sans effort dès qu'il nous en prend l'envie. Notre cerveau n'a pas été préparé à cette situation. De ce point de vue, il n'est pas surprenant que certains d'entre nous grossissent ; la question est plutôt de savoir pourquoi certains ne grossissent pas.

Malgré ce qu'affirment les fervents défenseurs du régime Paléo, nos ancêtres avaient une alimentation très variée, comprenant aussi des glucides. On retrouve de l'amidon sur les dents de fossiles humains datant d'il y a 30 000 ans, même si la culture de céréales ne remonte qu'à 10 000 ans[4]. Les cueilleurs-chasseurs pouvaient aussi bien être presque végétariens que presque carnivores, en fonction de la nourriture disponible, et ils consommaient de grandes quantités de miel lorsqu'ils en trouvaient[5]. Nos ancêtres ne devaient pas être très difficiles étant donné qu'ils sont parvenus à survivre dans des conditions variées dans le monde entier. La plupart des plantes et presque toutes les bêtes que les gens mangeaient à l'âge de pierre sont éteintes et nos récents aïeux ont modifié leurs produits de remplacement par l'élevage et l'agriculture sélectifs. L'agriculture a accru la part des féculents et des céréales et la viande de supermarché contient beaucoup plus de graisse que celle du gibier.

Les gènes humains ont eux aussi évolué au cours des 10 000 dernières années[6]. Les chercheurs estiment qu'entre plusieurs centaines et deux mille gènes humains (soit 10 % du total) présentent des signes d'évolution rapide récente. Par exemple, il y a entre 8 000 et 9 000 ans, en Égypte, lorsque l'on est parvenu à domestiquer les vaches, seuls les enfants produisirent le gène de la lactase, ce qui fait que les adultes, dépourvus de cette enzyme, ne digèrent pas le lait. Tandis que l'élevage devenait de plus en plus répandu, deux mutations génétiques s'opérèrent qui provoquèrent la tolérance au lactose des adultes chez les peuples éleveurs de bétail d'Europe et d'Afrique de l'Est. L'intolérance au lactose demeure répandue chez les personnes originaires d'Asie et d'Afrique de l'Ouest dont les ancêtres ne pratiquaient pas l'élevage du bétail. La domestication favorisa aussi l'évolution de nouvelles défenses immunitaires lorsque les gens entrèrent en contact avec les animaux et leurs microbes.

Les gènes liés à la digestion de différents types d'aliments, y compris les féculents et l'alcool, ont été élaborés récemment par les habitudes alimentaires. L'invention de la cuisson est corrélée à des changements au niveau digestif, à l'évolution des récepteurs du goût amer, de l'émail dentaire et de la musculature de la mâchoire. Cependant, au siècle dernier, nos gènes ont beaucoup moins évolué que nos aliments.

Le surpoids est héréditaire

Comme l'a dit William Gibson : « Le futur est déjà là. Simplement, il n'est pas réparti de manière uniforme. » Il en va de même pour la hausse récente de l'obésité qui se concentre chez les personnes ayant une prédisposition génétique à la prise de poids[7]. Entre 1975 et 2005, le poids moyen des Américains a augmenté de 9 kilos[8]. (Depuis, les adultes de nombreux pays, y compris les États-Unis, n'ont pas pris plus de poids, même si les médias ne se sont pas empressés de répandre la nouvelle[9].) Cela ne signifie pas que nous pesions 9 kg de plus que nos parents. En règle générale, les personnes dont les parents étaient minces le sont aussi. Les descendants de familles de poids moyen pèsent 2,25 kg de plus que leurs parents. Les enfants dont les parents étaient en surpoids pèsent environ 4,5 kg de plus que le poids hérité, ce qui suffit parfois à leur faire frôler l'obésité. Cela explique qu'une prise de poids moyenne de 9 kilos puisse faire passer la population d'un pays de 14 % à 35 % d'obèses. En revanche, les personnes ayant des ancêtres obèses peuvent peser entre 22 kg et 45 kg de plus que les générations précédentes. Ce schéma de prise de poids suggère que l'environnement moderne affecte les gens différemment selon leur bagage génétique, idée corroborée par de nombreuses études.

Le poids est aussi héréditaire que la taille, bien qu'il soit plus facile de déceler l'influence génétique sur la taille, car cette dernière change peu à l'âge adulte. La plupart des vrais jumeaux ont une corpulence identique, même s'ils ont grandi dans des familles différentes[10]. Les enfants ont plus de dix fois davantage de risques d'être obèses à sept ans si leurs deux parents le sont[11]. Les frères et sœurs d'une personne obèse ont trois à sept fois plus de risques d'être obèses qu'une personne choisie au hasard. 50 % à 70 % de la variation du poids (par rapport à la taille) d'une population est imputable aux gènes. La répartition de la graisse, qui affecte la forme du corps, est encore plus héréditaire (de 70 % à 85 %). Une autre étude portant sur des jumeaux a constaté que l'héritabilité du poids et du tour de taille atteint 77 % lorsque la nourriture est abondante[12]. En outre, les risques de diabète de type 2 sont héréditaires et sont deux à six fois supérieurs lorsqu'un parent ou un frère ou une sœur sont touchés[13].

Chez nos ancêtres, les gènes avaient probablement moins d'importance dans les écarts individuels de poids, car la disponibilité de nourriture était le facteur limitant. Peu de personnes avaient assez à manger pour savoir si leurs gènes les prédisposaient à la prise de poids. Dans ces conditions, aucune pression sélective ne poussait l'évolution à éliminer ces gènes parmi la population, puisqu'elle n'affectait pas la survie. Rien ne pousse non plus à s'en débarrasser aujourd'hui, puisque les maladies comme le diabète et les crises cardiaques affectent surtout les personnes qui ont déjà élevé leurs enfants. En revanche, notre histoire nous a poussés à éliminer les gènes favorables à la perte de poids en période de disette, une situation qui était répandue et parfois fatale.

Chez certaines personnes, des dégâts portant sur un gène particulier affectent directement le poids en empêchant la production d'une protéine qui est requise pour le bon fonctionnement du système d'équilibre énergétique. Mais, plus généralement, les gènes affectent le développement de l'organisme, surtout du cerveau, ce qui influence le contrôle du poids à l'âge adulte. Les influences génétiques sur le poids ne sont pas indépendantes de l'environnement ni du comportement. Au contraire, nos gènes modèlent notre physiologie, notre mode de vie, nos habitudes alimentaires et notre activité physique. Une fois réunies, ces caractéristiques expliquent les grandes variations dans la prédisposition à la prise de poids dans l'environnement moderne.

Par exemple, les gènes influencent le fonctionnement de la thyroïde, qui produit des hormones régulant le métabolisme[14]. 1 à 2 % de la population vivant dans des régions peu chargées en iode présente un mauvais fonctionnement de la thyroïde[15]. Ce trouble est dix fois plus fréquent chez la femme que chez l'homme et les risques augmentent avec l'âge. Des hormones thyroïdiennes faibles, décelées chez 8 % des femmes et 3 % des hommes, prédisposent à la prise de poids. De simples variations dans les hormones thyroïdiennes, dans la fourchette admise, sont associées à des écarts de poids parmi les individus, probablement parce qu'elles influencent le métabolisme de base[16].

Il n'a pas été facile d'identifier les gènes spécifiques qui influencent le poids. Seul un petit pourcentage d'obésité est dû à des anomalies héréditaires sur certains gènes impliqués dans les filières de régulation pondérale. Chez la plupart des sujets présentant ces anomalies, il manque un aspect essentiel au système d'équilibre énergétique, ce qui conduit à une obésité extrême qui commence dans la petite enfance, comme on l'a vu chez Anamarie Regino. Pour certaines personnes, manger en réponse à la faim ne stabilise pas le poids parce que les mutations interfèrent avec les signaux de satiété qui terminent les repas. Toutes ces mutations produisent les mêmes effets chez la souris et chez l'homme, ce qui suggère que ce que la souris nous a appris sur l'obésité pourrait aussi s'appliquer à l'homme.

Au milieu des années 1990, deux cousins pakistanais furent admis dans un service spécialisé dans l'obésité d'un hôpital londonien. La fillette de huit ans pesait 85 kg et le garçon de deux ans pesait 28 kg. Tous les deux avaient un poids normal à la naissance, mais ils avaient beaucoup plus d'appétit que leurs frères et sœurs. Les médecins décelèrent une mutation génétique empêchant la production de leptine[17]. Comme le système d'équilibre énergétique ne recevait pas d'informations sur la quantité de graisse stockée dans leur corps, il considérait que les enfants étaient trop maigres et il les poussait sans relâche à prendre du poids.

Les enfants ont eu de la chance : leur problème a été correctement diagnostiqué et ils ont pu être soignés. À neuf ans, la fillette a reçu des injections de leptine[18]. Son poids est passé de 94 kg à 81 kg l'année suivante, tandis que sa croissance se poursuivait, et elle cessa d'avoir faim en permanence. Son problème fut résolu en transmettant le signal manquant vers son cerveau. D'autres enfants ayant un appétit démesuré d'origine génétique ont subi une opération de chirurgie bariatrique dès l'âge de deux ans et demi[19]. L'obésité causée par une mutation génétique est rare – les médecins ont identifié deux douzaines de cas de dysfonctionnement du gène de leptine dans le monde entier –, mais cela démontre que le cerveau humain régule effectivement le poids.

Une autre cause monogénique d'obésité a pour effet de supprimer le neurotransmetteur utilisé par les neurones inhibant l'appétit dans le noyau arqué de l'hypothalamus. Comme une autre protéine encodée par le même gène influence la couleur des cheveux, les personnes présentant ce type d'obésité génétique ont souvent les cheveux roux[20]. Le récepteur des signaux transmis par ce neurotransmetteur est la cause monogénique d'obésité la plus répandue, représentant 5,4 % des cas sévères d'obésité infantile qui est plus souvent due à des mutations monogéniques que l'obésité chez l'adulte[21]. En règle générale, un adulte pour mille présente une mutation sur ce gène récepteur[22].

Un autre gène qui encode une molécule messagère de la filière de détection de l'énergie a des effets cauchemardesques pour les personnes au régime[23]. Lorsqu'il est endommagé, les sujets ont plus d'appétit, surtout les enfants, ils brûlent moins d'énergie via leur métabolisme de base et présentent une sévère résistance à l'insuline. Les souris qui ont un exemplaire normal et un exemplaire anormal de ce gène deviennent obèses seulement si elles suivent un régime riche en graisses. D'autres mutations qui causent une obésité chez la souris ont aussi été identifiées chez l'homme, y compris des mutations qui préviennent la production d'un récepteur fonctionnel pour la leptine, mais cette forme d'obésité est rare.

Chez l'homme, un vaste ensemble de gènes exerçant d'infimes effets individuels contribuent au poids corporel. Par exemple, une personne ayant deux exemplaires de l'allèle de surpoids du gène FTO pèse en moyenne 2,25 kg de plus qu'une personne ayant deux exemplaires de l'allèle de minceur, à partir de l'âge de sept ans[24]. (Un allèle est une variante d'un gène particulier. Les êtres humains ont deux allèles de chaque gène, l'un hérité de la mère et l'autre du père.) L'action biochimique de cette mutation est étrange. Les gènes sont constitués d'une succession alternée d'exons, qui encodent des parties d'une protéine (qui sera ensuite connectée pour former une protéine complète), et d'introns, qui n'encodent pas de protéines. La mutation FTO se produit dans un intron et son importance pour le poids semble être due à sa capacité à contrôler l'expression d'un autre gène qui est important pour le développement du cerveau dans l'enfance[25]. En grandissant, les souris chez qui ce second gène est absent ont un métabolisme de base élevé et leur poids est de 25 % inférieur à celui de leurs congénères. Parmi les gènes qui causent des variations individuelles de l'obésité, le FTO exerce l'effet connu le plus prononcé. Il n'est donc pas surprenant que les gènes plus faibles soient plus difficiles à déceler.

Les différences individuelles au niveau des gènes qui codent les protéines découplantes sont un autre type de variation génétique contribuant à l'obésité. Ces protéines se trouvent dans la membrane des mitochondries et déterminent si elles produisent de l'énergie sous une forme qui alimente la biochimie cellulaire ou si elles la libèrent simplement sous forme de chaleur. C'est ainsi que s'opèrent la régulation de la température corporelle et l'effet thermique de la nourriture, l'augmentation temporaire du métabolisme provoqué par la prise de nourriture. Les personnes possédant certains allèles des gènes qui encodent ces protéines pèsent plus lourd en moyenne que les personnes qui ont d'autres allèles, même si les effets sont infimes[26].

En résumé, les douzaines de gènes produisant des effets qui ont été identifiés représentent seulement 2 à 4 % de la variation d'obésité de la population. Il est fort possible que le rôle de beaucoup d'autres gènes de ce type reste encore à découvrir. En outre, au lieu d'être hérités, les gènes liés à l'obésité subissent peut-être aussi de nouvelles mutations au cours de la vie. Les chercheurs doivent examiner beaucoup de sujets afin de déterminer laquelle de ces explications est correcte. Entre-temps, si vous voulez connaître vos propres risques génétiques, faites un rapide tour de table à la prochaine réunion de famille.

Sauf pour les patients ayant un gène de leptine endommagé, les progrès réalisés dans la recherche génétique sur l'obésité n'ont pas encore permis de mettre au point des traitements efficaces, mais les chercheurs ne désespèrent pas. Lorsque j'ai parlé à Rudy Leibel de la citation de Yoni Freedhoff à propos de la machine à remonter le temps, il m'a répondu : « La plupart des gens qui veulent perdre du poids ne seraient pas prêts à ce compromis. » Il serait plus sage de leur part d'avancer dans le temps, jusqu'au moment où l'on aura inventé la pilule qui fait maigrir. « Ça arrivera, mais quand ? » s'interroge-t-il.

Interaction entre inné et acquis

Peut-être vous demandez-vous à ce stade si les effets de l'hérédité sur le poids ne pourraient pas être dus à l'environnement. Les enfants pèseront peut-être le même poids que leurs parents parce qu'ils ont pris les mêmes habitudes alimentaires et sportives dans l'enfance. On s'imagine souvent qu'une caractéristique est soit innée soit acquise, mais on a tort. Pour comprendre à quel point les gènes et l'environnement peuvent être simultanément essentiels pour un processus de développement, prenons un exemple plus parlant : celui de la myopie. En général, les enfants ayant des parents myopes le sont aussi, car l'héritabilité de ce défaut de la vision s'élève à 90 % dans certaines études sur des jumeaux.

Mais cela vaut uniquement si les parents et les enfants grandissent dans un environnement similaire. Lorsque les personnes adoptent un nouveau mode de vie, l'évolution n'est pas la même. En 1974, dans une communauté inuite du cercle arctique qui venait tout juste de commencer à scolariser les enfants[27], seuls 4,5 % des adultes de plus de trente ans étaient myopes, tandis que 45 % des jeunes adultes l'étaient – soit dix fois plus. Le changement qu'ont connu les Inuits en une génération s'est répandu depuis dans d'autres pays[28]. Le pourcentage d'Américains myopes est passé de 25 % au début des années 1970 à 42 % trois décennies plus tard. Dans certaines populations, le pourcentage de myopes n'a jamais été aussi élevé. Parmi les étudiants chinois de Singapour, 90 % à 95 % sont myopes. Ces changements sont beaucoup plus rapides que l'évolution génétique de la population, donc de nouveaux facteurs environnementaux doivent en être responsables.

La recherche suggère que le coupable est le temps que l'on passe à l'intérieur d'un immeuble. Une étude compare des enfants de six et sept ans d'origine chinoise vivant à Sydney avec des enfants de même origine vivant à Singapour[29]. Le pourcentage de myopes est plus de huit fois moins élevé à Sydney (3,3 %) qu'à Singapour (29,1 %), malgré des taux similaires de myopie parentale. Les enfants de Sydney passent 13,75 heures par semaine dehors en moyenne, contre 3,05 heures par semaine pour les Singapouriens. De même, les jeunes Américains qui passent 2 heures par jour dehors ont quatre fois moins de risques d'être myopes que ceux qui passent 1 heure par jour en extérieur. L'activité ne semble pas jouer de rôle, car le risque diminue en fonction du temps passé dehors et pas de l'activité[30]. Des premières études ont accusé la lecture ou la couture de provoquer la myopie. Mais parmi les enfants qui passent le même temps dehors, le temps passé en vision de près ne fait pas une grande différence. La faible association entre vision de près et myopie est due au fait que le temps passé à lire n'est pas passé en extérieur.

Des études réalisées sur des animaux de laboratoire indiquent que le temps passé en extérieur a de l'importance parce que la lumière est nécessaire pour le développement de la vision chez les jeunes animaux[31]. Pourquoi la croissance de l'œil dépend-elle de la luminosité ? Pendant la majeure partie de l'histoire de l'humanité, cela n'a pas causé de problèmes parce que les gens ne vivaient pas en intérieur. En passant plus de temps en intérieur, nous avons mis à mal notre évolution qui a dû bricoler une solution, et celle-ci s'est avérée assez fiable, vu les circonstances. L'évolution excelle dans ce domaine et les êtres humains s'évertuent à changer suffisamment leur environnement pour révéler ces adaptations biologiques.

Malgré cette immense influence de l'environnement, les gènes continuent à affecter la myopie. Les enfants génétiquement prédisposés ont davantage tendance à devenir myopes – ou très myopes – que les enfants dont les parents ont une bonne vision[32]. Voici une autre façon de voir les choses : imaginez cent enfants alignés pour recevoir leur portion de myopie. Dans un environnement où les enfants passent toute la journée dehors, il n'y a qu'une faible quantité de myopie disponible, suffisamment pour les trois ou quatre premiers enfants de la file. Les autres ont une vision normale. À Singapour, il y a une grande quantité de myopie disponible, donc les premiers enfants en reçoivent beaucoup plus, et il y en a toujours assez pour tout le monde. Dans les deux cas, les enfants sont alignés dans le même ordre qui est déterminé génétiquement. Quel que soit l'environnement, les enfants situés aux premiers rangs (les plus vulnérables) sont les plus myopes et ceux du fond le sont le moins, mais la quantité de temps passé en extérieur détermine la répartition. C'est un schéma récurrent dans le développement de l'enfant, qui s'appelle l'interaction gène-environnement, où un facteur de risque génétique aboutit à un résultat particulier dans certains environnements, mais pas dans d'autres. La relation entre les gènes de l'obésité et l'environnement moderne fonctionne de façon similaire.

De telles interactions fournissent une troisième explication potentielle pour la difficulté à isoler les gènes de l'obésité, l'idée étant que certains gènes provoquent l'obésité seulement dans certaines conditions. Des gènes modifient la fourchette de poids corporel sur toute sa gamme, du plus gros au plus maigre, tandis que d'autres influencent uniquement la probabilité d'avoir un poids élevé. De nombreux gènes qui affectent l'obésité chez la souris conduisent à la prise de poids uniquement en cas d'alimentation riche. Par exemple, les risques d'obésité chez l'homme sont supérieurs pour certaines variantes du récepteur couplé aux protéines G 120, lequel régule l'appétit et le stockage des graisses en réponse aux acides gras[33]. Chez la souris, la mutation de ce gène est sans effet lorsque l'alimentation est faible en graisses, mais les rongeurs qui suivent un régime riche en graisses grossissent plus s'ils présentent cette mutation. Pour isoler ces gènes, il faudrait étudier des populations qui ont une alimentation riche en lipides et en glucides – ou possédant une propriété quelconque activant l'effet du gène sur le poids.

Comme la myopie, les influences environnementales sur le poids affectent surtout les personnes les plus vulnérables génétiquement, même si nous ne comprenons les détails de ce processus que dans de rares cas. L'amélioration de la condition physique avec un programme d'entraînement standard varie en fonction des individus, surtout en raison de différences génétiques[34]. Lorsque de vrais jumeaux, des hommes de vingt ans, reçoivent 1 000 calories supplémentaires par jour pendant trois mois environ, chaque paire présente des prises de poids similaires[35]. En revanche, la prise de poids varie de 4 à 9 kg selon les paires, même si le déséquilibre énergétique est identique pour tous. Les gènes de chaque individu influencent aussi la perte de poids. Lorsqu'un autre groupe de vrais jumeaux brûlait 1 000 calories supplémentaires par jour en pratiquant une activité physique tout en recevant une alimentation en milieu hospitalier, leur perte de poids allait de 1 à 8 kg. En outre, l'amaigrissement d'une paire de jumeaux était encore plus similaire que leur prise de poids.

Réfléchissons quelques instants. Le corps de certaines personnes résiste si bien à la perte de poids que, même si elles brûlent 1 000 calories supplémentaires par jour pendant trois mois sans manger davantage, elles ne perdent qu'un kilo. Ceux qui pensent que la perte de poids n'est qu'une question d'ordre mathématique devraient vérifier ce qu'il se produit lorsque les mathématiques sont appliquées à des êtres humains. (Nous savons ce qu'il se produit généralement : les malheureuses personnes au régime sont accusées de tricher, que ce soit vrai ou faux.) Si, en éliminant 3 500 calories, on maigrissait de 500 grammes, tous les jumeaux ayant participé au programme d'activité physique auraient dû perdre 10 kg, mais aucun participant n'avait maigri autant. La perte moyenne n'est que de 5 kg et les variations individuelles sont énormes. De telles différences peuvent résulter d'influences génétiques sur des métabolismes au repos, qui varient de 10 % à 15 % en fonction des individus, ou de différences au niveau de l'intestin. Comme le déséquilibre énergétique de 1 000 calories est identique dans les expériences de prise et de perte de poids, cette étude illustre aussi qu'il est plus facile de prendre du poids que d'en perdre.

Gènes et comportement

Certes, tout le monde n'est pas au régime ou en train de s'efforcer de ne pas reprendre les kilos perdus en milieu hospitalier où l'alimentation est contrôlée. C'est important parce que les gènes influencent la vulnérabilité aux comportements qui contribuent à la prise de poids. Les patients ayant des allèles identifiés comme présentant une vulnérabilité à l'obésité perdent moins de poids après une opération de chirurgie bariatrique que les patients qui ne possèdent pas ces allèles[36,37]. Lorsque l'on passe de l'enfance à l'adolescence, puis à l'âge adulte, l'héritabilité de l'obésité augmente[38,39]. Il est probable que cela soit dû au fait que, lorsque nous contrôlons notre environnement, nous le modifions en fonction de nos tendances génétiques. Par exemple, une personne peut choisir de vivre en ville, ce qui demande de marcher beaucoup, ou en banlieue, où l'on passe plus de temps en voiture, en fonction de ses prédispositions génétiques qui affectent la quantité d'activité physique qui paraît adéquate.

Les gènes influencent le comportement alimentaire. La corrélation entre époux en termes de calories consommées par jour est de 0,31 (où 0 équivaut à aucune relation et 1 est une relation parfaite), tandis que la corrélation entre vrais jumeaux adultes vivant séparément est de 0,69. L'héritage génétique compte pour 60 % de variabilité individuelle en termes de grignotage émotionnel ou de contrôle de l'alimentation par la volonté[40].

Par exemple, des enfants de quatre ans mangent plus d'un en-cas proposé après un repas s'ils ont deux exemplaires de l'allèle de poids supérieur du gène FTO mentionné précédemment[41]. L'allèle FTO de poids supérieur fait aussi que les personnes ont davantage tendance à manger des aliments riches en calories et très gras. Chez la souris, plusieurs gènes connus augmentent la vulnérabilité à la consommation excessive d'aliments gras et d'autres augmentent la surconsommation d'aliments sucrés[42]. Comme beaucoup plus d'études ont testé la réponse aux aliments gras, cette estimation est probablement biaisée. Si l'on se base sur les comportements humains, je suppose que les chercheurs finiront par identifier les gènes qui augmentent la vulnérabilité à la consommation excessive de tous les types d'aliments particulièrement savoureux.

Les prédispositions génétiques interagissant avec des opportunités environnementales, les gènes qui exercent une influence sur la régulation du poids dans un environnement n'en exercent pas nécessairement dans d'autres circonstances. Les chercheurs ont eu l'occasion de tester cette idée pour le gène FTO en examinant des participants de l'étude de Framingham qui a suivi des milliers de personnes d'âge moyen vivant dans une ville du Massachusetts. Cette étude, qui a débuté en 1948 dans le but d'analyser les facteurs de risque de développement de maladies cardiaques[43], a donné lieu à 1 200 publications et elle se poursuit sur les enfants et petits-enfants des premiers participants. À l'origine, les chercheurs comparaient des sujets nés avant et après 1942. Parmi les personnes ayant deux exemplaires de l'allèle de poids inférieur, l'année de naissance n'avait pas d'incidence sur le poids ; ces personnes étaient minces, quelle que soit leur année de naissance. Les personnes ayant deux exemplaires de l'allèle de poids supérieur pesaient plus lourd que les autres, quelle que soit leur année de naissance, mais l'effet du gène était plus prononcé chez le groupe né après 1942. Les personnes ayant un exemplaire de chaque allèle étaient minces si elles étaient nées avant 1942, mais elles présentaient un risque de prise de poids si elles étaient nées après 1942 dans un environnement qui facilitait la prise de poids. Cette dépendance envers les circonstances contribue à expliquer la hausse de l'obésité dans l'environnement moderne.

Beaucoup de personnes minces n'ont pas trop de mal à maintenir leur poids, même si cela demande quelques efforts. Extrapolant à partir de leur propre expérience, elles ont tendance à supposer qu'un contrôle délibéré du poids est possible et, donc, que l'obésité est due à un manque de volonté. La génétique nous enseigne que la force des pulsions que la volonté est censée contrôler varie en fonction des individus. Cette variation dépend en partie de l'héritage génétique, tel qu'il est exprimé par le biais des caractéristiques des systèmes d'équilibre énergétique et de récompense dans certains cerveaux. Par conséquent, les différences dans la facilité qu'ont certaines personnes à prendre du poids sont plus probablement dues à des caractéristiques biologiques qu'à des défaillances morales. Si nous voulons comprendre la prise de poids d'un individu, nous devons non seulement imaginer que nous vivons dans son environnement, mais aussi dans son cerveau. Les gènes peuvent fournir le motif de la prise de poids, mais seulement si l'environnement fournit l'opportunité. Pour vérifier comment cela fonctionne, nous devons regarder au-delà de l'individu.

10

À qui profitent nos kilos ?

Edward Bernays, un neveu de Freud, est considéré comme le père des relations publiques. Il parvenait à influencer l'opinion en reliant la satisfaction des besoins émotionnels inconscients aux produits qu'il représentait. En 1929, l'American Tobacco Company l'engagea pour briser le tabou du tabagisme féminin qui, à l'époque, était considéré comme synonyme de mœurs légères[1]. Après avoir consulté l'avis d'un psychanalyste, Bernays associa les cigarettes à la puissance masculine et il organisa la campagne des « Torches of Freedom » pour inciter les femmes à fumer des Lucky Strike. Il parvint à convaincre des mannequins de *Vogue* de fumer des cigarettes sur la Cinquième Avenue, à New York, en signe d'émancipation durant la Parade de Pâques. La presse succomba à l'attrait irrésistible de l'alliance de la célébrité à la controverse et l'événement très médiatique fut relayé dans le monde entier. Inutile de préciser que la cigarette n'a pas donné plus de liberté aux femmes, mais, en établissant le lien entre ces concepts, Bernays offrit de nouveaux débouchés à ses clients.

Comme les producteurs de cigarettes, les entreprises de l'agroalimentaire sont confrontées à un dilemme. Comme l'industrie de l'amaigrissement, d'ailleurs. Ces deux secteurs ont tout intérêt à ce que leurs clients (c'est-à-dire nous) croient que ce sont eux qui sont la cause du problème : nous n'avons pas assez de volonté pour contrôler notre appétit et nous refusons d'assumer la responsabilité de notre prise de poids. Jusqu'à présent, ce message est bien passé. C'est un stratagème efficace pour nous détourner de leur dilemme : ils doivent persuader leur clientèle d'acheter leurs produits, mais ils ne peuvent pas se permettre d'admettre où se situent les bénéfices. Combien de clients s'inscriraient à un programme d'amaigrissement ou achèteraient un livre traitant de ce sujet s'ils savaient que le modèle économique reposait sur la fidélisation de la clientèle ? Les mêmes personnes reviennent inlassablement après avoir repris le poids perdu lors du régime précédent. Qui achèterait un paquet de chips extrêmement mauvais pour la santé si l'emballage était correctement étiqueté ? Les programmes de régime ne rapporteraient pas d'argent s'ils rendaient leurs clients définitivement maigres et l'industrie de l'agroalimentaire ne gagnerait pas d'argent si elle vendait des pommes.

Ces deux secteurs d'activité disposent d'énormes budgets de marketing et de lobbying, donc ils parviennent à faire entendre leur voix. En 2014, le secteur américain de la restauration a enregistré un chiffre d'affaires de plus de 683 milliards de dollars d'après la National Restaurant Association. Les supermarchés quant à eux, ont gagné 620 milliards de dollars d'après le Food Marketing Institute, plus de la moitié des ventes ayant été réalisées par les dix plus grands groupes agroalimentaires américains. En 2009, d'après la Federal Trade Commission, ce secteur a dépensé 1,8 milliard de dollars en marketing à destination des enfants uniquement, associant leurs produits à des films populaires, des émissions de télévision, des héros de dessins animés et des jeux vidéo pour persuader les enfants de réclamer à leurs parents de la nourriture industrielle mauvaise pour la santé[2]. Sur ce budget, la publicité pour les fast foods, les sodas et les céréales de petit déjeuner représente 1,3 milliard de dollars. Les enfants voient 40 000 publicités pour de la nourriture par an, surtout pour des aliments trop gras, trop salés et trop sucrés. Apparemment, les publicitaires ont lu les articles expliquant que les expériences réalisées dans l'enfance exercent des effets durables sur les préférences alimentaires.

L'industrie de l'amaigrissement a une envergure plus réduite, avec plus de 60 milliards de dollars de chiffres d'affaires en 2014, d'après Marketdata Enterprises, même si ce n'est pas vraiment un secteur industriel à part entière. En plus des revenus dégagés par les cliniques d'amaigrissement, dont certaines sont détenues par des géants de l'agroalimentaire, ce chiffre d'affaires inclut les ventes de Diet Coke et de Lean Cuisine, qui sont fabriqués par de grands groupes industriels. Unilever détient SlimFast, ainsi que des marques comme Ben & Jerry's. En 2006, Nestlé a diversifié son empire de la nourriture en achetant Jenny Craig, qui a été revendue en 2014. Heinz possédait Weight Watchers de 1978 à 1999 et fabrique toujours les produits alimentaires commercialisés sous la marque de la société. Il ne faut pas non plus oublier les 100 000 ouvrages traitant de régimes recensés sur Amazon en février 2015, dont les éditeurs espèrent que nous ne remarquerons pas que le lecteur moyen d'ouvrages spécialisés dans le développement personnel achète un nouveau livre tous les dix-huit mois. L'industrie de l'amaigrissement n'aurait pas une clientèle aussi fidèle si les produits tenaient leurs promesses.

Certains d'entre nous passent des décennies à obéir aux campagnes de marketing du secteur de l'agroalimentaire qui nous incitent à manger des produits mauvais pour la santé et à prendre du poids, avant de succomber aux efforts promotionnels de l'industrie de l'amaigrissement qui nous promet de nous aider à perdre du poids et à être en meilleure santé, sans nous rendre compte que nous écoutons les mêmes gens. Pour limiter la quantité de nourriture que nous consommons, nous ne devrions faire attention qu'à une seule facette de ces discours. Pour notre bien-être, il est essentiel de prendre conscience qu'une grande partie des conseils portant sur le contrôle du poids et de la santé ne sont pas donnés en toute bonne foi.

Nourriture industrielle contre chou kale

Le problème fondamental du secteur de l'agroalimentaire est que les entreprises doivent remporter le combat contre notre système d'équilibre énergétique. Pour engranger des bénéfices, il faut accroître la consommation. Mais cette méthode implique de persuader les gens d'ingurgiter plus de calories que nécessaire pour que leur organisme maintienne leur poids actuel. Une autre façon de dégager plus de marges de profit est d'augmenter la production en fabriquant des aliments à base de soja, de maïs et de blé produits en masse, mais toujours suffisamment appétissants pour que les clients en redemandent. Aucune méthode n'est bonne pour le consommateur. La production industrielle rend la nourriture moins nourrissante en éliminant des fibres et des nutriments. Seule une fraction des nutriments perdus sont remplacés par un enrichissement en vitamines.

La suppression des fibres augmente la densité calorique. En outre, la nourriture est plus facile à ingérer et elle diminue la sensation de satiété[3]. Les calories liquides, comme l'énergie contenue dans les sodas, ont tendance à être sous-estimées[4]. De même, des expériences menées sur des rongeurs ont révélé que le système d'équilibre énergétique compense moins efficacement les calories contenues dans les boissons sucrées comparées à celles issues de la nourriture solide[5]. Pour les entreprises agroalimentaires, ce n'est pas un problème, bien au contraire, puisque cela contribue à éliminer l'un des obstacles à l'hyperphagie (alimentation dépassant la quantité requise par l'organisme, quantité variant selon les individus) et leur permet de vendre plus.

Une étude portant sur les souris suggère que les additifs que l'on retrouve dans la nourriture industrielle modifient le microbiote intestinal, ce qui favorise l'obésité et les maladies métaboliques[6], bien que nous ne sachions pas encore si cela vaut aussi pour l'homme. Les aliments comme la crème glacée et la sauce pour salade contiennent des émulsifiants qui lient l'eau aux lipides et qui font que leurs ingrédients ne se séparent pas. Les émulsifiants perturbent aussi la barrière de mucus qui enveloppe les intestins et qui évite aux bactéries d'entrer en contact avec le système immunitaire des animaux sains. L'étude a révélé que deux émulsifiants répandus, la carboxyméthylcellulose et le polysorbate 80, que l'on retrouve en faible concentration dans l'eau de boisson, modifient l'abondance relative des espèces de bactéries dans l'intestin et leur permet de franchir la barrière intestinale. Ces mutations provoquent des inflammations, de l'hyperphagie, une prise de poids et une mauvaise régulation de la glycémie. La transplantation de microbiotes d'animaux affectés dans des souris exemptes de bactéries a révélé les mêmes effets, ce qui semble indiquer qu'ils étaient dus au changement de métabolisme. Ces émulsifiants ont aussi déclenché des maladies inflammatoires intestinales chez les souris génétiquement vulnérables à la maladie. Si les émulsifiants exercent des effets similaires chez l'homme, on peut avancer que la nourriture industrielle a contribué à la hausse de ces phénomènes au cours des cinquante dernières années.

La nourriture industrielle, qui représente aujourd'hui trois quarts des ventes de produits alimentaires dans le monde, contient des ingrédients bon marché comme des huiles hydrogénées et des sucres portant différents noms, du sirop de maïs à haute teneur en fructose aux jus de fruits concentrés. En ajoutant plus de matières grasses, de sel et de sucre, les industriels persuadent les consommateurs de manger des aliments qui n'ont pas besoin d'être beaucoup mâchés, qui se digèrent rapidement, qui provoquent une hausse rapide de la glycémie et qui engendrent du diabète et des maladies cardiovasculaires. Les coupables ne sont pas seulement les chips et les biscuits apéritifs, mais aussi les céréales, les biscuits, le pain et la pizza – tout ce qui est vendu au supermarché dans un emballage en carton ou en plastique. Les consommateurs qui savent lire les étiquettes reconnaissent les aliments industriels à leur longue liste d'ingrédients ou à leur longue durée de conservation. Ces aliments regorgent aussi d'acides gras insaturés trans qui, sous la pression des activistes, ont été remplacés par d'autres matières grasses dont les effets sur la santé ne sont pas encore connus.

Le passage à la nourriture industrielle s'est accompagné d'une prise de poids généralisée. De 1900 à 1960, l'activité physique a décliné suite à la mécanisation croissante. L'absorption de calories a diminué au même rythme puisque le système d'équilibre énergétique a continué à fonctionner correctement chez la majorité des individus. Mais cet équilibre précaire a été bousculé par la hausse de la teneur en matières grasses et en glucides raffinés des aliments à partir des années 1970, époque à laquelle la restauration rapide a connu une forte croissance. De 2 % des calories ingérées par les enfants à la fin des années 1970, la part de cette forme d'alimentation est passée à 10 % dans les années 1990. La forte augmentation de l'obésité entre 1980 et 2000 se produisit parallèlement à une hausse sans précédent des ventes d'aliments industriels.

Durant cette période, les dépenses publicitaires ont augmenté de 60 %, passant de 506 à 816 dollars par personne en dollars constants. Le marketing fonctionne bien[7]. Cela n'a rien de surprenant si l'on considère que les entreprises sont prêtes à y consacrer un budget annuel de 11 milliards de dollars. La publicité améliore la visibilité des marques qui, de ce fait, sont préférées par les consommateurs : ils achètent plus volontiers ces produits, qu'ils consomment en plus grandes quantités. Bien que l'obésité soit fortement associée au fait de regarder la télévision, regarder des chaînes culturelles ou des vidéos n'exerce aucun effet sur la corpulence des enfants cinq ans plus tard, ce qui suggère que l'association est due au fait de regarder la publicité et non au fait de rester assis dans son canapé[8]. Entre 1996 et 2005, 69 % des films contenaient du placement de produits pour des aliments ou des boissons – surtout des encas, des boissons sucrées et des fast foods – avec une moyenne de huit produits par film.

Ces décennies ont été marquées par une véritable révolution dans le domaine de l'agroalimentaire avec la commercialisation de nouveaux produits à un rythme effréné : plus de 16 000 nouvelles références en 1995 par exemple. En 1930, une épicerie ne comptait qu'un millier d'articles environ. En 1976, elle en recensait 8 000 et en l'an 2000 ce chiffre était passé à 40 000. La taille des portions a aussi augmenté durant les années 1980 et 1990. Même les formats « petit » et « moyen » actuels dépassent la taille des portions d'autrefois. De plus, le marketing est entré à l'école depuis 1980. En 2000, un quart des collèges et des lycées américains vendaient les produits des grandes chaînes de fast food. Ce n'est probablement pas une coïncidence si, entre 1977 et 1996, la ration de l'Américain moyen a augmenté de 342 calories par jour.

Aujourd'hui, nous ne savons plus à quel saint nous vouer, ce qui facilite la tâche des industriels. Faut-il limiter les glucides ou bien les lipides ? Devrions-nous essayer de réduire les portions de nos aliments habituels ou vaut-il mieux éviter de grignoter ? Les aliments blancs sont-ils mauvais pour la santé ? Faut-il faire une cure de jus « détox » ? Suivre un régime Atkins ? Paléo ? Végétarien ? Tester le jeûne intermittent ? En matière d'alimentation, les consommateurs prennent moins leurs décisions en fonction de la valeur nutritive qu'en fonction du coût et du goût, et à peu près autant en fonction des aspects pratiques[9]. Dans la confusion générale, il est facile d'oublier quelle part de la nourriture ingérée est d'origine industrielle. Pourtant, la plupart des nutritionnistes s'accordent sur le fait que ces aliments sont mauvais pour la santé.

Les études épidémiologiques suggèrent que la nourriture industrielle, et plus particulièrement les glucides raffinés et les sucres ajoutés, favorise le diabète. Les sucres ajoutés représentaient 9,2 % des calories dans l'alimentation américaine en 2001, avec une plus forte consommation chez les moins de quarante ans. Une étude, qui a suivi plus de 3 000 jeunes adultes pendant quinze ans, a établi que ceux qui mangeaient au fast food plus de deux fois par semaine avaient deux fois plus de risques de présenter une résistance à l'insuline. En outre, ils ont pris 10 kg de plus durant l'étude que ceux qui s'y rendaient moins d'une fois par semaine[10].

L'industrie contre-attaque

Lorsqu'il a été démontré que la nourriture industrielle engendrait des risques pour la santé, les organismes de santé publique ont accusé les producteurs. Les acteurs du secteur ne se sont pas laissé abattre et ont répliqué en s'inspirant du modèle adopté par les cigarettiers et en reprenant les mêmes lobbyistes et dirigeants. Les industriels ont d'abord accusé le consommateur. Si les entreprises vendent ces produits, c'est parce que leurs clients les achètent. Si la clientèle désirait des aliments sains, il n'y aurait pas de marché pour les aliments industriels. Pourtant, d'après les lobbyistes, la nourriture industrielle n'est pas contre-indiquée dans le cadre d'un régime équilibré comprenant aussi des aliments ayant des qualités nutritives et de l'exercice physique. (Si nous nous assurions que tous nos aliments sont nutritifs, nous serions évidemment en bien meilleure santé.) Les groupes de pression défendent l'idée que l'obésité est causée par un manque de volonté, tout en omettant de préciser la quantité de temps, d'argent et d'efforts qu'ils déploient pour ébranler notre volonté par le biais du marketing et de la présentation des aliments.

Ces messages sont diffusés par des agences qui pratiquent l'*astroturfing*, une technique de propagande utilisée à des fins publicitaires ou politiques, qui ont pour but de donner une fausse impression d'un comportement spontané ou d'une croyance populaire. Les grands groupes s'offrent aussi les services de personnes qui lancent des campagnes sur les réseaux sociaux et écrivent des commentaires négatifs sur des articles qui ne partagent pas leurs intérêts. Ils défendent aussi l'idée que les aliments sains ne sont pas bons, notion beaucoup plus répandue en Occident que dans le reste du monde[11]. En diffusant ces idées, qui paraissent séduisantes dans les pays fortement individualistes, ils espèrent réduire l'adhésion du public aux actions déployées par les gouvernements pour améliorer l'alimentation.

L'argument de la liberté individuelle avancé par l'industrie agroalimentaire n'est qu'une illusion. Quand je rentre dans une épicerie pour acheter quelque chose à grignoter et que je trouve deux cents produits à base de maïs et de pommes de terre, quelques cacahuètes, et une banane trop mûre, je n'ai pas l'impression d'avoir beaucoup de liberté de choix. Les gens qui n'ont pas les moyens n'ont parfois pas d'autre choix que d'acheter de la nourriture industrielle pour avoir suffisamment à manger. Ces produits sont moins chers que les aliments complets, car ils sont fabriqués à partir de céréales subventionnées par l'État, donc le gouvernement interfère déjà dans la production agroalimentaire – en faveur des entreprises. Aux États-Unis, le Farm Bill voté en 2014 inclut des subventions aux récoltes dont le coût est estimé à 90 milliards de dollars, même s'il pourrait être supérieur, et à 44,4 milliards de dollars de compensations pour protéger les agriculteurs contre la chute des cours durant les dix prochaines années[12]. Comme, en plus de compenser les pertes, l'État verse une partie des primes de cette assurance, les entreprises de l'agroalimentaire auront des rentrées d'argent que les récoltes soient bonnes ou mauvaises. En revanche, les récoltes dites « spécialisées » (les fruits et légumes, les herbes aromatiques et les noix) recevront 800 millions de dollars, soit moins de 1 % des aides allouées à l'agriculture intensive, sous forme de subventions globales sur la même période. Les États peuvent allouer ces sommes à la recherche, à la sécurité alimentaire, à la promotion de la consommation ou à d'autres finalités. On ne sait donc pas bien quelle part sera versée aux agriculteurs spécialisés. En outre, il n'est pas toujours facile de se procurer des aliments complets, surtout si l'on n'a pas de voiture et que l'on vit dans des quartiers où il n'y a pas beaucoup de commerces.

Par ailleurs, avant de manger des aliments complets, il faut les cuisiner, ce qui demande du temps à des personnes qui n'en trouvent déjà pas assez pour dormir. Ce temps est d'autant plus long lorsque l'on ne sait pas cuisiner. En 1965, aux États-Unis, la majorité des repas étaient cuisinés à la maison, surtout par les femmes (92 % des femmes cuisinaient). En revanche, en 2007, deux tiers des repas étaient pris à la maison et la moitié de la population (68 % de femmes et 42 % d'hommes) affirme cuisiner[13]. Ceux qui cuisinent y consacrent une heure de moins par jour, ce qui suggère qu'ils ont davantage recours à des aliments tout prêts. Aujourd'hui, la moitié du budget alimentaire des ménages est dépensé en repas pris à l'extérieur.

L'industrie agroalimentaire exerce des pressions sur le gouvernement. En 2014, selon le Center for Responsive Politics, les grands groupes ont dépensé plus de 69 millions de dollars en lobbying. Qu'est-ce que cela leur rapporte ? Ils influencent les dispositions du Farm Bill, les directives relatives à la cantine scolaire, le choix des produits de consommation pouvant être achetés avec l'aide alimentaire, pour ne citer que quelques-unes des décisions prises au niveau national cette année-là.

Pouvoir influencer les recommandations en manière de nutrition sera sans doute encore plus primordial à long terme. Les recommandations encourageant à manger plus de « fruits et légumes, des céréales complètes, des aliments non gras et des produits laitiers pauvres en matières grasses, ainsi que du poisson » sont claires. Au contraire, les recommandations relatives à ce qu'il ne faut pas manger trop souvent sont rédigées dans le jargon des nutritionnistes, plus difficile à comprendre, dissuadant de consommer des « graisses saturées, des graisses trans, du cholestérol, des sucres ajoutés et des céréales transformées ». Pourquoi ne pas avoir nommé les coupables explicitement en accusant les « viandes rouges, les plats industriels, les boissons sucrées et la farine blanche » ? Le lobby de l'agroalimentaire a bien compris qu'il est plus facile de suivre des conseils énoncés clairement, donc il livre campagne pour des recommandations en jargon technique. Aux États-Unis, le rapport préliminaire pour les Recommandations nutritionnelles de 2015 a été publié en février de la même année pour encourager les commentaires du public. Il contenait des changements politiques majeurs, comme la fin des restrictions sur la consommation de produits riches en cholestérol et le lancement de campagnes incitant les Américains à manger moins de viande rouge et de plats industriels. Les lobbys de la filière viande se sont immédiatement rangés en ordre de bataille[14].

En 2003, dans une manœuvre moins subtile, les lobbyistes de la Sugar Association (oui, il existe un groupe de pression pour le sucre) demandèrent aux sénateurs des États producteurs de sucre de pousser le gouvernement fédéral à cesser ses aides à l'Organisation mondiale pour la santé si celle-ci publiait un rapport incitant à limiter la consommation de sucre pour promouvoir la santé. Le département de la santé et des services sociaux diffusa une critique du rapport qui était rédigé en grande partie par des lobbyistes et le rapport final ne faisait aucune mention de la limitation des quantités de sucre. Dans son livre *Food Politics*, la nutritionniste Marion Nestle raconte toute l'histoire du lobbying de l'industrie alimentaire.

Enfin, les lobbyistes confondent la littérature spécialisée et les journalistes qui la commentent. (Je précise au passage que la seule rémunération que j'aie reçue pour écrire ce livre m'a été versée par mon éditeur.) Des efforts délibérés visant à souligner les désaccords entre les chercheurs peuvent atténuer les pressions publiques en faveur du changement en faisant croire à tort que les études qui établissent un lien entre la nourriture industrielle et le diabète et les maladies cardiovasculaires sont controversées et incertaines. L'absence de réglementation concernant l'apposition d'affirmations du type « choix malin » ou « bon pour la santé » sur de nouveaux produits qui ont légèrement plus de qualités nutritives que ceux qu'ils remplacent peuvent améliorer la réputation d'une entreprise sans la changer en profondeur. Cette stratégie est particulièrement payante, car les consommateurs achètent plus de produits qu'ils considèrent sains, que cette perception soit fondée ou non. Ces produits « plus sains » sont souvent beaucoup moins nourrissants que des aliments non industriels.

Le Center for Organizational Research and Education s'en prend aux chercheurs qui, comme Marion Nestle, réclament une réglementation plus sévère. Sur son site Web, le centre lui reproche d'être « anti-plaisir » et « l'une des fanatiques anti-industrie agroalimentaire les plus hystériques du pays ». Son directeur, l'avocat et lobbyiste Richard Berman, déclare : « Notre stratégie offensive consiste à tirer sur le messager. » Il accuse notamment les personnes qui essayent de promouvoir l'accès à des aliments que nos grands-mères auraient reconnus d'être « radicales ». Je suppose que, de ce point de vue, les entreprises qui ont entièrement remodelé notre alimentation en deux générations sont taxées de « conservatrices ». On comprend mieux pourquoi le consommateur finit par s'y perdre.

Une grande partie des fonds consacrés à la recherche dans l'alimentation provient d'entreprises du secteur de l'agroalimentaire, ce qui suscite des inquiétudes à propos d'éventuels conflits d'intérêts. Une méta-analyse est arrivée à la conclusion que des études sponsorisées par des marques de produits alimentaires ou de boissons ont quatre fois plus de chances d'aboutir à des conclusions favorables à leurs sponsors que celles qui sont financées par des organismes indépendants[15]. Alors que j'écrivais ce chapitre, j'ai reçu un communiqué de presse émanant d'un nouveau centre de recherche de l'université de Californie, Davis, l'Innovation Institute for Food and Health, en partenariat avec le groupe Mars, qui fabrique des sucreries ainsi que d'autres aliments et qui apporte son soutien à la recherche dans le domaine de la nutrition. L'Academy of Nutrition and Dietetics, qui se présente comme étant le plus grand organisme mondial réunissant des spécialistes de l'alimentation et de la nutrition, est sponsorisé par Coke, Pepsi et Unilever. Par ailleurs, des spécialistes de l'obésité sont financés par des entreprises qui fabriquent des médicaments favorisant l'amaigrissement et qui bénéficient donc financièrement des affirmations exagérées sur les risques posés par l'obésité et sur les bienfaits de la perte de poids à long terme.

Pour améliorer leur image, les entreprises agroalimentaires investissent aussi dans des initiatives visant à combattre l'obésité. Leurs approches préférées consistent à promouvoir l'activité physique et à mettre en avant les choix individuels en matière d'alimentation. La Healthy Weight Commitment Foundation est un organisme qui s'est donné pour mission de réduire l'obésité infantile en « aidant le public à atteindre un poids raisonnable grâce à l'équilibre énergétique ». Les efforts déployés pour inculquer aux enfants, de la maternelle à la fin de l'école primaire, l'importance de pratiquer une activité physique et de privilégier une alimentation équilibrée ont peu de chances de rencontrer plus de succès que les programmes antérieurs du même ordre[16]. Les enfants de cet âge développent leurs fonctions exécutives, c'est-à-dire l'aptitude à choisir des comportements qui tendent vers ce but, mais ils n'ont pas encore la volonté des adultes et ils ont du mal à contrôler leurs pulsions. Les adultes ne devraient pas accabler les jeunes enfants, qui apprennent tout juste à s'habiller tout seuls, en les poussant à se demander si leurs repas sont en adéquation avec leur activité physique. La plupart des adultes ont le plus grand mal à contrôler délibérément leur alimentation, donc il est ridicule de s'attendre à ce que les enfants y parviennent. Ces efforts pédagogiques mettent en péril l'avantage majeur dont bénéficient les jeunes enfants : à trois ans, la plupart n'ont pas encore appris à manger quand ils n'ont pas faim[17]. Apprendre aux enfants à ignorer la faim réduit l'influence du système d'équilibre énergétique du cerveau, ce qui les rend plus vulnérables au marketing.

Cette fondation note aussi que ses membres ont réduit l'apport énergétique de leurs aliments de 78 calories par personne et par jour depuis 2010, essentiellement parce que 82 % de la croissance des ventes ont été réalisés dans le domaine des produits allégés. La valeur nutritive de ces produits n'est pas précisée, bien que le site Web de l'un de ses membres, Unilever, indique que 31 % des produits sont conformes ou dépassent les recommandations nutritionnelles (non précisées) en vigueur en février 2015. Si la population consommait moins de calories « vides », cela pourrait réduire la prise de poids, mais il est peu probable que cela aboutisse à un amaigrissement, pour toutes les raisons exposées précédemment, même si ces calories ne sont pas remplacées par des aliments d'autres sources. Tout tend à démontrer que le maintien du poids actuel avec une alimentation équilibrée et une activité physique régulière est meilleur pour la santé de la majorité des gens que de manger de plus petites portions d'aliments industriels, qui est la solution préconisée par le secteur de l'agroalimentaire.

L'industrie de l'amaigrissement

Les experts s'accordent à dire qu'il est beaucoup plus facile de prévenir la prise de poids que de maigrir durablement, mais ce n'est pas ce qu'affirme l'industrie de l'amaigrissement. Grâce au législateur, l'information figure toutefois en petits caractères, mais pas à un endroit très visible. Comme nous le savons maintenant, les résultats habituellement obtenus avec les régimes sont mauvais. Être condamné à compter quotidiennement ses calories durant toute sa vie permet en moyenne de peser 3 kg de moins[18]. Au bout de deux ans, un régimeur moyen aura perdu moins de 3 kg. Une perte de cette ampleur ne permet même pas de changer de taille de pantalon.

En 1993, la Federal Trade Commission a accusé cinq programmes d'amaigrissement d'émettre des affirmations mensongères et infondées à propos de l'efficacité de leurs produits. Parmi ces entreprises, il y avait Weight Watchers, Jenny Craig et Nutrisystem. Elles prétendaient notamment que leurs clients réussissaient à atteindre leurs objectifs d'amaigrissement et qu'ils maintenaient leur perte de poids durablement. Les entreprises ont été contraintes de publier des démentis : « Pour la plupart des personnes au régime, la perte de poids est temporaire » et « les résultats ne sont pas représentatifs ». Elles ont aussi promis de ne pas revendiquer de réussite à long terme en se basant sur des études portant sur une durée inférieure à deux ans. En 2002, la FTC a publié un rapport indiquant que la situation n'avait guère évolué[19]. Les auteurs estimaient que 40 % des publicités pour des programmes d'amaigrissement émettaient des affirmations qui étaient probablement erronées et 55 % émettaient des affirmations qui étaient très probablement mensongères. Les efforts visant à réglementer le secteur continuent, sept nouvelles plaintes ayant été déposées contre des produits de régime en 2014 dans le cadre de l'Operation Failed Resolution visant à dénoncer les produits inefficaces.

L'organisme de défense le plus connu des droits des personnes obèses est l'Obesity Action Coalition, qui « se consacre à l'amélioration de la vie des personnes affectées par la maladie de l'obésité ». Les lecteurs ne seront pas surpris d'apprendre que sa principale source de financement provient de l'industrie de l'amaigrissement. En février 2015, ses trois principaux donateurs étaient Covidien, qui fabrique du matériel chirurgical d'amaigrissement ; Eisai, qui produit le Belviq, une pilule pour maigrir ; et Novo Nordisk, qui fabrique des médicaments pour soigner le diabète. Les intérêts de la chirurgie bariatrique sont bien représentés parmi les sponsors. L'Obesity Action Coalition vante les mérites de la chirurgie bariatrique comme « traitement sûr et efficace » de l'obésité, malgré les risques connus, sans tenir compte des approches qui n'impliquent pas d'amaigrissement.

En plus de ces tentatives pour influencer les patients, les entreprises spécialisées dans l'amaigrissement payent aussi des médecins et des lobbyistes pour étendre leurs débouchés. Les fabricants de pilules amaigrissantes ont dépensé entre 10 et 11 millions de dollars par an depuis 2011 pour exercer des pressions sur le gouvernement fédéral. Leur activité s'est récemment concentrée sur le Treat and Reduce Obesity Act, qui permettrait au système Medicare de rembourser des médicaments de régime – surtout pour les bénéficiaires dans une tranche d'âge (supérieure à 65 ans) où l'obésité n'est pas associée à un taux de mortalité élevé. Ces entreprises financent aussi des comités scientifiques dont plusieurs ont émis des directives recommandant davantage de traitements de l'obésité. L'Obesity Society, l'American Association of Endocrinologists et l'Endocrine Society ont collectivement reçu au moins 4 millions de dollars de la part de l'industrie pharmaceutique depuis 2011[20]. Enfin, la base de données fédérale Open Payments, créée dans le cadre de l'Affordable Care Act, indique que plus de 5 millions de dollars ont été versés à des médecins et à des chercheurs spécialisés en obésité.

La littérature spécialisée regorge d'informations tendancieuses. Rares sont les faits médicaux autant documentés que l'échec à long terme des efforts délibérément déployés par la majorité des gens pour contrôler leur poids. Comme le National Academy of Science Food and Nutrition Board le résume : « Il existe de nombreux programmes et services pour aider les individus à contrôler leur poids. Mais les études limitées brossent un tableau peu reluisant : les personnes qui suivent des programmes d'amaigrissement perdent environ 10 % de leur poids, puis elles en reprennent les deux tiers dans l'année qui suit et la totalité au bout de cinq ans. »[21] Pourtant, le gouvernement fédéral continue à financer – et les chercheurs continuent à mener – des études à court terme sur la perte de poids, sans tenir compte des kilos qui seront inévitablement repris à l'issue des études, lorsqu'ils seront retournés dans leur laboratoire.

L'idée que maigrir est un but raisonnable pour la majorité des gens continue à être exposée dans des articles scientifiques qui ne la remettent pas en cause. Rares sont les chercheurs qui tentent de séparer les effets sur la santé de la perte de poids *per se* des effets d'une meilleure alimentation et de la pratique d'une activité physique. C'est important, car les preuves existantes défendent l'idée qu'une meilleure hygiène de vie peut prévenir ou réduire de nombreux problèmes de santé associés à l'obésité, que la personne maigrisse ou pas.

Les services des relations publiques des multinationales ne désigneraient pas la responsabilité individuelle comme étant un aspect essentiel de la lutte contre l'obésité si elles pensaient que cela inciterait les gens à moins consommer leurs produits. Elles savent que leurs clients sont débordés, distraits et influencés par le marketing, et que leurs enfants réclament des céréales gorgées de sucres parce qu'ils les ont aperçues dans leur dessin animé préféré. Ce n'est pas un hasard. C'est le bénéfice tiré des sommes colossales dépensées par les entreprises pour placer leurs produits au centre de nos préoccupations. Lorsque nous considérons comme normal que notre poids fasse le yo-yo, lorsque nous accusons notre manque de volonté d'être la cause de l'échec de notre régime au lieu d'admettre la force des signaux environnementaux et les efforts déployés par notre cerveau pour maintenir un poids stable, nous laissons des gens qui ne défendent pas nos intérêts fixer les règles du jeu.

PARTIE 3

UNE MEILLEURE VOIE

11

Mangez avec plaisir et attention

Gordon Rosenberg, nuciculteur de quatre-vingt-neuf ans, a appris à manger en pleine conscience à l'Esalen Institute de Big Sur, en Californie – célèbre pour ses hippies pratiquant la méditation et ses sources chaudes avec vue sur le Pacifique. Auparavant, il avait du mal à écouter les signaux que son organisme lui transmettait. « Je n'ai jamais faim », avouait-il à son épouse, Vicky. Pourtant, en tant que « membre émérite de la société de l'assiette propre », il mangeait toute la nourriture qui était posée devant lui. Il avait même du mal à s'empêcher de grignoter pour écouter les instructions pour apprendre à manger en pleine conscience. Harcelé par les voix qui remontaient à son enfance pendant la Grande Dépression, il mangeait ses pommes jusqu'au trognon et ne jetait jamais les restes.

Fondamentalement, manger en pleine conscience consiste à choisir consciemment ce que l'on veut manger. Le but est d'harmoniser les besoins de notre organisme avec nos valeurs, au lieu de nous laisser dicter nos choix par des règles, des habitudes ou des incitations extérieures qui ne nous aident pas à atteindre nos objectifs. En nous autorisant à savourer la nourriture qui nous fait envie au moment présent, sans culpabiliser, nous sommes pleinement satisfaits après avoir mangé. Cette approche nous permet de tirer plus de plaisir de la nourriture, tout en mangeant exactement la quantité voulue, et donc d'harmoniser les systèmes cérébraux de récompense et d'équilibre énergétique.

La seule façon d'y parvenir est de « jouer avec la nourriture », comme l'explique le formateur Jean Kristeller, en expérimentant différentes façons de manger et en observant les résultats avec curiosité et bienveillance. Le besoin irrésistible éprouvé par Gordon de finir le contenu de son assiette interférait avec ses expérimentations. D'autres participants à l'atelier lui suggérèrent des alternatives au gaspillage de la nourriture : il pouvait donner ses restes à un sans-abri ou envoyer un don équivalent à un organisme caritatif. Mais cela n'ébranla pas Gordon. À la fin du séminaire, au prix de gros efforts, il avait tout juste réussi à laisser une bouchée de nourriture dans son assiette.

Votre cerveau sait quelle quantité de nourriture vous devez manger

Des règles alimentaires strictes nous habituent à ignorer la faim, ce qui réduit l'influence du système d'équilibre énergétique. La pleine conscience fournit un ensemble de techniques qui nous aident à écouter notre corps, à laisser circuler les voix dans notre tête sans exercer d'influence injustifiée sur notre comportement. Le renforcement des signaux de faim et de satiété permet au système d'équilibre énergétique d'exercer plus d'influence sur ce que nous mangeons. Si nous nous en remettons à ce système, qui fonctionne sans relâche, nous nous protégeons contre les crises de boulimie aux inévitables moments où notre volonté faiblit. Les personnes ayant une forte prédisposition à l'exercice de la pleine conscience dans leurs expériences physiques et émotionnelles ont moins de risques de présenter des troubles alimentaires[1] et de réagir à des pensées les incitant à trop manger[2]. Elles sont plus minces, plus actives et en meilleure santé cardiovasculaire à la quarantaine[3].

La pleine conscience combine l'attention délibérée envers le moment présent avec l'acceptation du monde exactement tel qu'il est. Les deux aspects sont indissociables et ils posent des difficultés à la majorité des gens, surtout dans un premier temps. L'acceptation ne consiste pas à croire que la situation ne peut pas être améliorée. C'est la profonde prise de conscience que c'est la seule réalité qui existe au moment présent. Il est donc logique de vivre sans essayer de la repousser. Bien que ces aptitudes soient souvent pratiquées au cours de séances de méditation formelles, elles peuvent aussi être acquises dans le cadre de la vie quotidienne. Après avoir commencé à faire attention aux signaux de faim de façon informelle, il m'a fallu plusieurs années avant de réussir à m'en tenir à une pratique régulière de pleine conscience formelle.

Dans un type courant de méditation formelle, les pratiquants se concentrent sur leur respiration sans réagir aux pensées ou aux sentiments qui viennent les distraire ; ils doivent les laisser venir et repartir. En présence d'un monologue intérieur négatif ou en cas d'anxiété, les pratiquants peuvent préserver un équilibre émotionnel en se rappelant que les pensées ne sont que des pensées, que ce ne sont pas des faits ou des jugements prononcés par un tribunal. Chacun de nous doit choisir de prendre ses pensées au sérieux et d'y réagir ou non. La consigne de « se vider la tête » ne m'a jamais paru d'une quelconque aide, car non seulement c'est impossible, mais cela me pousse à me demander si je médite mal. La méditation ne fait pas tant taire « l'esprit bavard » que cultiver une attitude ouverte, curieuse et tolérante envers lui. Chez les personnes qui méditent régulièrement, les idées, les étiquettes et les jugements produits par le cerveau semblent moins forts ou contraignants – ils ressemblent davantage à une parade que nous regarderions passer depuis le trottoir, sans nous joindre à la procession.

La concentration délibérée est un aspect important de la pratique de la pleine conscience, quelle que soit la chose sur laquelle nous décidons de porter notre attention. Les personnes qui vivent en pleine conscience peuvent se concentrer sur les sensations transmises par leurs mains lorsqu'elles font la vaisselle, sur le pépiement des oiseaux autour d'elles pendant leur promenade quotidienne ou sur les sensations de faim et de satiété transmises par leur corps lorsqu'elles mangent. Lorsque l'on fait activement attention à ce qu'il se passe, sans émettre de jugement, on pratique la pleine conscience. Bien que cette pratique soit issue de la tradition bouddhiste, elle est compatible avec toutes les croyances spirituelles ou avec l'absence de croyance. Comme pour toutes les autres aptitudes, plus on pratique la pleine conscience, plus on s'améliore. S'asseoir pour une méditation formelle fournit une occasion cadrée de pratiquer quotidiennement la pleine conscience, ce qui renforce le pouvoir de concentration et améliore la sensibilité aux signaux de l'organisme.

La pratique de la pleine conscience nous entraîne à diriger délibérément notre attention et à éviter d'être accaparé par des pensées intrusives, ce qui exerce de nombreux effets positifs sur la régulation des émotions[4]. En milieu hospitalier, les thérapies basées sur la pleine conscience se sont révélées efficaces dans le traitement de l'anxiété et de la dépression[5,6], ainsi que dans la prévention des rechutes chez les patients ayant présenté des épisodes dépressifs à répétition[7]. Cette efficacité peut s'expliquer par des changements opérés dans le cerveau[8]. Chez les pratiquants de la pleine conscience, le cortex préfrontal (région jouant un rôle important dans le contrôle de soi) parvient à inhiber l'amygdale (région cérébrale associée aux réactions émotionnelles rapides). La pratique de la pleine conscience améliore notre capacité à gérer le stress, même dans des circonstances difficiles comme une douleur tenace[9]. Pour ces patients, l'acceptation et l'absence de jugement jouent un rôle particulièrement important.

La pratique de la pleine conscience accroît aussi notre prise de conscience de nos habitudes alimentaires. Lorsque nous observons nos comportements alimentaires sans les juger, nous voyons nos actions plus distinctement – et, contrairement à toute attente, cela permet de les corriger plus facilement, si c'est ce que nous voulons faire. Insérer une pause de réflexion dans une cascade d'actions habituelles permet d'ouvrir un espace de prise de décisions conscientes à propos de nos actions, ce qui peut amener à la formation d'habitudes qui nous servent mieux. Manger en pleine conscience améliore notre capacité à expérimenter d'autres façons de manger, à examiner ce que nous ressentons, physiquement et psychologiquement, avec curiosité et sans juger. Lorsque les pratiquants constatent qu'ils émettent des jugements (cela nous arrive à tous), ils n'essayent pas de résister et ne se font pas de reproches. Ils se contentent de refocaliser calmement et patiemment leur attention.

Tenter de résister aux pensées intrusives, comme les envies de nourriture, épuise la volonté et finit souvent par rendre ces pensées encore plus intrusives[10]. Si l'on vous demande de ne pas penser à un éléphant rose, vous y pensez forcément, probablement parce que le système de contrôle cognitif tente de vérifier que les instructions ont bien été suivies, ce qui aboutit à générer ces pensées. Une fois que vous saurez comment faire, il vous en coûtera beaucoup moins d'efforts de les laisser circuler sans les juger[11]. Une petite étude a démontré que l'apprentissage de l'acceptation a réduit les envies de nourriture et la fréquence des pensées liées à la nourriture[12].

Un autre aspect de l'acceptation consiste à admettre nos idées préconçues sur le résultat visé par la pratique de la pleine conscience. S'efforcer d'atteindre un but précis nuit au plus vaste objectif d'apprendre à ressentir les besoins de son corps au moment présent parce que cela empêche de regarder ses expériences au travers des yeux d'un observateur neutre qui n'émet pas de jugement. Lorsque l'on essaye de diriger la pratique de la pleine conscience vers une conclusion inéluctable comme « si je mange en pleine conscience, je mangerai moins », on ne vit pas le moment exactement tel qu'il est. Quand on mange en pleine conscience, on ne mange pas nécessairement moins. Parfois, les signaux de faim émis par l'organisme nous disent que nous voulons un grand repas. L'objectif de la pleine conscience est de permettre de manger autant que notre organisme le souhaite, ni plus ni moins. Faites confiance à votre corps, car il sait ce dont il a besoin. Des centaines de générations successives ont réussi à savoir quoi manger sans utiliser d'applis de comptabilisation des calories et sans recettes de régime. Donc, nous aussi, nous devrions y parvenir. Dès que nous faisons des efforts délibérés pour essayer de deviner ce dont notre organisme a besoin ou que nous essayons de nous convaincre de manger moins, nous repassons en mode régime. Vous savez désormais où cela vous mène.

Écouter son corps

L'idée qu'il est psychologiquement et physiquement plus sain de manger en réaction à des signaux internes plutôt que de compter les calories remonte au mouvement anti-régime des années 1970 et 1980. Alors que les troubles alimentaires et les tentations incitant à trop manger étaient de plus en plus répandus, des femmes ont réalisé que les régimes engendraient plus de problèmes qu'ils n'en résolvaient et elles ont recherché une autre solution. Les diététiciennes Evelyn Tribole et Elyse Resch ont intitulé cette approche « L'alimentation intuitive ». Elles définissent les mangeurs intuitifs comme des personnes qui s'autorisent à manger tout ce qu'elles veulent lorsqu'elles ont faim, qui mangent en réponse aux sensations de faim et de satiété mais qui ne mangent pas pour des raisons émotionnelles. L'alimentation en pleine conscience diffère de l'alimentation intuitive surtout par les techniques employées pour acquérir cette aptitude.

Du collège[13] à l'âge de la quarantaine[14], les mangeurs intuitifs pèsent moins que les autres et ne grossissent pas[15]. Ils aiment cuisiner et manger, et même s'ils font moins attention à leur santé, leur alimentation est plus variée. Ils ont moins tendance à trop manger[16] et bougent plus parce que ça leur fait du bien[17]. Une petite étude a établi que les mangeurs intuitifs ont un taux plus faible de triglycérides et un taux de (bon) cholestérol HDL plus élevé que les mangeurs qui ne tiennent pas compte de leurs signaux internes[18]. Les mangeurs intuitifs présentent aussi moins de symptômes de troubles alimentaires, ils sont moins déprimés, ils ont une plus haute estime de soi, ils se sentent moins poussés à maigrir et ils ne considèrent pas une silhouette mince comme un idéal[19]. Contrairement à l'efficacité temporaire des régimes, qui aboutissent à une prise de poids supérieure à long terme, l'alimentation intuitive a de meilleurs résultats lors d'un suivi à long terme[20].

Comme on pourrait s'y attendre, les mangeurs intuitifs sont mieux capables de ressentir l'état interne de leur organisme, aptitude qui peut être mesurée d'après la fréquence cardiaque[21]. Les participants doivent compter en silence les battements de leur cœur pendant moins d'une minute, sans prendre leur pouls. L'exécution de cette tâche est liée à la capacité de percevoir les signaux transmis par d'autres parties du corps, comme les sensations de faim et de satiété, et avec la capacité d'identifier les émotions ressenties par autrui[22]. Mieux on y parvient, plus on est mince. Les personnes qui excellent dans l'identification de leurs sensations ont tendance à mieux réussir à réguler leur comportement et leurs émotions. Au contraire, une tendance à éviter d'écouter ses sensations est associée à des troubles alimentaires et à l'insatisfaction corporelle. Les personnes qui n'aiment pas leur corps ont du mal à se concentrer sur leurs sensations ou à en prendre soin.

Avec la pratique, on parvient à améliorer la perception des sensations de faim et de satiété, notamment par la méditation, et plus particulièrement le scan corporel, qui consiste à prêter délibérément attention aux sensations présentes successivement dans toutes les parties du corps. Cette pratique contribue aussi à réduire l'insatisfaction corporelle. Si vous avez envie d'essayer, sachez que de nombreux enregistrements de méditations guidées incluent un scan corporel.

L'apprentissage de l'alimentation en pleine conscience aide aussi les personnes souffrant de troubles alimentaires, comme la boulimie, à manger normalement[23]. Une personne boulimique aura tendance à continuer à manger, même après que son corps aura cessé de se sentir bien. Prendre conscience de cette transition peut aider ces personnes à éviter de franchir la ligne. Les personnes boulimiques réagissent plus que les autres aux signaux externes, comme la disponibilité de nourriture, et elles sont moins sensibles aux signaux internes de faim et de satiété, ce qui les rend vulnérables aux déclencheurs de la boulimie. Les régimes classiques aggravent ce problème en encourageant les patients à ignorer la faim et à suivre un programme cognitivement contrôlé, ce qui aboutit souvent à des cycles de boulimie suivis d'un sentiment de honte et de nouveaux efforts de retenue. Une méthode plus efficace pourrait consister à améliorer la capacité à ressentir les signaux internes et l'acceptation de soi en cultivant la pleine conscience afin de pouvoir manger avec plaisir et modération.

Classer la nourriture dans des catégories selon qu'elle est considérée comme « bonne » ou « mauvaise » est rarement utile parce que des règles strictes ont tendance à conduire à des crises de boulimie lorsqu'elles sont enfreintes. Quoi qu'il en soit, rares sont les aliments qui sont aussi « bons » ou « mauvais » que nous les décrivons. Une personne ayant échoué sur une île déserte vivrait beaucoup plus longtemps en se nourrissant exclusivement de hot-dogs que d'épinards. Éliminer toutes les matières grasses de son alimentation est mauvais pour la santé, car cela nuit à la régénération ou à la réparation des tissus cellulaires ainsi qu'à la bonne circulation des influx électriques le long des nerfs. Le cholestérol est nécessaire pour produire les hormones sexuelles et la vitamine D. Les glucides fournissent la seule source de carburant pouvant être utilisée par le cerveau, en plus d'alimenter d'autres tissus en énergie indispensable pour l'activité physique. Comme nous tous, les aliments ont des qualités et des défauts. Ce mode de pensée devrait vous conduire à de meilleurs choix alimentaires que l'approche « tout ou rien ».

La pleine conscience peut aider à passer d'une alimentation contrôlée par des signaux externes à une alimentation intuitive, y compris pour ceux d'entre nous qui veulent simplement cultiver une relation plus simple et équilibrée avec la nourriture. Le programme auquel Gordon Rosenberg a assisté à Esalen, intitulé Mindfulness-Based Eating Awareness Training (MB-EAT), améliore la prise de conscience de la sensation de faim et diminue à la fois la fréquence et la durée des crises de boulimie pendant les essais cliniques[24]. Le programme comporte des exercices de pleine conscience qui encouragent les participants à prêter attention à leurs expériences lorsqu'ils consomment divers aliments. Cette expérience leur apprend à prendre conscience des sensations de faim, de satiété, ainsi que du goût, pour profiter pleinement du plaisir de manger, cultiver l'acceptation et la conscience de son corps, choisir des aliments délibérément et faire attention aux résultats. Des méditations assises formelles sont utilisées pour enseigner la pleine conscience, y compris la méditation de l'amour bienveillant pour augmenter l'acceptation de soi.

Surtout, les participants sont encouragés à utiliser des mini-méditations au fil de la journée pour se détendre et se recentrer avant de prendre des décisions d'ordre alimentaire. Cette technique, qui ne prend qu'entre trente secondes et une minute, consiste à inspirer profondément à plusieurs reprises pour se détendre, puis à réfléchir consciemment à sa faim ou à d'autres motivations qui nous poussent à manger, ainsi qu'aux types d'aliments (croquants ? sucrés ? salés ? chauds ?) qui répondront le mieux à ces besoins avant de décider de manger. Les participants qui ont régulièrement employé la technique de mini-méditation sont ceux dont les comportements alimentaires ont connu la plus grande amélioration. Jean Kristeller, la chercheuse qui a conçu le programme MB-EAT, indique que les praticiens qui ont été formés à l'enseignement de ce programme lui rapportent souvent que leur propre comportement alimentaire s'est amélioré.

L'objectif de ce programme n'est pas de cesser de se faire plaisir en mangeant ou de répondre à des besoins émotionnels par la nourriture, mais d'apprendre à le faire intentionnellement et efficacement. Les personnes qui constatent qu'elles mangent souvent lorsqu'elles n'ont pas faim, pour apaiser leurs émotions ou parce qu'elles s'ennuient, pourront chercher des moyens plus efficaces de répondre à ces besoins. De plus, le simple fait d'accepter la décision de manger pour nous réconforter peut nous conduire à nous satisfaire de moins de nourriture. Essayer de manger pour se réconforter, tout en éprouvant de la culpabilité et de la honte, ne fait pas beaucoup de bien, et peut conduire certaines personnes à continuer à chercher l'expérience visée en mangeant plus, tout en demeurant insatisfaites. Faire la paix avec la nourriture implique d'admettre que le plaisir est une bonne raison de manger. Si nous

nous limitons à des aliments qui ne nous procurent aucun plaisir, nous risquons de manger plus dès que l'occasion se présentera. Il est essentiel d'apprendre à manger ce que nous voulons dès le premier essai pour améliorer la satisfaction et réduire les tensions engendrées par la nourriture.

D'autres programmes ne font pas appel à des méditations de pleine conscience formelles, mais ils apprennent néanmoins aux participants à manger lorsqu'ils ont faim et à arrêter lorsqu'ils sont rassasiés. Il s'agit par exemple du programme intitulé Appetite Awareness Training, initialement destiné à soigner les troubles alimentaires, puis étendu à tous ceux qui ont du mal à prendre des décisions liées à leur alimentation. Les participants apprennent notamment les aptitudes nécessaires pour décrypter leurs signaux internes. Il existe aussi un manuel de formation[25].

Il ne suffit pas de lire des articles traitant de l'alimentation en pleine conscience pour changer son comportement. Seule l'expérience permet d'y parvenir. Même si nous pouvons tous lire un livre ou suivre une formation, l'une des leçons essentielles enseignées par l'alimentation intuitive ou en pleine conscience est que personne ne peut nous dire exactement comment nourrir notre corps. Pour découvrir ce dont notre organisme a besoin, nous devons intercepter les signaux qu'il émet, puis faire des essais. Si nous abordons cette phase avec curiosité plutôt qu'en jugeant, nous apprendrons autant de nos erreurs que de nos réussites.

Comment manger en pleine conscience

Quelques tactiques vous aideront à apprendre à devenir un mangeur pleinement conscient. Commencez les repas avec une sensation de faim modérée, car, si vous avez très faim, vous risquez de manger trop vite et vous aurez plus de mal à déterminer le moment où vous serez rassasié avant d'avoir trop mangé. Dans le même ordre d'idées, essayez de manger plus lentement en savourant davantage. Si possible, créez un espace où vous pourrez manger sans distractions, au moins certains repas et encas. Si un repas entièrement pris en pleine conscience est incnvisageable, commencez par manger avec un bref rituel de silence pendant que vous goûtez la première bouchée de chaque plat afin d'en apprécier l'apparence, le parfum, la saveur et les textures avec gratitude. Prêtez attention aux sensations ressenties dans votre corps avant de manger, arrêtez-vous au milieu de chaque repas pour vérifier que vous avez encore faim et notez ce que vous ressentez après avoir mangé. Si vous avez la sensation désagréable d'avoir l'estomac trop plein, félicitations – c'est une leçon importante qui vous aidera à vous sentir mieux la prochaine fois. Plus nous testons de types d'aliments et de comportements alimentaires, plus nous disposons d'informations pour savoir ce que nous voulons manger.

Au cours du processus d'apprentissage, certaines personnes jugent utile de prendre des notes sur les sensations ressenties, tandis que d'autres se fient davantage à leur expérience. Celles qui prennent des notes pourront essayer d'évaluer la sensation de faim sur une échelle allant d'un à dix avant et après avoir mangé. Elles pourront aussi consigner ce qu'elles ont mangé, les émotions éprouvées, la satisfaction ressentie et les éléments de contexte qui leur semblent jouer un rôle, comme le fait d'être au restaurant ou d'avoir été dérangé en mangeant. En relisant vos notes, vous pourrez déceler des schémas comportementaux qui ne vous apparaissaient pas clairement jusque-là. Inutile de consigner la quantité de nourriture ingérée, surtout si cette tactique reporte l'attention sur l'amaigrissement, comme cela arrive à de nombreux régimeurs impénitents.

En plus de vous focaliser sur votre appétit, concentrez-vous aussi sur le goût et son évolution. La première bouchée est généralement meilleure que la cinquième en raison d'un phénomène qui se nomme le rassasiement sensoriel spécifique. La satiété gustative nous pousse à diversifier notre alimentation parce que nous nous lassons de manger la même chose tous les jours. L'attrait de nouvelles saveurs peut expliquer pourquoi nous trouvons de la place pour le dessert alors même que nous avons la sensation d'avoir l'estomac plein. En nous focalisant sur le goût au fur et à mesure qu'il évolue, nous pourrions nous satisfaire de quelques bouchées au lieu de lutter contre l'envie de manger plus ou de finir notre assiette par habitude. D'ailleurs, nous pourrions même constater que l'anticipation de certains aliments apporte encore plus de plaisir que l'expérience de les consommer.

Après avoir arrêté de faire des régimes, je me suis rendu compte que certains aliments que je considérais comme des gâteries, comme les beignets, n'avaient en fait pas si bon goût. J'ai établi ce constat en me connectant aux sensations que je ressentais pendant que je les mangeais et après. Je m'étais fait berner par les signaux sociaux me disant que tout le monde adore les beignets, donc je me suis persuadée que je possédais un self-control supérieur à la moyenne parce que je ne cédais pas souvent à la tentation. Désormais, je trouve plus étonnant de m'être parfois laissé tenter, car les beignets ne m'ont jamais fait du bien – ils sont trop gras et sucrés et n'ont rien d'extraordinaire. En évitant de me gaver de nourriture qui n'est ni saine ni savoureuse, je laisse de la place pour ce qui me fait vraiment plaisir dans le cadre d'une alimentation équilibrée. La crème glacée de qualité, par exemple, demeure aussi délicieuse en réalité qu'elle l'a toujours été dans mon imagination.

Le processus d'apprentissage m'a pris près d'une année. Rester focalisé sur sa sensation de faim ne paraît pas plus attrayant que de comptabiliser en permanence les grammes de lipides et de glucides, mais il y a une grande différence entre les deux approches. Vous n'aurez que temporairement besoin de prêter attention à votre appétit. Lorsque l'on a appris à manger en pleine conscience, on ne passe pas beaucoup de temps à décider ce que l'on veut manger et dans quelles quantités. Une fois que l'on s'est suffisamment entraîné à percevoir la faim, cela devient une habitude. Ensuite, nous pouvons utiliser la vigilance constante de notre système d'équilibre énergétique à notre avantage au lieu de lutter contre lui. Nous avons alors un rapport détendu avec la nourriture et nous n'y pensons que rarement lorsque nous n'avons pas faim. Nous savons ce dont notre corps a besoin et nous n'avons pas peur de le lui donner.

Au contraire, les personnes qui ont passé beaucoup de temps à suivre des régimes ont fini par se convaincre qu'elles ne doivent pas se fier à leur jugement concernant la nourriture. Les régimes apprennent à suivre des règles strictes et à obéir à une autorité extérieure. Nous devons désapprendre ces habitudes si nous voulons prendre le contrôle de nos propres choix alimentaires. Au début, nous avons peur, si nous mangeons tout ce qui nous fait envie, de prendre 5 kg en nous gavant de pâtisseries. Certaines personnes traversent une phase de rébellion contre les restrictions et mangent des aliments qu'elles s'interdisaient auparavant. Mais une exposition répétée à ces aliments conduit à une habituation qui va réduire leur pouvoir d'attraction à un niveau normal. Cette phase est temporaire et peut être atténuée en testant des aliments déclencheurs en petits conditionnements ou hors de chez soi. En général, elle s'achève lorsque l'on se rend compte, à travers sa propre expérience, que les aliments gras et sucrés n'ont plus aussi bon goût quand on en a trop mangé et que notre organisme a envie d'autre chose.

Après une longue expérience des régimes, on garde facilement un travers de contrôle, qu'il s'agisse de comptabiliser les grammes de fibres ou d'éviter certains aliments. Tant que nous ne nous autorisons pas à manger quand nous avons faim et à arrêter quand nous n'avons plus faim, le système de contrôle cognitif reste aux commandes. Par conséquent, les pressions qui mènent à l'hyperphagie continueront à s'exercer sur nous. Une permission inconditionnelle peut faire peur. Mais, pour profiter pleinement des avantages de ce mode d'alimentation, il faut abandonner délibérément toute tentative de contrôler son poids. À propos de sa première expérience de l'alimentation en pleine conscience, Dennis Asbury a déclaré qu'en comptant les calories il avait l'impression de se « cramponner à un canot de sauvetage ou à un morceau de bois à la dérive dans un océan déchaîné ». Pourtant, il ne lâchait pas prise parce qu'il avait « peur de couler ».

Être pleinement présent face à cette anxiété, l'observer sans se laisser engloutir par elle, peut nous aider à changer ces comportements et à avoir un rapport détendu avec la nourriture. Les traitements efficaces contre l'anxiété sont centrés sur l'exposition à un environnement protecteur pour apprendre à gérer la situation qui nous fait peur. Si nous nous privons de cette occasion d'apprendre en évitant les aliments qui nous font perdre le contrôle, l'anxiété qu'ils provoquent ne se dissipera probablement pas. Quoi qu'il se passe pendant l'expérimentation, faisons preuve de bienveillance. En nous faisant des reproches au moindre écart, nous nous empêchons de décrypter correctement notre comportement, ce qui rend l'apprentissage plus difficile. C'est en commettant des erreurs et en les corrigeant que nous apprenons.

En mangeant en pleine conscience, nous répondons aux besoins de notre organisme. Pour rester concentré sur votre expérience sensorielle pendant la phase de transition, évitez de vous peser, de compter les calories ou de suivre un programme alimentaire quelconque. Les premières étapes de la transition vers une alimentation pleinement consciente ne sont pas non plus le meilleur moment pour se concentrer sur la nutrition. Une fois que vous serez à l'aise avec la pleine conscience et que vous vous serez familiarisé avec les réactions de votre organisme face à la nourriture, vous aurez de nombreuses occasions de trouver des solutions pour manger plus sainement. Les régimeurs expérimentés auront notamment tendance à retomber dans le piège de la poursuite d'un objectif nutritionnel en limitant leurs choix alimentaires. Cette approche sera contre-productive durant la phase expérimentale. Souvenez-vous que la volonté s'épuise alors que le système d'équilibre énergétique fonctionne de façon permanente et fiable. L'objectif de ce processus est de redonner le contrôle à ce système cérébral et ce n'est pas possible si nous devançons ses décisions en comptabilisant, pesant et mesurant, car ces approches sont du ressort de la fonction exécutive.

L'alimentation en pleine conscience peut aider à maigrir si l'on a tendance à manger même si l'on n'a plus faim, mais ce n'est pas toujours le cas. Quoi qu'il en soit, ce mode d'alimentation est un puissant outil de stabilisation du poids. Imaginez de n'avoir besoin que d'une garde-robe qui vous irait toujours sans vous priver ni faire d'efforts cognitifs. Si nous apprenons à manger de façon détendue et satisfaisante, notre poids se stabilisera dans la fourchette visée par notre système d'équilibre énergétique et il y restera tant que nous continuerons à œuvrer avec notre cerveau au lieu de lutter contre lui.

Toute la difficulté de trouver comment porter attention à notre alimentation alors que nous sommes déjà très sollicités dans notre vie quotidienne a été traitée lors d'un séminaire à Esalen. Le dernier jour, l'un des participants commençait à quitter son état d'esprit méditatif alors qu'il faisait sa valise et passait en revue toutes les tâches qui l'attendaient à son retour chez lui. Mais il fut tiré de ses pensées par la vision d'un grain de raisin qui était collé à sa semelle et qui provenait du premier exercice d'alimentation en pleine conscience. C'est ainsi que lui vint la révélation du message le plus important à rapporter chez lui. Il envisagea même de l'inscrire sur un T-shirt : « N'oublie pas de t'arrêter pour savourer les raisins ».

12

Cessez de manger comme un automate

Au moment de payer leur place de cinéma, un samedi après-midi, les spectateurs reçurent un bon cadeau pour une boisson gazeuse et du pop-corn gracieusement offerts à l'occasion de l'anniversaire de la salle. L'habitude de manger pendant le film est si forte que la plupart des gens ne s'attardèrent pas sur un problème majeur : le pop-corn datait d'il y a cinq jours. Il était si rassis que deux clients oublièrent qu'il était gratuit et exigèrent d'être remboursés[1]. Les spectateurs mangeaient lentement. Ils prenaient une ou deux poignées avant de marquer une pause. Néanmoins, ils continuèrent à manger.

Le pop-corn n'avait pas été offert par hasard. Le groupe de recherche dirigé par Brian Wansink l'avait distribué dans le cadre d'une étude sur les effets de la taille des portions sur l'alimentation[2]. Au moment de quitter la salle, on demanda aux spectateurs de remplir un questionnaire et le pop-corn restant dans les cornets de taille moyenne ou grande était pesé. La plupart des gens qui avaient reçu des grands cornets nièrent en avoir mangé davantage à cause de la taille de la portion. Mais, en moyenne, ils avaient avalé 173 calories de plus que les personnes ayant choisi des portions moyennes. Par ailleurs, les deux formats de cornets contenaient plus de pop-corn qu'ils ne pouvaient en consommer. Personne n'avait mangé par plaisir puisque le pop-corn était rassis. Personne n'avait faim puisque le film commençait juste après le déjeuner. Les gens avaient mangé par habitude, comme des automates, de façon inconsciente.

Évitez les situations qui encouragent ce type de comportement. Manger souvent au-delà du stade de satiété peut conduire à une prise de poids irréversible, car la fourchette de poids visée grimpe inexorablement en suivant la courbe de poids. L'environnement moderne rend ce processus totalement indolore. Entre notre tendance naturelle à limiter au maximum les efforts physiques et à rechercher de nouvelles saveurs, sans oublier le marketing qui sait en tirer profit, il n'a jamais été aussi facile de manger comme un automate.

Cerné par les incitations à manger

Quelle part de notre alimentation est inconsciente ? Beaucoup plus que nous ne l'imaginons, car le cerveau œuvre surtout en coulisses. Les choses importantes ne sont notamment pas laissées sous le contrôle de notre esprit conscient, facilement distrait. Nous ne risquons pas d'oublier de respirer, même si nous sommes absorbés par un film palpitant, ni de ne plus savoir marcher pendant une discussion houleuse avec un ami. Dans de nombreuses circonstances, les décisions alimentaires sont elles aussi automatiques. Les signaux externes, allant de la taille des assiettes aux normes sociales, exercent une forte influence sur les choix alimentaires de beaucoup d'individus – surtout les mangeurs contrôlés qui ont appris à ne pas tenir compte de leurs signaux internes – et la plupart des gens ne sont pas conscients de ces influences[3]. En modifiant notre environnement pour que ces signaux externes nous poussent à manger moins, nous pouvons limiter notre alimentation inconsciente. C'est une possibilité. Une autre solution consiste à pratiquer l'alimentation en pleine conscience. Pour la plupart d'entre nous, une combinaison de ces deux stratégies sera probablement plus efficace qu'une seule, surtout au début de la pratique de la pleine conscience.

L'hyperphagie occasionnelle n'est pas problématique. Comme la disponibilité de nourriture a fluctué au cours de l'histoire de l'humanité, le système d'équilibre énergétique est bien préparé à gérer un approvisionnement irrégulier. Chez les jeunes enfants et d'autres mangeurs intuitifs, les gros repas sont généralement suivis de plus petits, de sorte que les apports énergétiques moyens sur une ou deux semaines restent constants. Les personnes qui minimisent les tentations quotidiennes de manger de façon automatique peuvent choisir de trop manger lors d'un repas de fête ou d'un dîner au restaurant sans que cela ait des conséquences, à part un manque d'appétit les deux jours suivants. La prise de poids se produit lorsque l'alimentation inconsciente nous rend sourds aux signaux de satiété qui sont censés limiter le volume des repas.

Bien qu'un bon repas puisse embellir notre vie même si nous avons l'impression d'avoir l'estomac qui déborde, la plupart d'entre nous auraient intérêt à renoncer à manger du pop-corn rassis devant la télévision. Manger de façon inconsciente ne procure aucun plaisir et les aliments consommés ainsi sont rarement très sains. Même si personne n'admet être influencé par les facteurs qui encouragent à manger comme des automates, nous le sommes tous.

Des enfants meurent de faim dans le monde, mais le fait que nous finissions notre assiette ne change malheureusement rien à leur sort. Aux États-Unis, 40 % de la nourriture produite est gaspillée, soit près de 10 kg par personne et par mois, soit une hausse de 50 % depuis 1974. La majorité de ce gaspillage se produit dans les fermes, dans les usines et dans les restaurants, mais 15 à 25 % de la nourriture que nous achetons au supermarché finit à la poubelle[4]. Ce n'est pas parce que nous terminons ce qu'il y a dans notre assiette, comme nos parents nous l'ont appris, que cela résoudra le problème. La nourriture est aussi gaspillée si elle est ingurgitée par quelqu'un qui n'a pas faim. Il n'est pas surprenant que les personnes qui arrêtent de manger lorsqu'elles sont rassasiées aient tendance à être plus minces que celles qui arrêtent de manger parce que leur assiette est vide. Une meilleure tactique serait de garder les restes pour plus tard, lorsqu'ils nous feront davantage plaisir. Si nous achetions moins de nourriture et si nous donnions ce que nous ne consommons pas à une banque alimentaire, cela ferait une réelle différence pour ceux qui ne mangent pas à leur faim.

Vous parviendrez mieux à vous arrêter de manger lorsque vous êtes rassasié en organisant votre environnement de façon adéquate. Nous nous en remettons tous, dans une certaine mesure, à nos habitudes ou à des signaux externes pour décider quand arrêter de manger, donc nous devrions pouvoir les programmer pour qu'ils nous viennent en aide. Une assiette vide est un signal fort indiquant que le repas est terminé, comme les chercheurs l'ont découvert en remplissant discrètement des bols de soupe par en dessous, poussant les sujets à consommer 76 % de nourriture supplémentaire, tout en estimant qu'ils avaient à peine augmenté leur apport calorique[5]. La diversité perçue accroît aussi l'absorption de nourriture : les gens mangent 43 % plus de M&M's dans un récipient contenant dix couleurs de friandises que dans un autre n'en contenant que sept, alors que les sucreries ont toutes le même goût[6]. Manger de façon inconsciente peut être déclenché par la vue ou l'odeur de nourriture. Les gens se servent de plus petites portions dans des verres plus hauts et plus étroits ou dans des assiettes ou des bols plus petits, ou lorsqu'ils utilisent une plus petite cuillère pour servir[7].

Depuis un siècle, non seulement la taille des portions n'a pas cessé d'augmenter, mais les assiettes sont aussi devenues plus grandes. Nos arrière-grands-parents mangeaient dans des assiettes qui avaient la taille de nos actuelles assiettes à dessert. Nous pourrions nous inciter à remarquer que nous sommes rassasiés avant d'avoir trop mangé en utilisant de plus petites assiettes et en nous servant de plus petites portions. Nous pourrions aussi rapporter les plats à la cuisine après nous être servis au lieu de les laisser sur la table. Allez vous resservir seulement si votre assiette est vide depuis quelques minutes et si vous avez toujours faim. Le but n'est pas de vous inciter à manger moins, mais de vous éviter de manger trop par inadvertance.

Un autre signal externe que beaucoup de gens utilisent pour déterminer la quantité de nourriture ingérée est le volume des aliments. Dans des études à court terme, des chercheurs ont constaté que nous avons tendance à manger une certaine quantité de nourriture pour le petit déjeuner, le déjeuner ou le dîner, et que les personnes qui mangent moins que leur quantité habituelle sont insatisfaites. C'est probablement dû à la fois à l'attente d'un certain nombre de bouchées et à la sensation d'avoir l'estomac plein à la fin du repas. Ce raccourci mental induit une tendance à trop manger d'aliments riches en énergie, comme des bonbons ou un steak, ce qui peut contribuer à la prise de poids si cela se produit souvent. Pour éviter de manger plus d'aliments énergétiques que nécessaire pour l'organisme, une tactique consiste à manger lentement, pour laisser la possibilité aux capteurs de satiété du cerveau de jouer leur rôle. Vous pouvez aussi commencer le repas par une soupe ou une salade et garder l'aliment énergétique pour la fin. Les personnes qui cuisinent peuvent réduire la densité énergétique de certains aliments en les mélangeant à des légumes ou en les servant à part.

Modifier l'effort requis pour obtenir la nourriture, ne serait-ce que légèrement, exerce l'un des effets inconscients les plus forts sur la quantité ingérée[8]. La facilité d'accès à la nourriture a considérablement augmenté depuis un siècle et c'est une contribution majeure au grignotage. On mange moins de bonbons quand on doit parcourir deux mètres pour atteindre la boîte que si cette dernière est posée sur notre bureau. La clientèle d'une cafétéria mange deux fois moins de glace lorsqu'il faut ouvrir la porte du congélateur que lorsque ce dernier est accessible en permanence. On mange plus d'amandes émondées que d'amandes à décortiquer et on mange moins s'il faut ouvrir de nombreux petits paquets plutôt qu'un seul gros emballage. Les leçons à en tirer pour la maison sont évidentes : rangez les bonbons et les aliments gras au fond du placard ou du réfrigérateur, ou gardez-les à la cave ou dans la buanderie. En revanche, placez les aliments sains, comme les noix et les fruits, à portée de main. Ne laissez pas de nourriture (sauf les fruits) en vue. Préparez les légumes avant de les ranger pour pouvoir les grignoter facilement. Les restes peuvent être problématiques dans ce contexte, parce qu'ils sont facilement accessibles. S'ils sont trop tentants, congelez-les pour vous laisser le temps de vous demander si vous avez vraiment faim avant de manger.

Un excellent moyen de réduire l'alimentation automatique est d'éviter de faire vos courses de façon inconsciente. Les aliments que vous aurez achetés seront probablement consommés. Attention : il ne s'agit pas d'une recommandation pour un régime basé sur des placards de cuisine vides qui vous conduiraient à manger beaucoup de plats tout prêts ou à aller au restaurant. Au lieu de cela, achetez les aliments que vous aimeriez manger plus souvent en grands conditionnements. Achetez des petits paquets de chips et des grandes boîtes de conserve de haricots verts. Fixez-vous pour objectif d'acheter une certaine quantité de légumes ou de fruits et pas plus d'un paquet de biscuits. Pour commencer, choisissez des aliments que toute la famille apprécie, et pas tout un tas d'ingrédients que personne ne sait préparer. Quand le frigo est plein d'aliments inhabituels, on finit souvent par aller chercher une pizza. Prévoyez des produits sains à grignoter, qui soient facilement accessibles et qui ne demandent pas beaucoup de préparation. Au bureau, on a tendance à privilégier l'aspect pratique. Ceux qui préparent leur repas à l'avance mangent plus sainement que ceux qui mangent dehors, le pire étant d'aller se chercher un encas au distributeur. Si vous apportez des aliments sains, vous ferez plus facilement les bons choix.

On a aussi tendance à trop manger lorsque l'on est détendu. Les restaurants investissent dans un éclairage tamisé et de la musique douce parce qu'une ambiance agréable nous incite à nous attarder en prenant un dessert ou en commandant une autre boisson. Demander au serveur d'emballer les restes dès que vous êtes rassasié ou commander un café après un repas peut nous éviter de manger inconsciemment tout en nous permettant de continuer à profiter de l'ambiance. Manger en compagnie d'amis prolonge la durée des repas et la quantité de nourriture ingérée, alors que nous avons tendance à manger moins lorsque nous sommes stressés, lors d'un premier rendez-vous ou d'un entretien. Les autres peuvent aussi établir des normes sociales nous suggérant quelle quantité de nourriture nous devrions manger dans telle ou telle circonstance, ce qui peut nous inciter à manger plus ou moins, en fonction des personnes qui nous accompagnent. Nous préférons généralement ne pas être la seule personne de la table à commander un dessert, mais nous pourrions nous laisser tenter, même si nous n'avons plus faim, si un autre convive en prend.

Les distractions, comme regarder la télévision en mangeant, empêchent la perception des signaux internes. Ce sont donc les signaux externes qui contrôlent la consommation. Les personnes qui mangent devant la télévision indiquent moins ressentir consciemment la faim que celles qui dînent sans distractions. On mange alors par habitude. Dans ce cas, mieux vaut privilégier de petites portions ou des encas bons pour la santé et conserver les paquets hors de portée. Ne mangez jamais des chips en piochant distraitement dans le sachet. Les personnes qui regardent beaucoup la télévision pèsent plus lourd en moyenne que celles qui ne la regardent pas, probablement en raison d'une combinaison d'alimentation inconsciente et d'exposition au marketing. Pour diminuer au maximum l'alimentation inconsciente, essayez de ne pas faire plusieurs choses en même temps.

Éviter de manger comme un automate est une excellente stratégie pour se soustraire à une prise de poids insidieuse d'une livre à un kilo par an que connaissent la plupart des adultes du monde occidental, souvent sans pouvoir en expliquer l'origine. Ce n'est pas anodin, car si l'on empêchait la lente escalade de la fourchette de poids, un individu moyen pèserait près de vingt kilos de moins à soixante-dix ans. Pourtant, malgré les déclarations d'experts comme Brian Wansink (qui a écrit l'excellent livre *Mindless Eating – Conditionnés pour trop manger*), ce n'est pas en évitant de manger comme des automates que les gens maigriront, parce que cela ne fera pas descendre la fourchette de poids visée par le cerveau.

Comme d'autres changements de mode de vie, éliminer le grignotage permet de faire descendre le poids jusqu'à l'extrémité basse de la fourchette sans avoir l'impression de se priver. Dans certains cas, les personnes qui ont grossi parce qu'elles mangeaient souvent alors qu'elles étaient déjà rassasiées découvriront que leur fourchette de poids visée n'a pas augmenté autant, ce qui leur permettra de maigrir lorsqu'elles cesseront de trop manger. Mais lorsque le poids chute au-dessous de la fourchette, le système de régulation énergétique encouragera la prise de poids en usant de tactiques qui sont tout aussi inconscientes que celles déployées par les agences de marketing pour nous pousser à manger plus.

Éduquer un consommateur conscient

L'alimentation inconsciente commence dès l'enfance. Les parents apprennent à leur enfant à réagir à des signaux externes au lieu de se fier à leur faim, ce qui augmente leur vulnérabilité ultérieure au marketing et à l'alimentation émotionnelle. L'alimentation des jeunes enfants est motivée par des signaux internes de faim et de satiété. Les nourrissons varient la quantité de lait qu'ils boivent en fonction de sa teneur en calories. À trois ans et demi, les enfants mangent exactement la même quantité de nourriture, quelle que soit la portion qui leur est servie. Mais à cinq ans, la consommation augmente régulièrement en fonction de la taille des portions, comme chez l'adulte[9]. Servir une plus petite part aide les enfants de cinq ans à manger la quantité qu'ils souhaitent, tout comme le fait de la leur servir sur une petite assiette. Les aptitudes d'alimentation intuitive des jeunes enfants les aident à réguler leurs apports nutritionnels sur une durée de plusieurs semaines, malgré une importante variation de la taille des repas[10]. Pourtant, les parents s'inquiètent lorsqu'ils voient que leur enfant ne mange presque rien à certains repas. L'enfant apprend alors à répondre à des signaux externes, comme lorsque sa grand-mère insiste pour qu'il reprenne du gigot ou qu'elle exige qu'il finisse son assiette, même s'il n'a pas faim. L'inquiétude des parents à propos de l'hyperphagie de leurs enfants, exprimée par des limites strictes de la taille des portions ou par le refus de les resservir à leur demande, peut aussi leur apprendre à ignorer leurs signaux de faim. À moins qu'un enfant présente une anomalie génétique qui s'exprime par un système d'équilibre énergétique défectueux (caractérisé par une faim permanente), les parents peuvent se fier sans arrière-pensées aux signaux internes pour réguler les apports nutritionnels de leur enfant.

Les parents oscillent entre pousser leur enfant à trop manger et s'inquiéter s'il mange trop. Les relations mère-fille sont souvent tendues sur le sujet de la nourriture. L'alimentation et l'image corporelle sont souvent des causes d'inquiétude pour les mères et elles s'attendent à être accusées de l'obésité future de leur enfant. Lorsqu'elles expriment cette inquiétude en essayant de limiter la quantité de nourriture que l'enfant est autorisé à manger, cela risque d'instaurer un cercle vicieux. Les enfants ayant un accès limité à la nourriture ont plus de risques de manger pour des raisons émotionnelles, ce comportement apparaissant généralement après l'âge de sept ans[11]. Les restrictions alimentaires augmentent aussi les préférences des enfants pour les aliments interdits, ce qui les amène à trop en manger lorsqu'ils sont disponibles, surtout les garçons[12]. Ce schéma n'est pas sans rappeler les effets des restrictions alimentaires chez l'adulte et l'adolescent. Comme les parents ne peuvent pas contrôler indéfiniment l'environnement de leur enfant, la stratégie de restriction est vouée à l'échec.

Une étude à long terme a suivi 140 familles ayant des filles âgées de cinq à neuf ans[13]. En moyenne, la tendance des filles à manger sans appétit augmente avec l'âge, malgré un niveau de départ équivalent dans tous les groupes. Que les filles soient de poids normal ou en surpoids à cinq ans, les restrictions alimentaires à cet âge prédisent qu'elles mangeront même si elles n'ont pas faim à sept et neuf ans. La plus forte hausse de l'alimentation sans appétit apparaît chez les filles qui sont déjà en surpoids à cinq ans et qui ont subi des restrictions alimentaires, peut-être parce que l'inquiétude éprouvée vis-à-vis du poids a motivé des efforts de restriction plus intenses chez ces filles. Mais les restrictions ne sont pas plus efficaces pour contrôler le poids des enfants qu'elles ne le sont chez les adolescents et les adultes. Au contraire, elles causent les mêmes comportements contre-productifs – consistant à manger en réponse à des signaux externes et à trop manger quand la nourriture est savoureuse – qui conduisent à manger automatiquement et à grossir. Les filles ayant un accès restreint à la nourriture ont plus de risques d'être en surpoids les années suivantes que celles qui sont autorisées à manger autant qu'elles le souhaitent[14].

Les interventions les plus efficaces pour réduire l'obésité ou encourager des comportements sains chez l'enfant ne se concentrent pas sur le poids. D'ailleurs, elles n'impliquent pas nécessairement l'enfant. Elles aident les parents et les écoles à offrir un environnement propice à une alimentation saine et à la pratique d'activités physiques. Des pesées régulières ou des manifestations d'inquiétude à propos du poids d'un enfant ont plus de risques d'aboutir à des troubles alimentaires qu'à prévenir l'obésité future. Elles ont davantage tendance à accroître les risques d'obésité.

Pour tester la capacité à ressentir la faim et la satiété, des chercheurs ont demandé aux participants de l'étude d'avaler une portion de nourriture ou de boisson, puis ils les ont autorisés à manger autant qu'ils le voulaient. Comme l'apport énergétique de la portion initiale varie, les personnes qui savent se fier à leurs signaux internes ajustent les quantités ingérées en conséquence. Les personnes qui réagissent à des signaux externes ont tendance à manger la même quantité dans les deux cas. L'ajustement, appelé « compensation des apports caloriques », faiblit avec l'âge et il est moins efficace chez les enfants en surpoids. Une étude portant sur des frères et sœurs révèle que les enfants de cinq ans compensent presque parfaitement le contenu énergétique de la portion initiale, tandis que les enfants plus âgés et de poids normal ont tendance à surcompenser en mangeant moins de calories totales quand la portion initiale est grande. Les enfants plus âgés en surpoids sous-compensent en mangeant plus de calories totales après avoir reçu une portion initiale plus grande[15]. Une autre étude portant sur des jumeaux âgés de quatre à sept ans démontre que les mères étaient plus restrictives avec le jumeau le plus gros qui présentait une moins bonne compensation des apports caloriques[16]. Ces études suggèrent que les restrictions alimentaires poussent à se fier aux signaux externes et à prendre du poids, au lieu d'être une simple réaction parentale à une hyperphagie génétique de leurs enfants.

Les restrictions alimentaires chez l'enfant sont aussi problématiques d'un point de vue nutritionnel. Les régimes basses calories peuvent les empêcher de grandir normalement et les régimes pauvres en graisses sont associés à une carence en nutriments. Parce qu'ils sont en pleine croissance, les enfants ont des besoins énergétiques supérieurs à ceux des adultes par kilo de masse corporelle. Les jeunes enfants ont aussi besoin de beaucoup plus de matières grasses que les adultes. Pour les enfants de moins de deux ans, les instituts nationaux américains pour la santé recommandent une part de 50 % des apports caloriques sous forme de lipides. Pour les enfants de plus de deux ans, cette part doit représenter de 25 % à 35 % des calories. Pour compliquer encore les choses, il est difficile de connaître le poids idéal des enfants, car ils ont tendance à s'enrober avant une poussée de croissance. Se fier aux sensations de faim et de satiété d'un enfant pour réguler la quantité de nourriture ingérée est un bon moyen de gérer cette complexité.

Cela ne signifie pas que les enfants doivent prendre toutes les décisions concernant leur alimentation et encore moins qu'ils doivent s'alimenter de bonbons pour le reste de leur vie. La majorité des enfants aiment les aliments gras, salés et sucrés. C'est une préférence alimentaire innée qui n'est pas liée à l'expérience. La plupart des autres préférences alimentaires se forment au début de la vie, en commençant dans le ventre de la mère et en continuant jusqu'à l'âge d'environ deux ans. Pour éviter que les enfants n'accordent une valeur excessive aux sucreries, proposez-leur des aliments variés dès le plus jeune âge, car les préférences gustatives apprises dans la petite enfance perdurent. Les enfants préfèrent les aliments qui leur semblent connus, y compris les saveurs issues de l'alimentation maternelle qui étaient présentes dans le liquide amniotique et le lait maternel. Donc, même les mères qui n'aiment pas les légumes devraient envisager de faire l'effort d'en manger pendant leur grossesse. Si une mère qui nourrit son enfant au sein mange de l'ail ou du jus de carotte, son bébé réagit moins si le même goût est ajouté dans son biberon. Les bébés qui boivent du lait de soja (à cause d'une allergie au lait de vache), qui a un goût amer, sont plus tolérants à l'amertume et ont plus de chances d'apprécier les légumes amers à cinq ans que les enfants qui ont bu du lait infantile à base de lait de vache[17]. En général, pour une juste répartition des responsabilités, les parents devraient décider quels aliments sont disponibles et à quel moment, tandis que les enfants choisiront la quantité qu'ils souhaitent ingérer[18].

Bien que les enfants aient besoin de manger des légumes, en faire un sujet de conflits familiaux a peu de chances d'aboutir au résultat désiré. Contrairement à nos attentes culturelles, lorsqu'on laisse des enfants de trois à six ans décider des quantités qu'ils souhaitent manger, ils mangent davantage de fruits et de légumes[19]. Pour les légumes que les enfants aiment déjà, leur servir de plus grandes portions augmentera probablement les quantités ingérées. Essayer d'étendre la palette d'aliments acceptés par l'enfant pour inclure des choix plus sains en vaut aussi la peine, bien que cela ne se fasse pas sans efforts[20]. Permettre aux enfants de participer à la préparation du repas leur donne souvent davantage envie de manger de tout. Les habituer peu à peu en leur demandant de goûter une bouchée d'un aliment inconnu à une douzaine de reprises est plus efficace que d'exiger qu'ils en mangent une pleine assiette dès le premier essai. Une autre façon de faire manger plus volontiers des légumes aux enfants est de les mélanger à un aliment qu'ils apprécient, comme du lait ou même du sucre, ce qui finira par leur faire apprécier le légume seul. Si nécessaire, les jeunes enfants peuvent consommer des légumes réduits en purée et mélangés à d'autres aliments[21]. Toutes ces approches fonctionnent aussi chez les adultes qui n'aiment pas les légumes.

Cela vaut aussi la peine de tenter d'accroître la variété des aliments que les enfants apprécient. À l'âge d'un an, la plupart des bambins ne sont pas trop difficiles sur ce qu'ils enfournent dans leur bouche. Donc leur proposer un vaste choix d'aliments à ce stade devrait étendre la palette des goûts qu'ils apprécieront une fois adulte. Vers deux ans, la plupart des enfants deviennent plus difficiles, donc il est préférable de commencer plus tôt. Il leur suffit de voir quelqu'un faire la grimace en mangeant pour les dissuader de goûter. L'apprentissage social a été observé chez les jeunes bébés et il joue un grand rôle dans les préférences alimentaires, les enfants étant prédisposés à aimer les aliments qui leur sont proposés par des adultes sympathiques.

Cet apprentissage est à double tranchant dans les familles chez qui la nourriture est une source de stress, car cela peut mener à des comportements durant les repas qui transmettent de l'anxiété à la génération suivante. Pour éviter d'accabler les enfants avec des habitudes alimentaires malsaines, n'utilisez pas la nourriture comme récompense ou comme punition (« Tu resteras à table jusqu'à ce que tu aies fini tes brocolis »). Évitez également de qualifier les aliments de « bons » ou de « mauvais ». Le problème avec les étiquettes, c'est que l'on a tendance à voir les choses en blanc ou en noir. Les agences de marketing savent que les étiquettes du type « allégé » ou « naturel » influencent inconsciemment les consommateurs à manger plus, sans remarquer que l'aliment pauvre en matières grasses est riche en sucre, par exemple. Quand un aliment est qualifié de « sain », on s'attend souvent à ce qu'il ne soit pas aussi bon que l'alternative qui n'est pas saine. Qualifier un aliment de « mauvais pour la santé » peut aussi le rendre plus attrayant pour les enfants en le définissant comme une récompense rarement accessible.

Automatiser une alimentation saine

Toutes ces techniques peuvent être utilisées non seulement pour diminuer l'alimentation sans conscience, mais aussi pour détourner l'habitude inconsciente de manger des aliments gras et sucrés au profit de fruits, de légumes, de noix et d'autres aliments sains. Parce que la qualité a plus d'importance pour la santé que la quantité, cette approche peut être plus bénéfique à long terme. Par exemple, essayez de servir des aliments sains en grandes portions et de les rendre plus facilement accessibles que les aliments gras et sucrés. Laissez le saladier sur la table et remettez le rôti et les pommes de terre à la cuisine pour inciter à se resservir de salade. Rendez les légumes plus appétissants en les proposant en bâtonnets à l'apéritif, en les arrosant d'huile d'olive ou en les cuisinant en gratin. Contrairement à des croyances répandues, les vitamines et les fibres ne disparaissent pas lorsque les légumes sont mélangés à des matières grasses. Si un membre de la famille insiste pour garder des aliments gras et sucrés à la maison, veillez à ce qu'ils soient rangés hors de portée pour éviter une consommation inconsciente.

Dans un environnement aménagé pour encourager l'alimentation automatique, nous devons déployer beaucoup d'efforts pour éviter de succomber. À moins que la nourriture ne soit votre principal centre d'intérêt, certaines décisions seront dictées par l'habitude. Nous mangerions sans doute mieux et nous apprécierions davantage la nourriture si la consommation de brocolis devenait automatique et si nous prenions le temps de savourer notre glace au lieu de nous bâfrer. Mais, pour beaucoup d'entre nous, c'est l'inverse. Se gaver de chips devant la télévision ne sert probablement pas les objectifs alimentaires de la majorité des gens, à moins que l'un d'eux ne soit d'être en mauvaise santé. Gardez plutôt des fruits, des légumes et des noix à portée à main pour le grignotage automatique et réservez les aliments gras et sucrés pour les occasions où vous saurez les déguster. L'idée n'est pas de vous rendre malheureux en vous privant, mais de rester heureux et en bonne santé en mangeant autant que vous le souhaitez – vous seul pouvez décider de la quantité appropriée –, mais pas plus.

En règle générale, les experts préconisent de se fixer comme objectif de ne pas prendre de poids, ce qui est réalisable sans déployer d'efforts héroïques, plutôt que de s'imposer de perdre beaucoup de poids et de ne pas le reprendre, ce qui est souvent voué à l'échec. Le prochain chapitre devrait vous fournir quelques outils pour vous aider à atteindre cet objectif, ainsi qu'à mener à bien le plus vaste projet d'un mode de vie meilleur pour prévenir ou inverser les plus gros risques qui nous menacent dans le monde moderne. Les personnes qui s'efforcent de se dépenser plus, de manger des légumes et de réduire le stress sont en bien meilleure santé que la plupart des gens au régime. Prendre et perdre éternellement les mêmes dix kilos n'est pas une méthode efficace pour rester en bonne santé. Si nous nous efforçons de respecter des bonnes habitudes la plupart du temps, les petits plaisirs occasionnels ne laisseront que d'agréables souvenirs.

13

Mieux vaut être en bonne santé que mince

Emma Lewis consulte le moins possible parce que les médecins ont tendance à se focaliser sur son poids plutôt que sur ses symptômes[1]. Un soir, elle sortit danser pendant quatre heures et elle se tordit la cheville alors qu'elle devait parcourir plusieurs kilomètres à pied pour rentrer chez elle, « parce qu'elle portait des chaussures inadaptées ». Le lendemain matin, lorsqu'elle consulta son médecin, il lui conseilla de faire plus de sport. Cette recommandation n'avait rien à voir avec un nouveau traitement contre les entorses. Il considérait qu'il était plus important qu'elle perde du poids plutôt que de soigner sa cheville. Peu lui importait qu'elle fasse déjà beaucoup d'exercice, qu'elle ait une alimentation végétarienne à base de céréales complètes, ou qu'elle soit haltérophile et puisse soulever 100 kg, ou encore que sa tension sanguine et son taux de glycémie soient normaux. Au lieu de ça, son raisonnement était le suivant : puisqu'elle est obèse, elle doit être en mauvaise santé, donc maigrir doit être sa priorité.

L'hypothèse que la corpulence détermine directement la santé des individus est communément répandue, mais elle est fausse, et nuisible qui plus est. Elle conduit à un manque de soins médicaux et à la détérioration de la confiance inspirée par les médecins à leurs patients, ce qui empêche ces derniers de se soigner[2]. À l'échelle de la société, cela fait craindre une « épidémie d'obésité » qui augmente les pressions en incitant à suivre un régime alors qu'il n'a jamais été prouvé que les régimes sont bons pour la santé à long terme.

Heureusement, ce n'est pas parce que nous refusons de succomber à l'obsession culturelle du surpoids que nous sommes condamnés à tomber malades et à mourir jeunes. Certes, les personnes obèses ont plus de risques d'être atteintes de diverses maladies et de mourir précocement que les personnes minces. Mais il a été démontré que l'obésité est statistiquement associée à la maladie en grande partie parce que les facteurs qui mènent au diabète et aux crises cardiaques augmentent aussi les risques d'obésité. Ces facteurs de risques incluent notamment une activité physique insuffisante, le stress, le manque de sommeil et une mauvaise alimentation. Pour être en meilleure santé, les gens peuvent changer de comportements – même si cela n'influera pas nécessairement sur leur poids. Mais au lieu de cela, ils sont obnubilés par leur corpulence – et leur médecin avec eux – comme étant une fin en soi. Ce n'est pas une bonne nouvelle, car, pour toutes les raisons que nous venons d'énumérer, la corpulence est la plus difficile à changer. Mais il y a tout de même un point positif : la corpulence est probablement le facteur le moins décisif pour la santé[3].

Malheureusement, la plupart des recherches portant sur le poids et la santé continuent de se focaliser sur l'amaigrissement. Les financements sont rares pour les études à plus long terme, qui révèlent que les régimes sont inefficaces, ou pour les interventions pour prévenir la prise de poids ou pour promouvoir une bonne santé sans faire de régime. Seuls quelques scientifiques marginaux étudient comment rester en bonne santé avec un poids plus élevé, sujet qui mériterait que l'on y accorde plus d'attention. Par exemple, Janet Tomiyama de l'université de Californie, à Los Angeles, dirige l'étude Health Registry of Obesity (HERO), qui vise à déterminer les caractéristiques distinguant les personnes obèses en bonne santé de celles qui sont en mauvaise santé[4]. En s'inscrivant dans ce registre, les participants peuvent contribuer à faire évoluer le discours médical pour qu'il se focalise davantage sur la santé que sur la perte de poids.

Franc-parler sur le poids et les risques pour la santé

Dans ce livre, je mentionne que les personnes sont de « corpulence normale », « en surpoids » et « obèses », mais j'aimerais clarifier ce que j'entends – et ce que je n'entends pas – par ces termes. Le secteur de la santé publique définit ces catégories en se basant sur l'indice de masse corporelle (IMC), qui correspond au poids d'un individu en kilogrammes divisé par le carré de sa taille en mètres. Les personnes ayant un IMC compris entre 18,5 et 24,9 appartiennent à la catégorie de poids normal. Un IMC de 25 à 29,9 indique un surpoids, alors qu'un IMC qui dépasse 30 est un signe d'obésité. Les athlètes musclés sont souvent mal classés par ce système (en 2005, plus de la moitié des joueurs de la National Football League étaient techniquement obèses[5]), mais ce n'est pas un problème majeur, car la majorité d'entre nous ne sont pas assez musclés pour que cela exerce une grande influence sur notre poids.

Le problème majeur est que les limites entre ces catégories ne correspondent pas à celles basées sur les indices de risques, d'après les statistiques établies par les chercheurs des Centres américains pour le contrôle et la prévention des maladies[6]. Les femmes à l'extrémité basse de la catégorie de corpulence dite normale, qui ont un IMC compris entre 18,5 et 20, présentent le même risque de mort précoce que les femmes qui se situent à l'extrémité basse de la catégorie obèse, comprise entre 30 et 35. S'ils se situent à l'extrémité basse de la plage définie comme normale, les hommes ont les mêmes risques que s'ils avaient un IMC de 35 à 40. Les personnes qui se situent dans la catégorie dite en surpoids présentent le risque le plus faible et ont légèrement moins de risques de mourir précocement que les personnes de corpulence normale. Les individus en surpoids ont plus de risques de présenter une insuffisance cardiaque ou un diabète, mais ils ont aussi moins de risques de mourir de ces affections que les sujets de corpulence normale – c'est ce que l'on appelle le paradoxe de l'obésité qui a été observé pour divers risques pour la santé. Enfin, le risque de mortalité précoce dans la catégorie obèse n'augmente pas de façon très prononcée jusqu'à un IMC de 35. Cela tend à suggérer que les plages « normales » et « en surpoids » sont trop basses.

Les risques évoluent aussi en fonction de l'âge[7]. Pour les personnes âgées de vingt à trente ans, l'indice de risque reste bas sur une vaste fourchette de poids, allant d'un IMC de 15 à un IMC de 30. Plus on vieillit, plus un poids bas présente un risque élevé, alors qu'un poids élevé présente moins de risques. C'est probablement dû au fait que les personnes plus âgées ont plus de risques d'être atteintes de maladies graves. De plus, avoir une corpulence supérieure offre une protection contre la perte de poids associée à la maladie. À cinquante ans, l'extrémité basse de la fourchette normale présente un certain risque. À soixante-cinq ans, l'indice de risque de l'obésité est compensé par les avantages, et il n'y a donc aucun intérêt statistique à appartenir à la fourchette de corpulence normale par rapport à celle de l'obésité. En particulier, à cet âge, un IMC de 19 est lié au même indice de risque qu'un IMC de 40. À partir de soixante ans – catégorie importante pour les statistiques de mortalité puisque la plupart des personnes meurent vieilles –, la fourchette de poids présentant le moins de risques est celle du surpoids.

Par le passé, les fourchettes pondérales étaient définies de façon plus juste. En 1998, un comité d'experts réuni par les instituts nationaux américains pour la santé a abaissé la définition du surpoids d'un IMC de 27,3 pour les femmes et 27,8 pour les hommes à 25 pour les deux sexes. La nouvelle définition a fait basculer 35,4 millions d'Américains dans la catégorie des personnes obèses du jour au lendemain[8]. À l'époque déjà, on s'accordait à dire que les catégories normales et en surpoids étaient trop basses. Une explication possible de ce changement est que sept des neuf membres du comité dirigeaient des cliniques d'amaigrissement, ce qui laisserait évoquer l'éventualité d'un conflit d'intérêts dans le fait de déclarer que des dizaines de millions d'individus avaient besoin de leurs services.

Un autre conflit d'intérêts potentiel peut être constaté dans le fait que le comité fédéral a suivi l'avis du rapport publié en 1995 par l'Organisation mondiale pour la santé qui a été rédigé par un consortium essentiellement composé d'entreprises fabriquant des pilules d'amaigrissement, dont Hoffmann-La Roche et Abbott Laboratories. On constate que de nombreux chercheurs dans le domaine de l'obésité ont des liens financiers avec des entreprises pharmaceutiques ou des cliniques d'amaigrissement. Lorsque nous comparons le fruit de leurs recherches avec leurs recommandations en matière de santé publique, il apparaît que ces intérêts financiers produisent les effets escomptés par les industriels. Bien que les médecins nient souvent être influencés par les cadeaux des entreprises pharmaceutiques, de nombreuses études démontrent que leur comportement reflète les financements, même s'ils n'ont pas conscience de cette tendance. Si l'on considère que les sociétés pharmaceutiques sont informées des prescriptions établies par les différents médecins, on peut se demander pourquoi elles continueraient à leur offrir des cadeaux si ces derniers étaient sans effet.

Le surpoids et l'obésité infantile sont déterminés par une autre méthode – plusieurs méthodes, d'ailleurs[9]. Le poids des enfants varie en fonction de leur croissance. Une prise de poids peut signifier qu'ils se préparent à une poussée de croissance. De plus, la plupart des enfants sont maigres jusqu'à six ans, puis ils commencent à se remplumer. Pour tenir compte de toute cette variabilité, le corps médical définit généralement le surpoids comme une corpulence dépassant le 85e percentile d'une répartition de l'IMC de référence en fonction de l'âge et du sexe de l'enfant, et l'obésité comme dépassant le 95e percentile. Par conséquent, les enfants qui se situeraient dans la tranche haute de 15 % de l'IMC de leur âge sont considérés en surpoids et ceux qui se situeraient dans la tranche haute de 5 % sont considérés comme étant obèses. Une population de référence a été échantillonnée pour le National Health and Nutrition Survey II, et une enquête a été réalisée entre 1976 et 1980. Un garçon de huit ans en 2015 est qualifié d'obèse si 95 % des garçons de son âge à la fin des années 1970 avaient un IMC inférieur au sien. L'utilisation de différentes populations de référence ou de différentes limites de percentiles peut aboutir à des estimations très différentes du pourcentage d'enfants en surpoids ou obèses. Aucune de ces estimations n'est directement liée aux conséquences sur la santé, car la hausse potentielle du risque de maladies ne s'exprimera pas avant plusieurs décennies. C'est pourquoi la décision de définir une corpulence particulière comme étant anormale dans l'enfance semble quelque peu arbitraire. Cela peut aussi causer beaucoup de mal : stigmatiser les enfants à cause de leur morphologie augmente les risques de troubles alimentaires et de prise de poids. Étant donné ce risque, l'expert en amincissement Yoni Freedhoff affirme que les parents ne devraient pas peser leurs enfants[10]. Se concentrer sur une alimentation nourrissante et une activité physique divertissante pratiquée en famille est une bien meilleure façon de préparer ses enfants à une vie saine que d'essayer de gérer leur poids (ce qui est voué à l'échec).

La santé, pas la minceur

Se concentrer sur des habitudes saines plutôt que sur son poids est aussi un bon conseil pour des adultes. Bien que la plupart des médecins conseillent à leurs patients de suivre un régime dès qu'ils dépassent la fourchette de poids normal, cette recommandation n'est pas scientifiquement fondée. Aucune étude n'a jamais démontré que maigrir en opérant des changements de mode de vie améliore la santé à long terme, et ce pour une raison simple : personne ne sait comment maintenir une perte de poids substantielle chez un certain nombre de personnes pendant plus de deux ans. Chez les animaux de laboratoire, il a été prouvé qu'une perte de poids permanente améliore la santé. À moins que vous ne soyez prêt à vivre en cage avec un distributeur d'aliments pour le reste de votre vie, cette étude ne s'applique probablement pas à vous. Nous ferions mieux de nous préoccuper davantage de ce qu'il advient des personnes qui sont confrontées aux possibilités accessibles dans le monde réel. La difficulté persistante de perdre du poids suggère une stratégie que de nombreux experts recommandent désormais aussi : se concentrer sur le maintien d'un poids stable à l'âge adulte. Pour les personnes qui mangent correctement et pratiquent une activité physique régulière, ce poids n'a pas besoin d'être particulièrement bas.

Même lorsque des problèmes de santé sont directement causés par la prise de poids, cela ne signifie pas que la perte de poids est la seule solution. Par exemple, la leptine, qui est une hormone libérée par les cellules de graisse, agit directement sur une région du cerveau, l'hypothalamus dorsomédial, afin d'augmenter la tension artérielle[11]. Toutefois, ce résultat n'est pas inévitable, parce qu'il est possible de faire baisser la tension artérielle en pratiquant une activité physique, en limitant le stress ou en suivant un traitement médical. La seule alternative pour la majorité des individus est de réduire temporairement leur tension par un régime, puis de constater qu'elle remonte en même temps que l'aiguille de la balance.

L'étude Look AHEAD s'est efforcée de démontrer que l'amaigrissement améliore la santé en déterminant que les régimes de longue durée réduisent les insuffisances cardiaques chez les sujets diabétiques. Au bout de neuf ans et six mois, l'étude a été interrompue lorsqu'une analyse de futilité révéla qu'il serait difficile de produire une différence dans la santé cardiaque des groupes d'intervention et de contrôle, même si plus de la moitié des participants maintenaient une perte de poids d'au moins 5 % – définition médicale moderne d'un amaigrissement réussi[12]. (Cette définition a peu à peu été revue à la baisse : du retour dans la fourchette de poids normale à une perte de 20 % de la masse corporelle, puis 10 %, pour finir à 5 %, au fur et à mesure que les études démontraient à quel point il est difficile de remplir ces objectifs. Néanmoins, les experts en amaigrissement insistent sur le fait que chacun de ces objectifs de plus en plus modestes produisent d'importants bénéfices sur la santé.) Un argument évident est que perdre 2,6 kg n'est pas suffisant pour en tirer des avantages substantiels sur le plan de la santé puisque cela ne ferait pas changer de catégorie la majorité des personnes obèses ou en surpoids. Cette réponse confirme mes arguments. Si une quantité quelconque de perte de poids améliorait la santé, aucun régime connu ne permet de la réaliser – pas même un régime associé à un soutien intensif à long terme d'une population hautement motivée.

Un reproche pourrait être adressé à l'encontre des études

épidémiologiques qui ne parviennent pas à démontrer une mortalité réduite associée à la perte de poids : leurs résultats sont contaminés par des personnes qui ont perdu du poids parce qu'elles sont malades (elles sont atteintes d'un cancer, par exemple). Pour éviter ce problème, certains chercheurs refusent de considérer les données de participants qui pourraient avoir perdu du poids à cause d'une maladie et excluent de leurs échantillons toutes les personnes ayant déjà fumé, par exemple. Le problème de cette approche est qu'elle exige d'exclure les données de plus de la moitié de la population, y compris de nombreux fumeurs qui ne sont pas atteints du cancer – et qui diffèrent probablement par bien des aspects des participants qui ont été retenus[13]. Une façon plus sensée d'évaluer les effets d'un amaigrissement volontaire pourrait être de demander aux gens s'ils tentent actuellement de maigrir, pour éviter de tenir compte de ceux qui maigrissent accidentellement parce qu'ils sont malades, puis de suivre l'évolution de leur santé au cours des années suivantes. L'une de ces études a démontré que les personnes qui ont maigri entre 1975 et 1981, après avoir fait état de leur intention de maigrir en 1975, avaient plus de risques d'être mortes avant 1993 que les personnes qui voulaient maigrir mais dont le poids était resté stable ou avait augmenté[14].

Le poids fait le yo-yo à cause des régimes

Il est difficile de trouver des personnes qui ont réussi à perdre du poids à long terme, mais on trouve très facilement des gens qui prennent et qui perdent du poids de façon cyclique. La forte probabilité de prise de poids chez les habitués du yo-yo a été abondamment démontrée[15]. Ces fluctuations peuvent aussi engendrer des problèmes de santé, bien que les preuves soient moins évidentes. Des études à long terme ont démontré que les personnes dont le poids varie ont plus de risques de mourir au cours de l'étude de suivi que celles dont le poids reste stable, quel que soit ce poids. Ce schéma a été mis en évidence chez les anciens élèves d'Harvard[16] (population qui ne compte pas beaucoup de personnes en surpoids), chez des Allemands d'âge moyen[17], chez un échantillon représentatif de la population américaine[18] et dans l'étude de Framingham sur les facteurs de risques cardiaques, entre autres[19]. Mais l'épidémiologie implique un grand nombre d'ajustements statistiques pouvant faire pencher les résultats dans un sens ou dans l'autre. Il n'est donc pas surprenant que d'autres chercheurs ne soient pas d'accord étant donné que ce sujet est aussi controversé.

Deux grandes études qui incluaient des mesures tenant compte d'une perte de poids intentionnelle ont échoué à établir un lien entre un poids qui fait le yo-yo et la mortalité[20,21]. Cette information complémentaire peut expliquer les écarts de résultats, mais d'autres différences peuvent aussi être importantes, y compris les méthodes de mesure de la fluctuation du poids et les ajustements appliqués en fonction de différents facteurs confondants potentiels. Les participants à une étude étaient plus âgés que ceux des études qui établissaient un lien, ce qui n'est pas étonnant puisque le poids affecte moins la mortalité des personnes âgées. L'autre étude a démontré que la mortalité accrue des personnes dont le poids faisait le yo-yo était imputable à leur prise de poids pendant l'étude. Par conséquent, ces personnes finissent non seulement par prendre des kilos supplémentaires, mais par avoir plus de graisse abdominale – la forme la plus dangereuse pour la santé – et moins de muscles qu'au début. Ce sont ces changements qui peuvent expliquer leur mauvaise santé, plutôt qu'un facteur de contamination des statistiques qu'il faudrait éliminer.

Une explication possible de ces incohérences est que les conséquences sur la santé d'un poids qui fait le yo-yo sont particulièrement sévères chez les sujets de corpulence normale. Aux États-Unis, 46 % des femmes et 20 % des hommes au régime font partie de la fourchette de poids normale lorsqu'ils entament leur régime. Le yo-yo risque de changer leur constitution physique[22]. Dans l'étude sur l'effet de la privation de nourriture mentionnée précédemment, les hommes qui ont perdu 25 % de leur poids ont repris plus de graisse et moins de muscles au cours de la phase de reprise[23], ce schéma ayant aussi été observé chez d'autres personnes et chez le rat. La répercussion sur la santé d'un poids qui fait le yo-yo dans l'étude de Framingham était plus marquée chez les jeunes adultes qui faisaient des régimes, à l'âge où l'on a le moins de risques d'être en surpoids. Chez les Japonais, un poids qui fait le yo-yo est associé à une mauvaise régulation du glucose, des triglycérides élevés (la molécule qui concentre les acides gras pour leur stockage et leur transport), une hypertension artérielle et un (bon) cholestérol HDL chez les sujets de poids normal, mais pas chez les personnes en surpoids[24,25]. Une petite étude expérimentale réalisée sur cinq femmes de corpulence normale a déterminé que deux cycles de perte et de prise de 5 kg aboutissaient à une hausse des triglycérides et de la tension artérielle qui durait plus de trois mois après la fin du régime[26]. La conclusion évidente que nous pouvons tirer de tous ces travaux est que les régimes ne sont pas bons pour la santé et qu'ils n'allongent pas la durée moyenne de vie.

Le remède : pratiquer une activité physique

Pourquoi un médecin prescrirait-il une intervention avec un taux d'échec élevé et aucune preuve d'effets bénéfiques sur la santé à long terme ? La réponse est en partie liée au fait que les régimes sont souvent efficaces à court terme, ce qui occulte leurs inconvénients à long terme. Mais le fait le plus intéressant est que les personnes qui font un régime sont souvent en meilleure santé dans un premier temps. Notamment parce que la majorité des tentatives d'amaigrissement impliquent une activité physique accrue et une alimentation privilégiant les légumes, ne serait-ce que pour leur faible densité calorique. De nombreuses études défendent l'idée que l'activité physique et les légumes exercent une forte influence positive sur la santé, mais la plupart des personnes au régime (et leurs médecins) attribuent leur meilleure santé à la perte de poids, qui est généralement temporaire, plutôt qu'aux habitudes saines qui y sont liées. C'est honteux, car toutes les améliorations sur le plan de la santé qui sont dues à la perte de poids ont peu de chances d'être durables. Lorsque les personnes au régime cessent de perdre du poids ou commencent à en reprendre, elles abandonnent souvent leurs bonnes habitudes et en perdent les bénéfices pour leur santé. Si les habitudes saines étaient un objectif à part entière, les gens seraient tentés de les perdre parce que leurs objectifs de poids se sont révélés inatteignables. Il est difficile de changer radicalement de mode de vie, mais nous nous compliquons encore la tâche en essayant d'effectuer ces changements tout en luttant contre la fourchette de poids visée par le cerveau. Mieux vaudrait se concentrer sur des comportements qui sont plus faciles à améliorer, comme l'activité physique.

Le premier lien statistique entre l'activité physique et la santé a été établi par une étude réalisée par Jeremy Morris, un médecin qui, en 1949, a comparé les conducteurs de bus et de tramways aux contrôleurs[27]. Les 31 000 hommes provenaient de milieux similaires, mais les conducteurs étaient assis toute la journée tandis que les contrôleurs devaient monter et descendre 500 à 750 marches par jour. Morris constata que les contrôleurs avaient 30 % moins de risques que les chauffeurs de faire une crise cardiaque et, s'ils en faisaient, elles étaient moins graves. Il démontra aussi que les facteurs qui distribuaient le courrier avaient 25 % moins de risques de faire une crise cardiaque que les employés de bureau.

L'argument à propos de l'obésité et de l'activité physique avait déjà cours à l'époque. Morris l'a repris quelques années plus tard en profitant du fait que les chauffeurs de bus portaient des uniformes fournis par leur employeur, Transport for London. Lorsqu'il a comparé la taille de veste et de pantalon des hommes à leurs risques de crise cardiaque, il a découvert que bien que les contrôleurs soient plus minces en moyenne que les conducteurs, même les contrôleurs les plus corpulents étaient mieux protégés que leurs collègues conducteurs contre les crises cardiaques. Des études ultérieures menées par un élève de Morris, Ralph Paffenbarger, confirmèrent que l'activité physique diminue le risque de crise cardiaque, indépendamment du poids, dans des groupes variés, allant des dockers de San Francisco aux étudiants de Harvard. Ces deux types d'hommes avaient une activité physique intense. Morris, qui était sportif depuis l'enfance, vécut jusqu'à quatre-vingt-dix-neuf ans, tandis que Paffenbarger, dont les recherches l'incitèrent à se mettre à courir à quarante-cinq ans, vécut jusqu'à quatre-vingt-quatre ans, malgré une forte hérédité de maladies cardiaques.

L'un des élèves les plus connus de Paffenbarger, Steven Blair, est épidémiologiste à l'université de Caroline du Sud. Ayant grandi dans une ferme du Kansas, rien ne le prédestinait à devenir un grand scientifique. Après qu'une commotion cérébrale eut mis fin à sa carrière de sportif universitaire, il décida de suivre des études pour devenir entraîneur. Les cours de physiologie du sport éveillèrent son intérêt pour la science de l'activité physique et il finit par se consacrer à l'étude épidémiologique de l'influence de la forme physique sur la santé. Les preuves de l'importance de la forme physique lui parurent si convaincantes qu'il annexa les sanitaires d'un autre bâtiment du campus pour pratiquer plus d'exercices dans sa vie quotidienne.

Blair a démontré à maintes reprises que, quel que soit leur poids, les individus qui pratiquent plus d'activité physique sont en meilleure santé. Dans une méta-analyse, il compare les sujets en bonne forme physique avec des sujets en mauvaise forme physique et de différentes corpulences[28]. Les personnes qui pratiquent une activité physique, même modérément, ont entre 200 % et 250 % moins de risques de mourir précocement que celles qui sortent rarement de leur canapé, qu'elles soient de corpulence normale, en surpoids ou obèses. Au contraire, les sujets qui sont à la fois obèses et en forme n'ont que 21 % de risques de plus que les personnes qui sont de corpulence normale et en pleine forme. Cet effet beaucoup plus réduit n'est pas significatif statistiquement (les tests statistiques ne permettant pas d'exclure la possibilité que la découverte soit due au hasard). Ces données indiquent que la pratique d'une activité physique régulière est dix fois plus importante que le poids pour diminuer les risques de mortalité précoce.

Comme l'obésité est liée à une mauvaise condition physique, ces résultats suggèrent que les médecins ont confondu un facteur corrélé (l'obésité) avec un facteur de causalité (la forme physique) qui explique la majorité des risques de mortalité. Parmi les employés issus de la classe moyenne, par exemple, la forme cardiovasculaire mesurée par une épreuve d'effort sur tapis roulant est faible pour 9,2 % des participants de corpulence normale, pour 19,4 % du groupe en surpoids et pour 50,8 % des obèses[29]. Blair estime que la mauvaise condition physique est responsable de 16 à 17 % des décès aux États-Unis, alors que l'obésité n'est responsable que de 2 à 3 %, une fois que les effets de la forme physique ont été éliminés[30]. Ses recherches suggèrent aussi que l'exercice physique produit plus d'effets sur la santé des personnes obèses que sur celles de corpulence normale. Il est donc particulièrement important que les médecins encouragent leurs patients obèses à pratiquer une activité physique.

Le sport joue aussi un rôle important dans la prévention et le traitement du diabète. Faire travailler ses muscles brûle du glucose comme source d'énergie, donc le sport réduit la quantité de glucose dans le sang. Des chercheurs chinois ont comparé le rôle du régime alimentaire seul, de l'activité physique seule et du régime alimentaire plus l'activité physique dans la prévention du diabète chez les sujets ayant une intolérance au glucose[31]. Pendant la période de suivi de six ans, l'activité physique exerçait le plus d'effets en réduisant l'apparition du diabète de 46 % par rapport à aucun exercice. Dans le groupe qui suivait un régime alimentaire et pratiquait une activité physique, l'effet a été le même que chez celui qui se contentait de pratiquer une activité physique. Un rapport réalisé par la Cochrane Collaboration, constituée d'experts reconnus dans le domaine de l'évaluation des preuves médicales, a conclu que « l'activité physique améliore le contrôle de la glycémie et que cet effet est évident même sans perte de poids » chez les personnes qui sont déjà diabétiques[32]. Un autre rapport publié par Cochrane aboutit à une conclusion plus globale : « L'activité physique améliore la santé même en l'absence de perte de poids. »[33]

Peut-être qu'au lieu de se fier à la corpulence pour leur diagnostic, les médecins pourraient se servir d'indicateurs de santé, comme la tension artérielle, le cholestérol, les triglycérides et la tolérance au glucose. Une autre méta-analyse suggère que cette approche serait beaucoup plus précise[34]. Les personnes obèses présentant des indicateurs de santé qui se situent dans la fourchette normale n'ont que 19 % de risques de mortalité supplémentaires durant l'étude que les personnes de corpulence normale ayant de bons indicateurs. Comme dans la méta-analyse portant sur la forme physique, les perspectives pour des sujets qui sont de corpulence normale mais en mauvaise santé sont dix fois plus pessimistes, avec un risque multiplié par trois. Les personnes en surpoids ou obèses présentant de mauvais indicateurs de santé s'en sortent légèrement mieux que les sujets de corpulence normale. En résumé, la corpulence exerce peu d'influences sur la prévision des conséquences sur la santé au-delà de la limite dans laquelle le poids permet de prédire le niveau des indicateurs de forme physique et de bonne santé qui sont tous les deux plus fréquents parmi les personnes de poids normal, mais pas nécessairement.

Les médecins qui prescrivent une cure d'amaigrissement aux patients ne pratiquant pas d'activité physique régulière choisissent de promouvoir une intervention présentant un taux d'échec élevé, au lieu de préconiser un changement de mode de vie dont les obstacles sont moins élevés au début et des avantages bien documentés. La focalisation sur le poids nous incite à abandonner des habitudes qui sont efficaces pour améliorer notre santé lorsque nous cessons de perdre du poids ou que nous commençons à en reprendre. L'activité physique, une bonne alimentation et la réduction du stress pourraient parfaitement contribuer à nous rendre tous en meilleure santé, sans nous reposer sur le mirage de l'amaigrissement.

Pourquoi le sport est-il bon pour la santé ?

Un processus cellulaire sous-jacent lie l'obésité, la forme physique et le stress à des problèmes de santé comme le diabète et les maladies cardiaques. L'inflammation cellulaire est une réponse aux dérèglements du métabolisme qui peuvent finir par être nuisibles pour l'organisme. Comme nous l'avons vu précédemment, l'inflammation peut inciter le cerveau à augmenter la fourchette de poids visée. Cette réaction inflammatoire se produit notamment lorsqu'une cellule de graisse dépasse sa capacité de stockage.

La graisse en elle-même n'est pas le problème, tant qu'elle est cachée. Mais la graisse qui n'est pas stockée correctement cause une réaction inflammatoire. L'inflammation cellulaire augmente parallèlement la hausse du poids, non seulement dans les cellules graisseuses, mais aussi dans le foie, le pancréas et le cerveau[35]. Deux exemples illustrent bien l'importance du stockage des graisses sur la santé par rapport à la quantité de graisses. D'une part, éliminer plus de 10 kg de graisse abdominale chez une personne obèse par la liposuccion n'améliore pas sa sensibilité à l'insuline ou à des facteurs de risques de maladies cardiaques, car la liposuccion ne réduit pas la quantité de graisse stockée dans les cellules adipeuses restantes[36]. La perte de poids par liposuccion est généralement reprise ailleurs dans l'organisme en quelques mois, comme on pourrait s'y attendre, en raison du thermostat pondéral. D'autre part, les êtres humains et les animaux de laboratoire génétiquement prédisposés à ne pas produire de cellules de stockage des graisses sont très minces, mais cela ne les empêche pas d'être sujets à de nombreuses maladies associées à l'obésité. Ils présentent un taux de triglycérides élevé et une grave résistance à l'insuline. Comme leur graisse ne peut pas s'accumuler dans les cellules adipeuses, là où est sa place, elle se retrouve dans le foie (où elle augmente la production de glucose, de triglycérides et de cholestérol et finit par causer une cirrhose), dans les cellules produisant de l'insuline (ce qui conduit au diabète) et dans le cœur (entraînant des maladies cardiaques).

Les tissus graisseux peuvent se développer par une augmentation du nombre de cellules de stockage qui produisent peu d'inflammation, ou par une augmentation de la taille des cellules, ce qui cause une inflammation[37]. L'une des raisons pour lesquelles la graisse mal stockée est problématique est que les acides gras saturés peuvent activer directement les récepteurs qui déclenchent une réaction immune. De plus grosses cellules adipeuses sont moins sensibles à l'insuline que les petites, ce qui pourrait contribuer au développement du diabète. Chez les adultes, la graisse excédentaire est stockée dans les cellules existantes, car de nouvelles cellules adipeuses sont produites uniquement pour remplacer les anciennes. Un traitement à base d'un médicament stimulant l'ajout de nouvelles cellules adipeuses réduit la quantité de graisse stockée dans chaque cellule et améliore la sensibilité à l'insuline[38]. De même, lorsque des souris, devenues obèses et diabétiques suite à un régime riche en lipides, recevaient une injection stimulant la formation de cellules adipeuses, leur sensibilité à l'insuline s'améliorait et leur foie stockait moins de graisse[39]. Malheureusement, les médicaments qui améliorent la santé des cellules adipeuses augmentent aussi les risques de cancers, donc ils ne peuvent pas être utilisés en continu chez l'être humain. En revanche, l'inflammation cellulaire peut être réduite de diverses façons n'impliquant pas une perte de poids, dont l'activité physique.

L'inflammation est aussi aggravée par des facteurs autres que l'obésité. Par exemple, la solitude augmente le risque de mort précoce de 45 %[40]. L'isolement social est un fléau du monde moderne. Aux États-Unis, un quart des adultes ne connaissent personne avec qui discuter de sujets importants. La solitude accroît l'inflammation, détériore la qualité du sommeil et accélère la libération des hormones de stress[41,42]. Les souris socialement isolées présentent aussi une inflammation accrue qui les rend plus vulnérables aux lésions neurologiques[43]. L'ensemble de ces mécanismes peut contribuer au risque accru de syndrome métabolique chez les personnes seules.

Toutes les cellules adipeuses ne se valent pas, comme nous l'avons vu précédemment. La graisse viscérale, qui est stockée dans l'abdomen, est dangereuse parce qu'elle libère facilement des acides gras en les faisant passer dans le sang, où ils peuvent causer de l'inflammation[44]. Comme la graisse viscérale est plus active métaboliquement, elle est perdue préférentiellement au cours de l'activité physique, avec ou sans perte de poids, tandis que la graisse sous-cutanée résiste davantage. Les personnes obèses métaboliquement saines ont peu de graisse viscérale et font beaucoup de sport. Parmi les personnes obèses de même poids, celles qui ont peu de graisse abdominale ont tendance à ressembler aux personnes minces de par leur profil métabolique. Au contraire, celles qui ont beaucoup de graisse viscérale présentent une résistance à l'insuline et des triglycérides élevés, autant de signes annonciateurs de diabète et de maladies cardiaques[45]. Cela contribue à démontrer que la forme physique exerce plus d'influence que la corpulence sur la santé.

Si l'inflammation est le dénominateur commun des maladies liées aux dérèglements du métabolisme, les traitements anti-inflammatoires pourraient se révéler utiles dans la prévention de ces problèmes de santé. L'aspirine et les statines, qui présentent toutes les deux des propriétés anti-inflammatoires, contribuent à freiner l'évolution du syndrome métabolique vers des maladies cardiaques ou un diabète[46]. D'ailleurs, d'après des chercheurs, l'effet de réduction du cholestérol induit par les statines ne serait qu'un effet secondaire de l'action principale de réduction de l'inflammation. Les médecins testent divers autres médicaments qui pourraient bloquer l'inflammation et donc briser le lien avec le mode de vie – comme une mauvaise alimentation, le manque d'exercice et le stress – et leurs conséquences sur la santé.

Une autre approche qui pourrait protéger contre l'inflammation est le jeûne nocturne étendu. De nos jours, la lumière artificielle et la disponibilité des aliments permettent de manger toute la journée, puis de grignoter toute la soirée. Des expériences réalisées sur des animaux de laboratoire suggèrent que cette habitude nuit au métabolisme. Chez la souris, lorsque la nourriture est disponible pendant douze heures seulement durant la période de veille quotidienne, les régimes riches en graisses et en sucre provoquent moins de prise de poids et moins de stockage de graisses, sans changement du nombre total de calories ingérées[47]. L'alimentation limitée dans le temps diminue l'inflammation, améliore le cholestérol sanguin et les triglycérides et protège contre la résistance à l'insuline. Les mêmes avantages résultent d'une alimentation sur douze heures en semaine et d'un accès illimité dans la durée pendant le week-end.

Reste encore à démontrer que ces découvertes s'appliquent aussi aux êtres humains, car peu d'essais cliniques randomisés ont été menés. Au cours d'un essai, des adultes de corpulence normale présentent peu de différences dans la composition de leur organisme ou de leurs indicateurs de santé s'ils mangent un repas (jeûne de vingt heures) ou trois repas (jeûne de douze heures) par jour[48], mais l'étude ne porte pas sur l'effet sur la santé de périodes d'alimentation journalières plus longues. L'alimentation limitée dans le temps chez les personnes en surpoids ou obèses n'a été testée que dans l'optique d'un amaigrissement, donc les études réalisées jusqu'à présent incluent une restriction des calories. Dans ces conditions, les participants présentent une meilleure sensibilité à l'insuline, de plus faibles taux de triglycérides et ils ont moins faim en mangeant la même quantité de nourriture s'ils mangent plus tôt dans la journée[49]. Les recherches sur les animaux suggèrent que l'alimentation limitée dans le temps peut réduire les dommages métaboliques résultant d'une alimentation peu équilibrée pour les personnes qui n'ont pas d'autres choix, mais éviter ces dégâts est une meilleure stratégie.

Des habitudes saines sont plus déterminantes que la corpulence

Les choix de modes de vie contribuent à la majorité des problèmes de santé dont nous mourons aujourd'hui. Lors de mon *TED Talk*, j'ai présenté les résultats d'une enquête démontrant que quatre habitudes prédisent la plupart des risques de décès dans les quatorze prochaines années, quelle que soit la corpulence[50] : ne pas fumer, pratiquer une activité physique au moins douze fois par mois, consommer cinq fruits et légumes par jour et boire pas ou peu d'alcool (moins d'un verre par jour pour les femmes et deux pour les hommes). Parmi les personnes ne présentant aucune de ces habitudes, les obèses ont près de sept fois plus de risques que les personnes de corpulence normale, et les personnes en surpoids ont presque quatre fois plus de risques. Mais pour les personnes qui vivent le plus sainement, le poids a beaucoup moins d'importance, avec des risques similaires dans toutes les catégories de poids pour les gens qui pratiquent deux, trois ou quatre habitudes saines.

Une autre étude, portant sur des Européens âgés de soixante-dix à quatre-vingts ans, définit des habitudes saines comme le fait de pratiquer une activité physique, de boire modérément, de ne pas fumer et de suivre un régime méditerranéen, qui comprend beaucoup de fruits et légumes, du poisson, des noix et des graisses saines comme l'huile d'olive, peu de viande rouge et de produits laitiers[51]. Sur une période de dix ans, les personnes qui pratiquaient un sport ou ne fumaient pas avaient deux tiers de risques de mourir en moins que les inactifs fumeurs. Les participants qui suivaient un régime méditerranéen ou les petits buveurs avaient environ trois quarts du risque normal. Chaque habitude saine supplémentaire augmente les chances de survie. Les personnes réunissant les quatre bonnes habitudes n'avaient qu'un tiers de risques de mourir durant l'étude par rapport aux participants n'en ayant qu'une ou aucune. Les auteurs estiment que si tous les participants avaient adopté toutes ces bonnes habitudes, 60 % des décès durant l'étude auraient été évités, même si près de 60 % des sujets étaient en surpoids ou obèses.

Si les changements de mode de vie sont importants pour la santé, tandis que l'amaigrissement n'est qu'un effet secondaire, on pourrait s'attendre à ce que les bénéfices d'un régime pour la santé ne dépendent pas du nombre de kilos perdus. C'est ce que les chercheurs ont démontré. Un article a analysé vingt et une études comparant les effets sur la santé des régimes entraînant une perte de poids par rapport à l'absence de régimes durant des essais qui affectaient les participants à des groupes de façon aléatoire[52]. En moyenne, les sujets avaient maintenu une perte de 0,95 kg de plus que les personnes qui n'étaient pas au régime dans les deux années suivant le début du régime. À ce moment-là, les régimes n'exerçaient pas d'effets sur le cholestérol ou les triglycérides et n'avaient réduit que très légèrement la tension artérielle. Deux des études analysées ont constaté que les régimes réduisaient le diagnostic de nouveaux cas de diabète de 58 %, mais les deux programmes de régime incluaient des prescriptions d'activité physique substantielle qui ont été bien suivies par les participants et expliquent probablement l'effet protecteur. Parmi toutes les études, la quantité de kilos perdus n'était pas liée avec ces bénéfices pour la santé, ce qui suggère que les changements d'alimentation et d'activité physique peuvent en avoir été responsables.

Pour savoir si de bonnes habitudes font réellement la différence, des chercheurs ont testé des interventions qui privilégient des améliorations du mode de vie sans objectif de perte de poids. C'est l'approche dite de « La santé pour toutes les tailles » mise au point par la nutritionniste Linda Bacon. Le programme met l'accent sur le fait d'accepter son corps, de manger en suivant ses signaux de faim et de satiété, de manger équilibré, de bouger en se faisant du bien et de chercher du soutien dans son entourage. Dans une étude, des femmes en surpoids et obèses ont été soumises de façon aléatoire à un régime amincissant ou au programme « La santé pour toutes les tailles »[53]. Le programme commence par six mois de séances hebdomadaires consacrées à chacun de ces sujets, suivies par six mois de réunions mensuelles de soutien. Le groupe qui n'a pas suivi de régime amincissant a constaté une diminution de son cholestérol total, du (mauvais) cholestérol LDL, de la tension artérielle systolique et des triglycérides. Ces améliorations ont duré pendant un an après la fin du programme. (Cela correspond à deux années après son début selon la méthode de mesure des résultats des régimes.) Les troubles de l'alimentation ont aussi diminué dans ce groupe. Le groupe des sujets au régime a perdu du poids et était en meilleure santé à la fin de l'année d'intervention. Mais l'année suivante, ils avaient repris du poids et tous les bénéfices pour la santé s'étaient estompés. Un programme néo-zélandais similaire a présenté une amélioration significative de la tension artérielle au bout de deux ans[54]. En outre, les participants à ces programmes et à d'autres, qui ne suivaient pas de régime, ont manifesté une hausse de l'estime de soi accrue et une diminution de l'insatisfaction corporelle.

Pour les coachs du programme « La santé pour toutes les tailles », que ce soit pour eux-mêmes ou pour leurs patients, nous devons faire la paix avec l'obésité. Les personnes qui se battent contre le gras sont en guerre contre leur système d'équilibre énergétique qui n'a qu'une seule tâche, qu'il remplit sans relâche : maintenir notre poids dans la fourchette visée par le cerveau. Une alimentation équilibrée et la pratique d'activités physiques sont bonnes pour la santé et évitent les effets indésirables des régimes. Ce sont donc des objectifs qui en valent la peine. Étant donné que la plupart d'entre nous ont d'autres responsabilités et priorités dans l'existence que de ne pas grossir, la guerre contre l'obésité n'est pas un combat juste. Faisons la paix avec la nourriture et reprenons notre vie en main.

14

Changez de mode de vie pour aller mieux

La coach personnelle Kelly Coffey préfère que ses clients viennent la consulter parce qu'ils aimeraient être en meilleure forme physique sans se préoccuper de leur poids. « Tout le monde est capable d'augmenter sa capacité cardiovasculaire et de se muscler », affirme-t-elle. « L'âge n'a pas d'importance. La corpulence non plus. Être en meilleure forme physique est un objectif que je peux facilement aider mes clients à atteindre. » Améliorer sa santé et son bien-être est aussi très important. Lorsque l'on considère l'activité physique ou une alimentation équilibrée comme un moyen d'amaigrissement – ou, pire, comme une punition pour la prise de poids – plutôt que comme des objectifs essentiels à part entière, nous finissons souvent par saboter nos efforts visant à adopter un mode de vie plus sain.

Le plaisir de pratiquer une activité physique

La pratique d'une activité physique améliore la santé par de nombreux aspects. Un rapport du gouvernement américain conclut que le sport réduit les risques de décès précoce, de maladies cardiaques, de tension artérielle, de diabète de type 2, de cancer du sein et du côlon, de prise de poids, de chutes provoquant des blessures chez les personnes âgées, de dépression et de déclin cognitif lié à l'âge, y compris la maladie d'Alzheimer[1]. De plus, il semblerait que cela renforce les os. Une méta-analyse portant sur plus de 100 000 individus a conclu que les personnes en grande forme physique ont 42 % de risques en moins de mourir précocement que les personnes sédentaires[2]. Plus précisément, une hausse de la forme physique qui améliore la vitesse de course à pied de 1,5 km/h est associée à une réduction de 22,6 % des risques de mort précoce. En moyenne, les personnes qui pratiquent une activité physique deux fois par semaine à partir de la quarantaine ont deux fois moins de risques de devenir séniles[3]. Les nouveaux adeptes remarqueront aussi des bénéfices immédiats, comme une meilleure qualité de sommeil, une force et une endurance accrues, ainsi qu'une réduction du stress.

La pratique occasionnelle d'une activité physique semblerait être nécessaire au bon fonctionnement du système d'équilibre énergétique[4]. En 1950, Jean Mayer a étudié le régime alimentaire et l'activité physique d'ouvriers travaillant dans des usines de jute au Bengale. Parmi les ouvriers dont la tâche impliquait des mouvements, ne serait-ce qu'un effort minime consistant à marcher autour de l'atelier, les apports caloriques étaient parfaitement équilibrés avec les efforts physiques. Au contraire, les employés administratifs mangeaient trop par rapport à leurs besoins énergétiques et les plus sédentaires mangeaient plus que leurs collègues légèrement moins sédentaires. Les résultats expliquent sans doute pourquoi les personnes qui ne pratiquent aucune activité physique sont plus vulnérables à la prise de poids insidieuse d'une livre à un kilo par an que l'on constate souvent avec l'âge. En moyenne, une augmentation de l'activité physique n'aboutit pas à une perte de poids parce que le système d'équilibre énergétique augmente la consommation de nourriture. Cette compensation varie énormément sur le plan individuel, mais cette approche fonctionne pour quelques individus.

Les personnes qui ne pratiquent une activité physique que pour contrôler leur poids auront une agréable surprise lorsqu'elles essayeront de pratiquer une activité physique sans objectif d'amaigrissement. Faire bouger son corps lorsqu'il n'est pas affamé est une expérience très différente. Lorsque le poids passe au-dessous de la fourchette de poids visée, le système d'équilibre énergétique essaye d'économiser l'énergie en réduisant la motivation qui pousse à bouger plus et à obliger les muscles à travailler plus avec moins d'énergie. Ces changements font que les gens se sentent mous et fatigués lorsqu'ils pratiquent une activité physique parce que leur cerveau veut qu'ils s'assoient et économisent leur énergie. Au contraire, un organisme bien nourri aura plus d'énergie. Notre organisme a évolué pour être capable de marcher sur de longues distances, mais, comme n'importe quelle machine, il a besoin de carburant.

Plus on est corpulent, plus on tirera d'avantages à être en forme. Les personnes de corpulence normale qui ne sont pas en grande forme ont 2,2 fois plus de risques de mourir au cours d'une période de suivi de dix ans que leurs homologues en pleine forme. Les personnes obèses qui ne sont pas en forme ont 3,1 fois plus de risques de mourir par rapport au même groupe de référence, tandis que les personnes obèses et en forme ne présentent que 1,1 fois ce risque[5]. Ces statistiques défendent l'idée que la forme physique fait une bien plus grande différence pour la mortalité des personnes obèses. L'activité physique combat l'inflammation, donc elle peut aussi aider à rompre le lien entre l'accumulation de graisse et les maladies métaboliques.

La pratique d'une activité physique peut présenter des difficultés pratiques et psychologiques pour les personnes obèses. Il faut trouver un cours ou une salle où l'on se sent à l'aise. La plupart des exercices peuvent être adaptés à tous les pratiquants, quel que soit leur niveau de forme physique ou leur morphologie. Par ailleurs, il existe des méthodes adaptées aux individus de toutes les corpulences. Vous trouverez de nombreux conseils sur des sites Web[6] et dans des livres.

Les premiers bénéfices pour la santé sont récoltés dès que l'on s'extirpe de son canapé. Une personne qui n'est pas du tout sportive gagnera trois à cinq ans d'espérance de vie et une meilleure santé simplement en marchant 150 minutes par semaine. Même marcher 10 minutes par jour y contribue et l'on continue à engranger des bénéfices en pratiquant au moins une heure par jour d'une activité physique modérée à vigoureuse. L'entraînement fractionné (ou *interval training*), qui consiste à alterner de brèves périodes d'effort intense (d'une durée de trente secondes à trois minutes) avec de plus longues périodes d'effort doux ou nul (pendant une à cinq minutes), produit plus de résultats qu'une activité modérée continue pour la même dépense d'énergie moyenne[7]. Une personne qui n'a jamais été sportive peut commencer par marcher pendant cinq minutes par jour, puis prolonger la durée peu à peu. Une fois que l'on a décidé d'inclure une activité physique dans son mode de vie, on trouve toujours le temps de mettre cette décision en pratique en douceur. En outre, on a plus de chances de s'y tenir en commençant progressivement pour éviter de se blesser. Même si j'ai échoué à de nombreuses reprises à faire régulièrement du sport, j'ai constaté qu'en arrêtant de faire des régimes, j'ai pu me servir de la volonté qui n'était plus accaparée par les restrictions alimentaires pour enfin réussir à prendre l'habitude de bouger tous les jours.

Même en pratiquant une activité physique régulière, les personnes qui passent de longues heures assises sans interruption ont un risque de mortalité plus élevé, quelle que soit leur corpulence. Une méta-analyse portant sur près de 600 000 individus a estimé que rester assis dix heures par jour augmentait le risque de décès précoce de 34 % en tenant compte de l'activité physique[8]. Ce résultat suggère que 5,9 % des décès aux États-Unis sont imputables à la position assise, indépendamment de l'activité physique. À titre de comparaison, 5,1 % des décès sont dus à une crise cardiaque. Passer moins de trois heures en position assise par jour n'augmente pas les risques et les effets les plus marqués apparaissent chez les sujets qui restent assis plus de sept heures par jour. Pour éviter ce risque, tous ceux qui ont un travail de bureau ou passent de longues heures devant un écran à la maison doivent faire des pauses et se lever pendant quelques minutes deux à trois fois par heure.

La position assise prolongée est associée à des triglycérides élevés, de l'insuline, un tour de taille élevé, ainsi qu'à un (bon) cholestérol HDL bas[9]. Dans le cadre d'une étude, des adultes d'âge moyen en surpoids devaient faire une pause de deux minutes et marcher à trois kilomètres/heure au bout de vingt minutes de position assise, tandis qu'un autre groupe devait rester assis cinq heures d'affilée sans se lever[10]. Ensuite, ils recevaient un repas contenant des lipides et des glucides. Les participants qui faisaient des pauses présentaient une libération d'insuline plus basse et un taux de glycémie plus faible que ceux qui étaient restés assis.

Après avoir lu ce livre, j'espère que les lecteurs qui sont actuellement sédentaires et qui ne décideront de ne changer qu'un seul aspect de leur mode de vie choisiront de bouger plus. Marchez tous les jours, courez, faites du vélo ou nagez plusieurs fois par semaine. Garez-vous au bout du parking ou descendez du bus ou sortez du métro un arrêt plus tôt. Essayez le yoga dans le cadre d'un cours avec un professeur ou en regardant une vidéo chez vous. Dansez ou accompagnez vos petits-enfants au parc. Pratiquez n'importe quelle activité qui vous fait suffisamment plaisir pour que vous soyez régulier. Si vous n'avez encore trouvé aucune activité à votre goût, essayez de vous engager à tenter une nouvelle activité toutes les une ou deux semaines pendant un an. Les capacités sont moins essentielles que l'intérêt, la persévérance et un lent progrès.

L'enfance est le meilleur moment pour prendre l'habitude de pratiquer une activité physique. Les enfants sédentaires ont un risque élevé de devenir des adultes sédentaires. Beaucoup d'enfants sportifs cessent toute activité physique au début de l'adolescence parce qu'ils se sentent mal dans leur peau ou par manque de temps. La plupart resteront des adultes sédentaires. Faire bouger de jeunes enfants n'est généralement pas difficile. Les parents peuvent canaliser leur énergie vers l'acquisition de compétences et d'habitudes qui seront utiles à l'âge adulte. À vingt ans, la plupart des gens ont arrêté de grimper aux arbres et de sauter à la corde, mais le plaisir de l'équitation, de la natation ou du vélo peut durer toute la vie. Il est important d'encourager les adolescents à persévérer dans des activités physiques qui leur plaisent. Cela peut impliquer de les accompagner pour faire de la randonnée entre amis ou de les inscrire à un cours de danse. Faites attention aux activités qui encouragent la perte de poids ou l'insatisfaction corporelle. L'une de mes amies a retiré sa fille de quatre ans de son cours de danse classique parce que le professeur faisait souvent des remarques à propos de sa corpulence. Elle l'a inscrite à des cours de danse indienne qui s'accommode de morphologies variées.

Prendre l'habitude de pratiquer une activité physique en tant qu'adulte exige de la persévérance, mais pas nécessairement de l'abnégation. Proposez à un enfant de partager une activité avec vous ou adoptez un chien. Avoir un compagnon enthousiaste, surtout dans la phase initiale de formation de l'habitude, peut faire toute la différence et inciter à sortir de chez soi de façon régulière.

Un partenaire récalcitrant risque d'avoir l'effet inverse. S'associer à un ami n'est donc une bonne idée que si vous êtes tous les deux aussi pleins d'entrain. Les personnes âgées marchent moins souvent si elles sont accompagnées par un autre résident de la maison de retraite, parce si l'un ne veut pas sortir, l'autre ne bouge pas non plus. Les personnes qui aiment les chiens, mais qui n'en ont pas, peuvent se porter bénévoles pour promener les chiens de la SPA locale ou proposer de sortir le chien d'un voisin. La partie la plus difficile pour la majorité des gens est de commencer à prendre une habitude. Des étudiants qui ne pratiquaient aucun sport et qui recevaient une rétribution pour fréquenter une salle de sport neuf fois par mois avaient plus de chances de continuer à y aller à la fin de l'étude, un tiers s'y rendant une fois par semaine[11].

Manger pour être en bonne santé

Manger mieux peut aussi aider à être en bien meilleure santé, mais la confusion règne à propos de ce qu'implique une alimentation saine. Malgré les controverses, les recherches en nutrition convergent à propos de quelques recommandations claires[12]. Le discours marketing des industriels de l'agroalimentaire ajoute délibérément à la confusion, mais les professionnels de la santé portent aussi une part de responsabilité, conséquence imprévue des recommandations émises durant les années 1970 et 1980. Après que les recherches épidémiologiques eurent établi un lien entre les risques de maladies cardiovasculaires et la consommation de graisses saturées, que l'on trouve dans la viande rouge et les produits laitiers, les médecins ont encouragé leurs patients à changer d'habitudes alimentaires – au moment où le citoyen moyen commençait à être suffisamment riche pour manger de la viande régulièrement et où l'industrie de l'agroalimentaire était en pleine croissance. En plus de recommander une réduction de la consommation de graisses saturées, les professionnels de la santé incitèrent à réduire tous les lipides à une part inférieure à 20 % des calories totales, même si de nombreuses populations en bonne santé absorbent une part beaucoup plus élevée de leurs apports caloriques sous forme de graisses.

Un problème répandu dans les régimes alimentaires est que l'exclusion de certains aliments aboutit au recours à des aliments de remplacement qui ne sont souvent pas ceux qu'auraient choisis des spécialistes de la santé. L'alimentation est majoritairement régie par la routine et lorsque l'on essaye de changer de vieilles habitudes, on devient particulièrement vulnérable aux influences extérieures. Les agences de marketing ont profité d'une brèche créée par les agences de santé publique. Les personnes qui s'efforçaient de réduire leurs apports en lipides les ont remplacées par des glucides raffinés, car les industriels ont positionné des produits tels que les cookies des supermarchés comme étant des alternatives « saines » à faible teneur en matières grasses. Bien que ces biscuits soient appréciés des consommateurs désireux de manger des gâteaux sans culpabiliser, ce changement alimentaire n'est pas judicieux. La farine blanche et les sucres ajoutés sont certainement plus mauvais pour la santé que les graisses saturées. En outre, les consommateurs ont aussi remplacé le beurre par de la margarine et commencèrent à privilégier des acides gras insaturés (« trans ») qui augmentent davantage les risques de maladies cardiovasculaires que les graisses saturées. Pour être honnête, aucun expert n'a jamais dit : « pour votre santé, vous devez manger plus d'aliments industriels » (bien que les spécialistes aient conseillé de passer à la margarine – oups !), mais c'est ce qu'il s'est produit. Au final, les gens mangent la même quantité de lipides, tout en ajoutant plus de calories issues de glucides à leur alimentation. Ce changement a réduit le pourcentage de calories issues de lipides de l'alimentation, mais pas d'une bonne façon.

Parmi les bonnes habitudes alimentaires à privilégier, manger sainement peut être la plus difficile à acquérir pour les habitués des régimes qui ont déjà essayé à plusieurs reprises de convertir leur entourage à « la seule bonne façon de manger ». En vérité, il n'y a pas une seule bonne façon. En revanche, depuis une cinquantaine d'années, nous avons découvert quelques mauvaises façons de se nourrir. Depuis des centaines de milliers d'années, les gens se sont procuré leur nourriture à des endroits beaucoup plus difficiles d'accès que le supermarché. Malheureusement, les compétences et les habitudes qui ont permis à nos ancêtres de survivre se retournent contre nous aujourd'hui. Lorsque la nourriture est rare, il paraît judicieux d'économiser son énergie quand c'est nécessaire et de festoyer quand l'occasion se présente. Mais ces mêmes tendances peuvent engendrer des problèmes lorsque la nourriture est abondante, riche en calories et pauvre en nutriments.

Nous n'apporterons pas notre contribution au débat divisant les partisans d'un régime pauvre en lipides et ceux d'une alimentation pauvre en glucides, parce que c'est notre santé qui nous intéresse ici. Tout ce que nous avons besoin de savoir à propos des différents camps de fervents adeptes de régimes est qu'aucune de ces méthodes n'influe sur la fourchette de poids visée par le système d'équilibre énergétique. C'est pourquoi les deux approches échouent pareillement à long terme après avoir permis de perdre un certain nombre de kilos à court terme qui sont repris au bout de deux à cinq ans.

La plupart des experts s'accordent sur le fait que le remplacement des lipides par des glucides raffinés n'a aucun effet bénéfique sur la santé. Les glucides raffinés empêchent le bon fonctionnement du système d'équilibre énergétique, car la satiété éprouvée après leur consommation ne correspond pas aux calories qu'ils contiennent. Ce fait pourrait expliquer à lui seul pourquoi l'augmentation des glucides raffinés dans notre alimentation coïncide avec la hausse de l'obésité, ce qui plaide en faveur d'une augmentation de la consommation de céréales complètes au lieu de traiter tous les glucides comme suspects.

On se focalise souvent sur la difficulté de changer radicalement notre alimentation – faut-il devenir vegan ou renoncer aux glucides ? – alors que la majorité d'entre nous pourraient être en meilleure santé grâce à quelques changements que tous les experts s'accorderaient à juger bénéfiques. Ces changements ne sont pas anodins, donc ils exigent des efforts, mais ils ne nous demandent pas de livrer une bataille que nous risquons de perdre contre notre cerveau. Se focaliser sur la perfection est le meilleur moyen de ne pas essayer. Par conséquent, mieux vaut tenter d'améliorer ses habitudes alimentaires que de les rendre irréprochables. Essayez de repousser vos horizons diététiques, car on est souvent en meilleure santé en consommant des aliments variés qu'en mangeant toujours la même chose. Nous allons examiner deux objectifs diététiques non controversés dont les bénéfices sur la santé ont été amplement démontrés.

Tout d'abord, il est recommandé de manger plus de légumes parce qu'ils contiennent des fibres et de nombreux nutriments qui ne sont pas disponibles dans des pilules de vitamines. Nul ne conteste cette recommandation, quel que soit l'expert en nutrition ou le régime suivi. La majorité d'entre nous ont du mal à atteindre les cinq à quinze portions de fruits et légumes recommandées par jour. Une portion équivaut à 80 à 100 grammes pour la plupart des légumes. Pour simplifier, au moins la moitié de la nourriture contenue dans l'assiette doit être composée de fruits et légumes. Les Centres américains pour le contrôle et la prévention des maladies estiment qu'un Américain moyen mange des légumes 1,6 fois par jour et 22,6 % de la population n'en consomme même pas une fois par jour[13]. Plus d'un tiers (37,7 %) des adolescents ne mangent pas de légumes une fois par jour. S'ils vous paraissent trop longs à préparer, sachez que les légumes surgelés sont riches en nutriments, tout comme la salade toute prête. Si l'un des membres du foyer n'aime pas les légumes, préparez-les en soupe ou mijotés, ou mélangez-les pour éviter que les enfants ne les trient. Essayez les différentes astuces pour faire aimer les légumes mentionnés précédemment. D'après une étude britannique, comparées aux personnes qui consomment au moins sept portions de légumes par jour, celles qui en mangent moins d'une fois par jour ont 50 % de risques supplémentaires de mourir au cours d'une période de suivi de sept ans[14]. Les fruits sont moins fortement associés aux risques de mortalité, mais ils jouent néanmoins un rôle, et la plupart des gens préfèrent les fruits aux légumes.

D'autre part, il est préconisé de limiter les sucres ajoutés, les céréales raffinées, comme la farine blanche, et les aliments industriels qui en contiennent. Ce changement réduit le risque de maladie métabolique, notamment le diabète, et contribue au bon fonctionnement du système d'équilibre énergétique, car ce dernier n'a pas une longue expérience des aliments fabriqués industriellement. Un changement diététique majeur s'est produit durant les quelques décennies précédentes. Il s'agit de l'augmentation de la consommation de plats cuisinés à emporter ou achetés en magasin. Des sucres ajoutés sont présents là où on ne les attend pas, comme dans la sauce tomate ou les céréales. Lisez attentivement les étiquettes pour trouver les exceptions ou cuisinez vos repas chez vous à partir d'ingrédients complets.

Sinon, consommez des aliments qui contiennent des fibres, comme l'avoine, les noix, les haricots et les pois, la farine complète, sans oublier les fruits et légumes. Les fibres sont importantes pour l'équilibre de la flore intestinale, particulièrement les bactéries, qui combattent l'inflammation et stimulent le système immunitaire pour prévenir les maladies auto-immunes. Un régime riche en fibres permet de faire baisser le cholestérol autant que les statines et quatre fois plus qu'un régime pauvre en graisses[15]. Un régime riche en fibres améliore aussi le contrôle de la glycémie chez les diabétiques, probablement parce qu'il atténue les pics de glycémie induits par l'alimentation[16]. Les Recommandations nutritionnelles de 2010 préconisent 25 grammes de fibres par jour pour les femmes et 38 grammes pour les hommes, soit une quantité presque impossible à atteindre avec les aliments industriels. Attention à éviter les aliments industriels qui contiennent de petites quantités de fibres pour créer un effet « bon pour la santé » autour de produits qui n'ont pas de qualités nutritives.

Beaucoup de gens ont l'impression d'être trop occupés pour pouvoir se passer d'aliments industriels (une attitude que le secteur s'est efforcé d'encourager), mais le gain de temps réalisé n'est souvent qu'une illusion. Les familles qui mangent des plats surgelés n'économisent que dix à douze minutes de leur temps précieux en moyenne, par rapport aux repas préparés à la maison[17]. Malheureusement, les problèmes de santé sont bien réels. Les personnes qui trouvent cinq ou dix recettes simples que toute la famille aime ou qui consacrent deux heures pendant le week-end à cuisiner des plats à surgeler améliorent la santé de tous les membres du foyer sans y consacrer beaucoup de temps. En général, privilégiez les repas cuisinés à partir d'ingrédients frais et évitez les aliments vendus sous vide ou dans des emballages.

Ne vous souciez pas de réduire la quantité totale de matières grasses dans votre alimentation. Les lipides contenus dans l'avocat, le poisson, les noix et les huiles végétales sont bons pour la santé. En revanche, le rôle des graisses saturées que l'on trouve dans les produits laitiers et la viande rouge dans un régime équilibré est plus controversé. Personne ne conteste le fait que remplacer les graisses saturées par des glucides raffinés ne présente aucun intérêt, mais remplacer les graisses saturées par des graisses plus saines améliore modestement la santé. Une méta-analyse a établi que le remplacement de graisses saturées par des graisses polyinsaturées réduit le risque de maladies cardiaques de 19 %[18] et une analyse similaire réalisée par le groupe Cochrane a décelé une baisse de 14 %[19]. Par ailleurs, aucune de ces études n'a établi une diminution de la mortalité, ce qui est le résultat le plus important en matière de santé publique.

D'après les Recommandations nutritionnelles de 2015, nous pouvons cesser de nous inquiéter pour la quantité de cholestérol que nous absorbons via notre alimentation. Pour la majorité des gens, des aliments riches en cholestérol, comme les œufs et les crevettes, n'exercent aucune influence sur le cholestérol sanguin. Pour les individus dont le cholestérol varie en fonction de leur alimentation, manger des œufs augmente à la fois le (bon) cholestérol HDL et le (mauvais) cholestérol LDL dans le sang[20]. Cette étude suggère que les préoccupations concernant les types de matières grasses ne doivent pas être une priorité pour la majorité de la population. Nous influençons bien davantage notre santé en pratiquant plus de sport ou en mangeant plus de légumes et moins de farine blanche et de sucre.

Le régime méditerranéen présente de nombreux avantages – en matière d'alimentation, mais pas d'amaigrissement –, car il privilégie l'huile d'olive, le poisson, les noix, les céréales, les haricots, les fruits et légumes, ainsi que de petites portions de viande rouge et de produits laitiers. Comme ce régime tire 35 % à 40 % de ses calories des matières grasses, il est relativement facile à suivre, ce qui est important pour celles et ceux qui essayent de vanter les bienfaits d'un changement de mode de vie à des enfants ou à un conjoint récalcitrant. Ses bénéfices sur le plan cardiovasculaire sont au moins aussi substantiels que ceux d'un régime végétarien pauvre en matières grasses[21]. De plus, dans les études expérimentales, il produit une amélioration des symptômes de syndrome métabolique chez les sujets obèses[22]. Ce savoureux mode d'alimentation balaye l'image d'un mode de vie sain comme une triste marche vers la tombe en se nourrissant de graines et de feuilles (autre conséquence involontaire de trois décennies de conseils de santé publique recommandant de manger moins gras). Il n'y a qu'une seule condition : au moins un membre du foyer doit cuisiner.

Si l'on n'est pas un expert en lecture d'étiquettes, ce qui n'est pas un passe-temps amusant, la meilleure façon de consommer des ingrédients frais est de cuisiner. En deux générations, la cuisine est passée d'une activité qui était pratiquée presque tous les soirs dans presque tous les foyers à un divertissement que l'on regarde sur son téléviseur. Inverser cette tendance demandera quelques efforts, mais c'est indispensable si nous voulons manger sainement. La bonne nouvelle est que la cuisine au quotidien ne ressemble que très peu aux festins des émissions de télévision. La cuisson d'un poulet entier demande à peine plus d'efforts que de sortir la volaille de son emballage, de retirer les abats et de la mettre au four. Ajoutez quelques pommes de terre et décongelez des légumes. Cet excellent repas vous aura demandé moins d'efforts que de passer au drive-in.

Pour vous y mettre, achetez un livre de recettes de cuisine destinées aux débutants. Commencez par préparer à manger le week-end, quand vous avez le temps, puis poursuivez progressivement vos efforts jusqu'à ce qu'un membre du foyer cuisine presque tous les soirs. En laissant leurs enfants les aider, les parents les préparent non seulement à manger sainement à l'âge adulte, mais ils profiteront aussi d'une aide précieuse lorsqu'ils seront trop occupés pour cuisiner eux-mêmes. Si les parents apprennent eux-mêmes à cuisiner, les enfants seront certainement contents d'apprendre avec eux.

Ce que je préfère dans le fait de cuisiner moi-même est que cela permet de suivre la plupart des conseils nutritionnels sans y penser. Comme le système d'équilibre énergétique peut gérer avec précision tous les plats préparés à la maison, on peut donc manger à sa faim et arrêter lorsque l'on est rassasié sans se soucier de sa ligne. Les plats n'ont pas été préparés pour engendrer des pulsions qui incitent à trop manger. Comme nous avons consommé des aliments complets pendant des millénaires, il est inutile d'anticiper des risques inattendus sur la santé publique tels que ceux qui peuvent surgir lorsque l'on expérimente sur de vastes populations des produits alimentaires fabriqués industriellement. Sur le long terme, cette approche pourrait conduire à une relation à la nourriture qui se baserait sur le plaisir plus que sur de savants calculs de calories ou des pesées, tout en permettant à tous de se nourrir sainement.

« À l'époque où je faisais des régimes à répétition et où j'étais si préoccupé par tous les aspects négatifs de ma vie, je ne tenais même pas compte de ce que mon corps ressentait », se souvient Anne Golob. Elle a lutté pendant des années pour perdre 10 kg. Quand elle est entrée pour la première fois dans le cabinet de Kelly Coffey, elle était stressée et mal dans sa peau. Mais depuis qu'elle sait de nouveau écouter les signaux que son corps lui transmet, elle a constaté à quel point elle se sent mieux lorsqu'elle dort bien, mange sainement, médite et pratique une activité physique régulière. Pendant la journée, elle est plus tonique et moins grognon et ses douleurs articulaires dans l'épaule la font moins souffrir. Cette pratique lui a aussi permis de mieux accepter son corps, ses formes, ses capacités et ses besoins.

Le passage d'un poids qui fait le yo-yo à la focalisation sur la santé n'est pas toujours facile. De nombreux vétérans de la guerre des régimes finissent par avoir des angoisses alimentaires persistantes qui sont aggravées par des réactions post-traumatiques aux conseils de santé. Des programmes de privation à long terme dans le but d'un amaigrissement sont souvent décrits comme n'étant « pas un régime, mais un changement de mode de vie », ce qui fait qu'il est plus difficile de penser à des changements de mode de vie de façon positive. Au bout de multiples tentatives pour se priver de la bonne manière, en quête d'une récompense qui ne dure jamais très longtemps, si elle arrive un jour, nous finissons par être conditionnés à considérer la nourriture comme un champ de bataille et l'activité physique comme une punition. Ces deux attitudes œuvrent à l'encontre de la réussite d'un changement de comportement. Elles nous paralysent parfois tant que nous ne savons même pas ce que nous pouvons manger. Ce n'est pas le bon procédé pour une alimentation saine. La première étape, c'est de nous autoriser à manger lorsque nous avons faim, mais cela ne suffit peut-être pas. Avant de pouvoir répondre efficacement aux signaux internes de faim et de satiété, nous avons besoin d'apprendre à accepter que nous puissions être quelqu'un de bien sans nous laisser mourir de faim.

Le secret de la réussite à long terme est d'améliorer lentement et positivement notre mode de vie. Essayer d'ajouter ou de remplacer des habitudes plutôt que d'interdire ou de bannir des aliments. Les personnes qui n'apprécient pas ce qu'elles mangent ou qui détestent faire du sport ont peu de chances de suivre un programme suffisamment longtemps pour en tirer des bénéfices. Pour toutes ces raisons, les changements acceptés par tous les membres du foyer ont plus de chances de porter leurs fruits à long terme. Commencez modestement en remplaçant un encas qui n'est pas bénéfique pour la santé par des noix ou des fruits, ou en marchant tous les soirs après le travail. Lorsque vous aurez pris une nouvelle habitude et qu'elle sera devenue automatique, apportez une nouvelle amélioration. Souvenez-vous qu'après avoir renoncé aux régimes, nous n'avons plus besoin de tenir compte du temps passé à avancer dans la mauvaise direction. Nous pouvons donc nous permettre d'aborder les changements de comportement lentement et posément en adoptant une bonne habitude à la fois.

15

De bonnes habitudes valent mieux que de bonnes intentions

Quand j'ai le temps, j'en profite pour consulter les travaux d'autres auteurs scientifiques. Je peux passer des heures devant mon ordinateur à me familiariser avec de nouveaux concepts et à apprendre les ficelles du métier. Mon fil Twitter regorge d'informations passionnantes – ce qui finit par devenir problématique. Quand j'ai commencé à écrire ce livre, je passais mon temps à parcourir les réseaux sociaux et à lire des articles au lieu de consacrer la journée à l'écriture, comme j'y étais pourtant bien décidée. J'ai fini par me rendre compte que le simple fait de m'asseoir devant mon ordinateur était le signal qui déclenchait l'habitude de surfer sur le Web. Sans en avoir consciemment l'intention, je pouvais cliquer sur un lien dans mon navigateur et ne sortir de mes rêveries numériques que deux heures plus tard. La moitié de la matinée avait passé sans que je m'en rende compte. Cette habitude était si forte que j'ai dû installer un logiciel de blocage pour m'empêcher de consulter les sites addictifs pendant mes horaires de travail. Désormais, lorsque je suis assise devant mon ordinateur, j'ouvre d'abord mon manuscrit, même si je n'ai pas l'intention d'y travailler. Par la répétition, j'ai remplacé une vieille habitude par une nouvelle.

Comme les reliques fossilisées de nos expériences passées, les meilleures intentions du monde s'éteignent par la force de la routine. À cause des habitudes, les actions qui ont autrefois été récompensées continuent à motiver nos comportements, même lorsque ces derniers ne servent plus nos objectifs. L'automatisation des actions routinières libère de l'espace cérébral pour d'autres projets, mais le prix à payer est une flexibilité limitée. Plus les habitudes sont profondément ancrées, moins nos intentions déterminent nos actions dans une situation donnée[1]. La plupart des gens n'ont toutefois pas conscience de cet effet, car ceux qui ont les habitudes les plus ancrées ont tendance à exprimer le plus de confiance dans le fait que leurs intentions prédisent leur comportement futur.

Curieusement, à la lumière de ces découvertes, la plupart des programmes conçus pour promouvoir les changements de comportements se focalisent sur la motivation des gens à formuler des intentions appropriées plutôt qu'à leur apprendre à se débarrasser de leurs habitudes. Il n'est donc pas si surprenant que de tels programmes aient des résultats décevants, car les nouvelles intentions échouent à influencer les comportements[2]. Comme nous l'avons vu précédemment, il a été scientifiquement prouvé qu'il ne faut pas s'attendre à pouvoir utiliser notre volonté pour nous forcer à nous comporter autrement. La majorité d'entre nous n'ont pas assez de volonté en réserve. De plus, déclarer la guerre à notre inconscient est voué à l'échec puisque ce dernier fonctionne en permanence tandis que notre volonté est souvent en vacances[3].

Au lieu de nous battre contre notre cerveau, nous pouvons accepter ses limites et jouer avec les circonstances pour forger de nouvelles habitudes qui renforcent notre bien-être. Prendre ou changer des habitudes exige à la fois de la volonté, pour nous pousser à persévérer malgré les inévitables difficultés, et de la pleine conscience, pour prendre conscience de nos actions au moment où elles se produisent. C'est l'une des raisons qui incitent à déployer de tels efforts durant des périodes relativement peu stressantes, lorsque nous avons des réserves de capacité mentale inemployées, afin de mettre plus de chances de réussite de notre côté.

Comment changer une habitude

Les habitudes sont les sentiers battus de notre cerveau. Il faut du temps pour les acquérir et il en faut aussi pour s'en débarrasser. Elles sont inculquées par la répétition d'une séquence dans laquelle un signal déclenche un comportement qui entraîne à son tour une récompense. Se laisser aller à une habitude ne nécessite aucune attention, alors qu'y résister en demande. Les êtres humains (et les animaux) ont tendance à prendre des habitudes dans toutes les situations où les mêmes signaux déclenchent les mêmes réponses de façon répétée, comme se brosser les dents après avoir mangé. Le brossage est récompensé par des dents propres. Les actions qui doivent être adaptées aux circonstances ne deviennent généralement pas des habitudes. Pour éviter de transformer le trajet pour se rendre au travail en habitude, nous pourrions changer d'itinéraire tous les jours. Les personnes qui vivent seules présentent davantage de comportements habituels que celles qui vivent avec d'autres personnes. Les actions quotidiennes sont très souvent des habitudes, les actions hebdomadaires le sont souvent et les actions qui sont réalisées une fois par mois ou moins souvent ne sont probablement pas des habitudes. Toutes les habitudes ne sont pas des actions : certaines sont des pensées déclenchées automatiquement dans un certain contexte. Ces pensées sont un composant important de l'anxiété et de la dépression. Un aspect essentiel de la thérapie comportementale et cognitive est d'en prendre conscience et d'en remettre le contenu en cause. Plus nous répétons nos habitudes, plus elles déterminent notre comportement, notamment parce que les habitudes répriment les circuits cérébraux qui régissent des comportements concurrents[4].

La caractéristique déterminante d'une habitude est que le comportement perdure lorsque la récompense qui l'a instauré est retirée. En laboratoire, des scientifiques vérifient qu'un comportement est habituel ou dirigé vers un objectif en rendant la récompense moins intéressante. Par exemple, ils ajoutent un goût amer à de l'eau qui est proposée en récompense. Si les animaux exécutent une tâche pour obtenir une récompense, ils feront moins d'efforts pour une petite récompense et ils cesseront de travailler si la récompense perd de son attrait. S'ils peuvent obtenir le même résultat autrement, à moindre effort, ils privilégieront la nouvelle tâche. Les animaux qui exécutent la tâche par habitude se comportent de manière identique lorsque la récompense normale est efficace, mais ceux motivés par l'objectif se comporteront autrement lorsque la récompense n'est plus attractive. Après avoir tant mangé qu'ils ne veulent plus de nourriture, par exemple, les animaux motivés par l'habitude continuent à reproduire la tâche originale de façon automatique. Ils ne changent pas non plus de stratégie lorsque la méthode originale ne fonctionne plus.

Nous entretenons tous des comportements qui ont été récompensés initialement, mais qui sont devenus si habituels que nous continuons à les reproduire longtemps après qu'ils ont cessé de répondre à un objectif. Peut-être que, comme ces rats de laboratoire, nous continuons à manger des aliments dont nous ne voulons plus, ou nous passons trop de temps dans le canapé même si cela nous ramollit. La volonté peut réprimer ces habitudes pendant un certain temps. Mais, tôt ou tard, nous serons débordés et les habitudes indésirables reviendront à la charge, à moins de les avoir remplacées par de nouvelles.

Les habitudes sont acquises dans des parties du cerveau différentes de celles où sont ancrés les comportements dirigés vers un objectif. Les personnes dont le striatum dorsal est endommagé possèdent des facultés d'apprentissage conscient normales, mais elles ne parviennent pas à mémoriser des procédures et de nouvelles habitudes. Lorsqu'une partie de leur striatum dorsal est endommagée, les animaux de laboratoire ne parviennent pas à acquérir d'habitudes, quelle que soit la durée de l'apprentissage. Quand une autre partie est endommagée, les comportements deviennent habituels plus rapidement que la normale. Des effets similaires sont constatés après que des lésions ont été infligées à deux parties voisines du cortex préfrontal, l'une suscitant le comportement dirigé vers un objectif et l'autre motivant l'acquisition d'habitudes. Ces circuits sont essentiels pour les habitudes quotidiennes et leur dysfonctionnement peut conduire à des troubles du comportement, comme les addictions et les troubles obsessionnels compulsifs.

Le contraire d'un comportement habituel est un comportement pleinement conscient. Les adeptes de la pleine conscience encouragent leurs élèves à s'efforcer d'être conscients des moindres moments de leur existence, mais être pleinement conscient n'exige pas d'exercer un contrôle délibéré pour pouvoir exécuter la moindre action. Ce serait épuisant. On estime que plus de la moitié de nos actions quotidiennes sont automatiques, c'est-à-dire qu'elles ne sont pas accomplies consciemment et délibérément. Par exemple, environ 45 % de nos comportements sont exécutés au même endroit et à la même heure chaque jour[5]. Moins de la moitié des variations dans nos comportements sont expliquées par des intentions énoncées[6].

Parce que nous mangeons ou nous déplaçons souvent à la même heure chaque jour, l'alimentation et l'activité physique sont un terreau fertile pour la formation d'habitudes[7]. L'activité physique est tout particulièrement contrôlée par les habitudes.

Elles nous dictent si nous devons prendre notre voiture ou notre vélo pour aller faire des courses, si nous devons prendre l'ascenseur ou l'escalier, et s'il nous paraît anormal de ne pas aller à la salle de sport aujourd'hui. En effet, une grande partie des excès alimentaires attribués au système de récompense (« l'obésité augmente parce que la plupart des gens n'arrivent pas à résister à tous ces aliments appétissants ») seraient plutôt dus à des habitudes alimentaires qui ont été instaurées parce qu'elles produisaient des récompenses dans le passé, mais qu'elles sont désormais exécutées automatiquement. Une force majeure du système de récompenses est sa capacité à motiver la formation d'habitudes.

En plus d'être automatiques, les habitudes sont exécutées sans états d'âme. Nous ne tirons pas beaucoup de plaisir de nos habitudes, mais l'effort requis est plutôt faible. C'est pourquoi nous ne voulons pas que le fait d'avoir des rapports sexuels ou de manger une glace se transforme en habitude. En revanche, il semble judicieux d'automatiser certaines de nos « obligations », les choses que nous serons contents d'avoir faites demain ou le mois prochain, mais qui ne paraissent pas satisfaisantes au moment présent, comme se coucher tôt. Rendre ses comportements aussi indolores que possible peut faire toute la différence entre les accomplir et culpabiliser parce que l'on ne les a pas observés. Lorsque nous saurons comment faire, nous pourrons avoir pour objectif de pratiquer une activité physique en pleine conscience. Bien que nous ne puissions probablement pas nous comporter de façon pleinement consciente en permanence, nous pouvons choisir d'automatiser notre comportement de façon pleinement consciente au lieu de laisser les habitudes se forger par hasard.

Des habitudes de santé

Les arguments présentés dans ce livre encourageront sans

doute la formation de diverses habitudes. L'habitude de pratiquer quotidiennement la pleine conscience réduira le stress et améliorera la capacité d'attention aux signaux de faim et de satiété émis par l'organisme. En prenant l'habitude de pratiquer régulièrement une activité physique, nous serons en meilleure santé. L'habitude de manger des légumes au dîner ou un fruit au déjeuner améliorera notre alimentation. L'habitude de cuisiner à la maison permettra de manger plus facilement des aliments bons pour la santé. L'habitude d'interroger son appétit avant et pendant les repas contribuera à éviter de manger plus que notre organisme n'en a besoin. Une personne motivée voudra changer le maximum de choses. Mais il est beaucoup plus facile de ne changer qu'une seule habitude, car on n'a généralement pas la volonté ou la capacité de contrôle de soi suffisante pour se consacrer à plus d'une chose à la fois.

Pour qu'un comportement devienne une habitude, il doit être exécuté dans le même contexte, tous les jours, et aboutir à une récompense. De nombreux comportements sont gratifiants en soi, mais les impressions suscitées par des comportements particuliers varient selon les individus. Certaines personnes se sentent bien après leur jogging, tandis que d'autres ont besoin de finir l'activité par une douche chaude ou en bavardant un peu avec un ami pour obtenir une récompense dans les premiers temps.

Contrairement à ce que prétend la sagesse populaire, la formation d'une nouvelle habitude ne prend généralement pas 21 jours. Il a été démontré que c'est plutôt la durée minimum pour qu'une habitude soit acquise. Le nombre de répétitions requises varie énormément en fonction des individus et des activités. Durant une étude, 96 participants devaient choisir un comportement relatif à l'alimentation, à la boisson ou à l'activité physique qu'ils voulaient transformer en habitude, puis indiquer quotidiennement s'ils avaient accompli l'activité dans le contexte choisi (comme manger un fruit à tous les déjeuners) et si cela leur avait paru automatique[8]. L'automatisation complète d'une habitude leur a pris entre 18 et 254 jours, avec une moyenne de 66 jours. Le processus a été plus rapide pour ceux qui exécutaient le comportement visé tous les jours. Mais le temps nécessaire à la formation d'une habitude semblait surtout dépendre du niveau de difficulté que représentait le comportement pour chaque individu. Un oubli pendant une journée n'a pas d'incidence sur la formation de l'habitude, mais un oubli pendant une semaine est plus grave. Les habitudes liées à l'activité physique ont mis plus de temps à être acquises que celles liées à l'alimentation ou à la boisson.

Durant cette étude, ainsi que d'autres similaires, moins de la moitié des participants qui décidèrent d'acquérir une nouvelle habitude bonne pour la santé y parvinrent. Pour améliorer vos chances, prenez d'abord le temps de vous demander si le processus de changement vous demandera un effort que vous jugez raisonnable. Si vous n'êtes pas certain d'y arriver, vous avez probablement raison. Par conséquent, peaufinez votre programme jusqu'à ce qu'il vous inspire pleinement confiance. En énumérant explicitement toutes les motivations qui vous poussent à changer, vous aurez plus de chances de réussir. Vous pourriez notamment lister tous les avantages dont vous profiteriez grâce à votre nouvelle habitude (« aller à la salle de sport me donnera plus d'énergie ») et les intérêts que vous auriez à ne rien changer (« si je ne fais pas de sport, je pourrai dormir plus longtemps le matin »).

Une organisation minutieuse peut aussi aider à prendre une nouvelle habitude[9]. Le contexte qui déclenche ce nouveau comportement est un facteur de réussite ou d'échec. Choisissez un signal déclencheur qui se produit quotidiennement, comme se réveiller le matin ou déjeuner. Mieux vaut choisir un événement qu'une heure comme signal, car nous ne sommes pas toujours attentifs à l'heure. Pour relier le signal au comportement dans les premiers temps de l'acquisition de l'habitude, essayez d'utiliser un rappel visuel. Par exemple, posez vos chaussures de sport près de la porte d'entrée de la maison ou collez un post-it sur le miroir pour acquérir une habitude déclenchée par le brossage des dents. Le plus important, c'est de vous y mettre.

La régularité est essentielle dans la formation d'une habitude. Choisissez une conduite assez facile à observer régulièrement. Prenez d'abord l'habitude de marcher dix minutes après le dîner, puis prolongez cette promenade ou passez au jogging. Faites en sorte que la nouvelle habitude soit aussi pratique que possible. Gardez votre tenue de sport ou votre équipement sous la main pour éviter d'avoir à le chercher. Éteignez le téléphone et faites sortir le chat pour éviter les interruptions pendant que vous méditez. Avant qu'une habitude soit instaurée, la moindre distraction vous fera dévier de votre cap.

Chaque jour, notez également si le nouveau comportement a bien été suivi. Cela accroît vos chances d'y parvenir, notamment en augmentant l'importance de la nouvelle habitude dans votre mémoire. Mieux encore, placez votre feuille de suivi bien en vue pour vous rappeler votre intention d'adopter ce nouveau comportement tous les jours. Visualiser le déclencheur suivi du nouveau comportement vous aidera à vous souvenir de l'habitude à prendre. Au contraire, imaginer à quel point votre vie sera merveilleuse lorsque vous aurez pris la nouvelle habitude aura toutes les chances de freiner vos progrès, en partie car cela crée la sensation que l'objectif a déjà été atteint. Mieux vaut répéter mentalement le processus de changement plutôt que son résultat.

Une technique radicale pour changer une habitude est l'engagement préalable. Tel Ulysse qui s'est fait ligoter au mât de son navire pour éviter de succomber à l'appel des sirènes, l'engagement préalable consiste à prendre des mesures quand la volonté est à son point culminant pour rendre la marche arrière plus difficile quand la détermination faiblit. Mon logiciel de blocage de sites est une forme d'engagement préalable. Partager un objectif et ses progrès avec d'autres en est une autre forme qui fait qu'il est socialement coûteux d'abandonner. Des sites Web permettent aux utilisateurs de s'engager publiquement à atteindre un objectif et d'ajouter des motivations financières ou morales pour persévérer dans le nouveau comportement. Par exemple, on peut définir que le site fera un don à un organisme caritatif à chaque nouvel échec dans l'acquisition d'une nouvelle habitude.

Si l'on choisit un signal qui est déjà lié à une habitude forte, il sera plus difficile d'acquérir la nouvelle pratique. Il est possible de substituer une nouvelle habitude à une ancienne, mais c'est plus difficile et cela demande plus de volonté et de contrôle de soi. Si vous voulez le faire, demandez-vous si vous ne pourriez pas séparer les deux aspects en évitant le signal qui déclenche la mauvaise habitude et en utilisant un autre signal pour la nouvelle, jusqu'à ce qu'elle devienne automatique. Peut-être est-il plus facile de vous rendre au travail en empruntant un autre trajet pour éviter de passer devant la pâtisserie que de compter sur votre volonté pour ne pas y entrer. Cette méthode fonctionne uniquement s'il est possible d'éviter définitivement le signal déclencheur de la mauvaise habitude.

Se débarrasser des mauvaises habitudes

Par bien des aspects, il est plus facile d'acquérir une nouvelle habitude que de se débarrasser d'une ancienne. Nous avons plus de chances de changer notre routine lorsque notre vie quotidienne change à l'occasion de bouleversements majeurs, comme un déménagement, un mariage ou l'arrivée d'un bébé. Durant ces transitions, les anciens signaux disparaissent et de nouveaux surgissent, permettant aux comportements de devenir plus flexibles et centrés sur l'objectif. Soyez attentif à ces moments et profitez-en pour vous débarrasser de vieilles habitudes qui ne fonctionnent plus. Ces moments illustrent aussi pour quelle raison nous nous en remettons à nos habitudes : si nous devions réfléchir avant de prendre la moindre décision, ce serait épuisant à la longue. Nous ne tardons pas à adopter de nouvelles routines, donc ces phases ne durent jamais très longtemps.

Pour changer une pratique, nous devons explorer une nouvelle voie et l'emprunter suffisamment souvent pour que cela devienne automatique. En nous aidant à prendre conscience de nos faits et gestes au moment où nous agissons, la pleine conscience peut ouvrir un espace nous offrant la possibilité de faire d'autres choix. Mais alors, l'ancienne voie existera toujours et nous risquons d'y retourner en cas de stress ou à la moindre distraction. Chaque changement d'habitude réussi nous en apprend davantage sur des moyens efficaces d'aborder cette problématique dans notre vie. Les habitudes deviendront plus faciles à mettre en place.

La façon la plus fiable de se débarrasser d'une mauvaise habitude est de la remplacer par une autre qui est meilleure en associant le même signal à un autre comportement. Comme les habitudes impliquent toujours une action, il est impossible de prendre l'habitude de ne pas faire quelque chose. Nous pouvons seulement prendre l'habitude de faire autre chose à la place. Pour que le changement soit durable, la nouvelle habitude doit être répétée jusqu'à ce qu'elle soit aussi forte que l'ancienne, ce qui peut nécessiter de nombreuses répétitions si la vieille habitude est profondément ancrée.

L'un des secrets pour changer une habitude consiste à identifier ce qui la provoque. Comme les habitudes sont largement inconscientes, découvrir ce qui les déclenche n'est pas toujours une tâche aisée. Commencez par remarquer ce qu'il s'est produit juste avant le comportement habituel. Le signal peut être un lieu, une heure de la journée, une action (ouvrir le tiroir du bureau où les bonbons sont rangés), une expérience sensorielle (sentir le café ou apercevoir le stand de pop-corn avant d'entrer au cinéma) ou le contact avec une autre personne. Dans certains cas, le signal déclencheur d'une habitude peut être une pensée. Lorsqu'il y a deux ou trois possibilités, déterminez celle dont la relation avec le comportement habituel paraît la plus cohérente ou essayez d'en éliminer une et observez si le comportement habituel change. Muni de cette information, vous pouvez éviter le signal ou le remplacer par une autre action qui sert mieux vos objectifs jusqu'à ce que cela devienne une habitude de remplacement.

Prendre conscience du signal lorsqu'il se produit est l'aspect le plus complexe du changement d'habitude, mais c'est une condition préalable qui est importante pour un changement durable. Nous ne sommes souvent que vaguement conscients de nos pensées et actions habituelles, si nous les remarquons, car nous avons la tête ailleurs. L'exécution d'une habitude ancrée est l'occasion rêvée pour l'esprit de s'évader, car elle demande très peu d'attention. Nous avons du mal à remarquer toutes les fois où nous exécutons des actions quotidiennes et même à nous souvenir si nous les avons accomplies. Par exemple, si je suis interrompu alors que je suis sous la douche, il m'arrive de me demander si je me suis déjà lavé. Pourtant, si nous ne remarquons pas le signal, nous ne pouvons pas y réagir autrement et plus nous répétons une vieille habitude, plus elle devient ancrée.

Être pleinement conscient dans notre vie quotidienne peut nous permettre de remarquer le moment où se déclenche le signal du comportement habituel. Durant la phase de transition, il est essentiel de rester attentif à ce déclencheur pour le remplacer délibérément par un autre. Une approche consiste à réorganiser l'environnement pour ériger des obstacles entre le signal et l'habitude qui rendent la mauvaise habitude plus difficile à pratiquer. Si vous rangez les chips à la cave, vous aurez plus de mal à les manger de façon inconsciente. Si vous placez la télécommande de la télévision dans le panier de linge, vous aurez moins tendance à vous installer automatiquement dans votre canapé à la fin de la journée. (Des lecteurs auront peut-être de jeunes enfants qui s'en chargeront à leur place.) Si vous avez du mal à vous lever le matin, posez le réveil à l'autre bout de la chambre pour vous forcer à sortir du lit. Une personne qui garde un paquet de cigarettes dans un tiroir ne peut pas sérieusement envisager d'arrêter de fumer. Rendre le signal plus facile à identifier ou la vieille habitude plus difficile à s'y conformer accroît les chances d'agir autrement.

Nous avons plus de chances de réussir à changer une habitude si nous anticipons les situations difficiles pour reprendre facilement le droit chemin. Un plan de mise en œuvre efficace tient compte des problèmes qui risquent de surgir (« Je n'aurai pas envie de sortir s'il pleut ») et propose une solution (« mais, à la place, je pourrai marcher dans le centre commercial »). Une méta-analyse a démontré que les personnes qui ont établi un plan ont beaucoup plus de chances de mettre en pratique leurs bonnes intentions et d'atteindre leur objectif parce que ce plan leur évite de s'écarter du droit chemin à cause de problèmes imprévus[10]. Dès l'instant où tout ne se passe pas comme on le voudrait, on est davantage enclin à tout laisser tomber qu'à chercher des solutions, donc il est préférable de réfléchir aux problèmes potentiels à l'avance. Les occasions ratées ne doivent pas conduire à des récriminations, mais à une réflexion sur la raison de l'échec (« je n'ai pas marché après le travail aujourd'hui parce que je suis sorti boire un verre avec mon équipe ») et à la révision du plan de mise en œuvre en abordant le problème (« lorsque j'ai des projets le soir, après le travail, je marche à l'heure du déjeuner »).

Les gens ont souvent tendance à abandonner parce qu'ils n'ont pas l'impression de progresser. Pour l'éviter, fixez-vous un objectif réaliste et mesurez vos progrès une fois par semaine. Réfléchissez à un résultat positif de progrès vers un objectif ultime qui pourrait être expérimenté rapidement, comme pouvoir courir après son enfant ou son petit-enfant sans être essoufflé ou éviter d'avoir le sentiment d'avoir trop mangé après un bon repas. Les objectifs qui peuvent être atteints en quelques semaines, comme « être en forme », sont plus motivants que ceux qui résident dans un lointain avenir, comme « échapper au diabète ». Au lieu de fixer un objectif à long terme, envisagez les comportements bons pour la santé comme une façon de prendre soin de vous afin de vous sentir mieux maintenant. Le processus même d'acquisition d'une habitude peut être satisfaisant, car nous constatons que le comportement devient tous les jours plus facile à suivre et nous anticipons le moment où nous n'aurons même plus besoin d'y penser.

La plupart des gens procéderont de la même façon pour désigner le système d'équilibre énergétique comme étant responsable de leur alimentation. Au début, se souvenir de réagir à nos signaux internes nécessite toute notre attention, mais, avec l'entraînement, la capacité de ressentir la faim et la satiété s'améliore, jusqu'à ce qu'il devienne difficile de ne pas remarquer que nous avons fini de manger. L'identification automatique de la faim libère notre volonté pour nous aider à atteindre de nouveaux objectifs. Développer la capacité à nous mettre à l'unisson avec notre organisme de façon pleinement consciente a de nombreux effets positifs. Cela nous aide à réaliser que nous sommes malades, blessés ou stressés avant que le problème ne devienne trop grave afin de trouver des façons de prendre soin de nous.

Bâtir un monde meilleur

Nous méritons tous plus qu'une vie émaillée de combats permanents entre nos intentions et notre psychisme. Les bonnes habitudes influencent notre comportement beaucoup plus efficacement que notre volonté pour résister à la tentation jour après jour. Notre volonté serait bien mieux employée si elle servait à automatiser les activités routinières indissociables d'un mode de vie sain, un petit pas à la fois. Au fil des ans, tous ces petits pas permettent de réaliser de gros progrès. Depuis cinq ans que je poursuis dans cette voie, j'ai appris à manger lorsque j'ai faim et à m'arrêter lorsque je suis rassasiée, mais aussi à faire du sport et à méditer tous les jours. Comme ces habitudes se produisent sans que j'y pense, il me reste plein de capacité disponible pour accorder toute mon attention au travail et aux personnes que j'aime. Cela inclut notamment de poursuivre mon objectif qui est de me servir de preuves scientifiques pour promouvoir la bonne santé, plutôt que la stigmatisation, afin que nous puissions créer un monde qui accueille des personnes à la morphologie variée autour de la table.

Dennis Asbury a également décidé de consacrer sa volonté à la poursuite d'autres objectifs. Il continue de marcher plusieurs kilomètres par jour, mais il ne compte plus les calories. Lors de sa dernière consultation, son médecin lui a dit qu'il était en pleine forme car sa tension artérielle, son cholestérol et sa glycémie étaient dans la moyenne, même si son poids a poursuivi sa lente ascension. Depuis qu'il a arrêté les régimes, il n'a pas ressenti d'envies boulimiques. Au lieu de serrer les dents chaque fois qu'il passe devant la cuisine, il consacre désormais son énergie à profiter de la retraite et à passer du temps avec ses enfants et petits-enfants. Il aimerait que la société les apprécie pour leur talent au lieu de juger leur apparence. « J'ai trois filles et quatre petites-filles, dit-il. J'espère que le monde sera meilleur pour elles qu'il ne l'a été jusqu'à présent pour les jeunes femmes. »

Pour que cela se produise, il ne suffit pas d'espérer. En tant que société, nous devons adopter une attitude saine vis-à-vis de notre alimentation et de notre corps. Nous devons cesser de dire aux jeunes que leur corps n'est pas parfait. D'ailleurs, nous devons cesser de parler de gras, parce que c'est l'une des raisons qui renforcent notre obsession culturelle pour notre poids. Mais, surtout, nous devons commencer à respecter la faim en apprenant à travailler avec elle au lieu de lutter contre elle. Quel que soit notre poids, nous méritons tous d'apprécier notre nourriture. Si nous mangeons en pleine conscience, notre organisme parviendra à maintenir le poids qui nous convient, un poids que nous parviendrons à conserver en traitant la nourriture comme un partenaire pour une vie saine.

Nos grands-parents savaient vivre ainsi et certaines personnes y arrivent encore. Alors que je terminais l'écriture de mon livre, mon mari et moi avons rendu visite à un autre couple ayant deux jeunes adolescentes. Cette fois, l'ambiance était différente. Nous n'étions pas tous minces, mais nous étions tous en bonne santé. Nous avons bien dormi, nous avons marché ou nagé pour le plaisir. Personne ne faisait attention à ce que les filles mangeaient ni ne s'inquiétait de leur poids. Nos repas pétillaient de rire, de bavardages, de vins et de plats succulents. Lorsque nous mangions un bon dîner, nous ne prenions pas de petit-déjeuner copieux le lendemain, puis nous déjeunions d'une salade, car nous faisions confiance à notre organisme pour se réguler. Lorsque ces jeunes filles grandiront, je suis sûre que leur vie ne tournera pas autour du fait de rentrer dans des jeans « skinny ». J'ai hâte de savoir ce qu'elles seront capables d'accomplir à la place.

Notes

Chapitre 1 : Mon poids fait le yo-yo

1. Gina Kolata, "How Fen-Phen, a Diet 'Miracle,' Rose and Fell", *The New York Times*, 23 septembre 1997.
2. Alison Fildes, Judith Charlton, Caroline Rudisill, Peter Littlejohns, A.Toby Prevost et Martin C. Gulliford, "Probability of an Obese Person AttainingNormal Body Weight: Cohort Study Using Electronic Health Records", *American Journal of Public Health*, 2015, publié en ligne. DOI: 10.2105/AJPH.2015.302773.
3. M.T. McGuire, R.R. Wing et J.O Hill, "The Prevalence of Weight Loss Maintenance Among American Adults", *International Journal of Obesity*, 1999, 23(12):1314–9.
4. Matthias B. Schulze, Teresa T. Fung, JoAnn E. Manson, Walter C. Willett et Frank B. Hu, "Dietary Patterns and Changes in Body Weight in Women", *Obesity*, 2006, 14(8):1444–53.
5. Paula A. Quatromoni, Michael Pencina, Mark R. Cobain, Paul F. Jacques et Ralph B. D'Agostino, "Dietary Quality Predicts Adult Weight Gain: Findings from the Framingham Offspring Study", *Obesity*, 2006, 14(8):1383–91.
6. Roland Buettner, Jürgen Schölmerich et L. Cornelius Bollheimer, "High-Fat Diets: Modeling the Metabolic Disorders of Human Obesity in Rodents", *Obesity*, 2007, 15(4):798–808.
7. M. Rosenbaum et R.L. Leibel, "Adaptive Thermogenesis in Humans", supplément, *International Journal of Obesity*, 2010, 34(1):S47–55.
8. Aaron J. Grossberg, Jarrad M. Scarlett et Daniel L. Marks, "Hypothalamic Mechanisms in Cachexia", *Physiology & Behavior*, 2010, 100(5):478–89.
9. C. Filozof, M.C. Fernández Pinilla et A. Fernández-Cruz. "Smoking Cessation and Weight Gain", *Obesity Reviews*, 2004, 5(2):95–103.
10. Katherine M. Flegal, Richard P. Troiano, Elsie R. Pamuk, Robert K. Kuczmarski et Stephen M. Campbell, "The Influence of Smoking Cessation on the Prevalence of Overweight in the United States", *The New England Journal of Medicine*, 1995, 333(18):1165–70.
11. Margaret A. Stefater, Diego Pérez-Tilve, Adam P. Chambers, Hilary E. Wilson-Pérez, Darleen A. Sandoval, José Berger, Mouhamadoul Toure, *et al.*, "Sleeve Gastrectomy Induces Loss of Weight and Fat Mass in Obese Rats, But Does Not Affect Leptin Sensitivity", 2010, *Gastroenterology*, 138(7):2426–36.
12. J.A. Tadross and C.W. le Roux, "The Mechanisms of Weight Loss after Bariatric Surgery", supplément, *International Journal of Obesity*, 2009, 33(1):S28–32.
13. Lars Sjöström, Kristina Narbro, C. David Sjöström, Kristjan Karason, Bo Larsson, Hans Wedel, Ted Lystig, *et al.*, "Effects of Bariatric Surgery on Mortality in Swedish Obese Subjects", *The New England Journal of Medicine*, 2007, 357(8):741–52.
14. Henry Buchwald, Rhonda Estok, Kyle Fahrbach, Deirdre Banel et Isabella Sledge, "Trends in Mortality in Bariatric Surgery: A Systematic Review and Meta-analysis", *Surgery*, 2007, 142(4):621–35.
15. Heena P. Santry, Daniel L. Gillen et Diane S. Lauderdale, "Trends in Bariatric Surgical Procedures", *Journal of the American Medical Association*, 2005, 294(15):1909–17.
16. David S. Zingmond, Marcia L. McGory et Clifford Y. Ko, "Hospitalization Before and After Gastric Bypass Surgery", *Journal of the American Medical Association*, 2005, 294(15):1918–24.

17. L. Sjöström, "Review of the Key Results from the Swedish Obese Subjects (SOS) Trial—A Prospective Controlled Intervention Study of Bariatric Surgery", *Journal of Internal Medicine*, 2013, 273:219–34.
18. Stuart Pfeifer, "A Second Lap-Band Firm is Warned", *Los Angeles Times*, 31 juillet 2012.
19. Heena P. Santry, Daniel L. Gillen et Diane S. Lauderdale, "Trends in Bariatric Surgical Procedures", *Journal of the American Medical Association*, 2005, 294(15):1909–17.
20. Yoon K. Loke, Sheena Derry et Angharad Pritchard-Copley, "Appetite Suppressants and Valvular Heart Disease—A Systematic Review", *BMC Clinical Pharmacology*, 2002, 2:6.
21. Stephanie Saul, "Fen-Phen Case Lawyers Say They'll Reject Wyeth Offer", *The New York Times*, 17 février 2005.
22. Coulter Jones, John Fauber et Kristina Fiore, "Diet Drug Companies Spend $60 Million Since 2010 Amid Push to Win FDA Approval for New Products", *Milwaukee Journal Sentinal*, 19 avril 2015.
23. Sayeed Ikramuddin, Robin P. Blackstone, Anthony Brancatisano, James Toouli, Sajani N. Shah, Bruce M. Wolfe, Ken Fujioka, *et al.*, "Effect of Reversible Intermittent Intra-abdominal Vagal Nerve Blockade on Morbid Obesity: The ReCharge Randomized Clinical Trial", *Journal of the American Medical Association*, 2014, 312(9):915–22.
24. Maureen T. McGuire, Rena R. Wing, Mary L. Klem, Wei Lang et James O. Hill, "What Predicts Weight Regain in a Group of Successful Weight Losers?", *Journal of Consulting and Clinical Psychology*, 1999, 67(2):177–85.
25. Michael L. Dansinger, Athina Tatsioni, John B. Wong, Mei Chung et Ethan M. Balk, "Meta-analysis: The Effect of Dietary Counseling for Weight Loss", *Annals of Internal Medicine*, 2007, 147(1):41–50.
26. C. Ayyad and T. Andersen, "Long-Term Efficacy of Dietary Treatment of Obesity: A Systematic Review of Studies Published Between 1931 and 1999", *Obesity Reviews*, 2000, 1(2):113–9.
27. MarketData Enterprises, quoted in Andrew J. Hill, "Does Dieting Make You Fat?", supplément, *British Journal of Nutrition*, 2004, 92(1):S15–8.
28. Traci Mann, A. Janet Tomiyama, Erika Westling, Ann-Marie Lew, Barbra Samuels et Jason Chatman, "Medicare's Search for Effective Obesity Treatments: Diets Are Not the Answer", *American Psychologist*, 2007, 62(3):220–33.
29. Melbourne F. Hovell, Alma Koch, C. Richard Hofstetter, Carol Sipan, Patricia Faucher, Ann Dellinger, Gerald Borok *et al.*, "Long-Term Weight Loss Maintenance: Assessment of a Behavioral and Supplémented Fasting Regimen", *American Journal of Public Health*, 1988, 78(6):663–8.
30. Francine Grodstein, Rachel Levine, Lisa Troy, Terri Spencer, Graham A. Colditz et Meir J. Stampfer, "Three-Year Follow-Up of Participants in a Commercial Weight Loss Program: Can You Keep it Off?", *Archives of Internal Medicine*, 1996, 156(12):1302–5.
31. F.M. Kramer, R.W. Jeffery, J.L. Forster et M.K. Snell, "Long-Term Follow-Up of Behavioral Treatment for Obesity: Patterns of Weight Regain Among Men and Women", *International Journal of Obesity*, 1989, 13(2):123–36.
32. Frank M. Sacks, George A. Bray, Vincent J. Carey, Steven R. Smith, Donna H. Ryan, Stephen D. Anton, Katherine McManus, *et al.*, "Comparison of Weight-Loss Diets with Different Compositions of Fat, Protein, and Carbohydrates", *The New England Journal of Medicine*, 2009, 360(9):859–73.
33. Lisa M. Nackers, Kathryn M. Ross et Michael G. Perri, "The Association Between Rate of Initial Weight Loss and Long-Term Success in Obesity Treatment: Does Slow and Steady Win the Race?", *International Journal of Behavioral Medicine*, 2010, 17(3):161–7.
34. Stephen Whybrow, Claus Mayer, Terry R. Kirk, Nik Mazlan et R. James Stubbs, "Effects of Two Weeks' Mandatory Snack Consumption on Energy Intake and Energy Balance", *Obesity*, 2007, 15(3):673–85.

35. Diabetes Prevention Program Research Group, "10-Year Follow-Up of Diabetes Incidence and Weight Loss in the Diabetes Prevention Program Outcomes Study", *The Lancet,* 2009, 374(9702):1677–86.
36. The Look AHEAD Research Group, "Eight-Year Weight Losses with an Intensive Lifestyle Intervention: The Look AHEAD Study", *Obesity,* 2014, 22(1):5–13.
37. The Look AHEAD Research Group, "Eight-Year Weight Losses with an Intensive Lifestyle Intervention: The Look AHEAD Study", *Obesity,* 2014, 22(1):5–13.
38. J.-P. Montani, Y. Schutz et A.G. Dulloo, "Dieting and Weight Cycling as Rsk Factors for Cardiometabolic Diseases: Who is Really at Risk?", supplément, *Obesity Reviews*, 2015, 16(S1):71–8.
39. S. Yaemsiri, M.M, Slining et S.K, Agarwal, "Perceived Weight Status, Overweight Diagnosis, and Weight Control Among US Adults: The NHANES 2003–2008 Study", *International Journal of Obesity,* 2011, 35(8):1063–70.
40. A.G. Dulloo, J. Jacquet, J.-P. Montani et Y. Schutz, "How Dieting Makes the Lean Fatter: From a Perspective of Body Composition Autoregulation Through Adipostats and Proteinstats Awaiting Discovery", supplément, *Obesity Reviews,* 2015, 16(S1):25–35.
41. Steven N. Blair, "Physical Inactivity: The Biggest Public Health Problem of the 21st Century", *British Journal of Sports Medicine*, 2009, 43(1):1–2.
42. Paula M. Lantz, Ezra Golberstein, James S. House et Jeffrey Morenoff, "Socioeconomic and Behavioral Risk Factors for Mortality in a National 19-Year Prospective Study of U.S. Adults", *Social Science & Medicine*, 2010, 70(10):1558–66.
43. Julianne Holt-Lunstad, Timothy B. Smith et J. Bradley Layton, "Social Relationships and Mortality Risk: A Meta-analytic Review", *PLoS Medicine*, 2010, 7(7):e1000316.
44. Anjali Jain, "Treating Obesity in Individuals and Populations", *British Medical Journal,* 2005, 331:1387–90.

Chapitre 2 : Je n'ai pas de volonté

1. Jonathan D. Hommel, Richard Trinko, Robert M. Sears, Dan Georgescu, Zong-Wu Liu, Xiao-Bing Gao, Jeremy J. Thurmon, *et al.*, "Leptin Receptor Signaling in Midbrain Dopamine Neurons Regulates Feeding", *Neuron*, 2006, 51(6):801–10.
2. Michael Rosenbaum, Melissa Sy, Katherine Pavlovich, Rudolph L. Leibel et Jules Hirsch, "Leptin Reverses Weight Loss-Induced Changes in Regional Neural Activity Responses to Visual Food Stimuli", *Journal of Clinical Investigation*, 2008, 118(7):2583–91.
3. I Sadaf Farooqi, Edward Bullmore, Julia Keogh, Jonathan Gillard, Stephen O'Rahilly et Paul C. Fletcher, "Leptin Regulates Striatal Regions and Human Eating Behavior", *Science*, 2007, 317(5843):1355.
4. Stephanie Fulton, Barbara Woodside et Peter Shizgal, "Modulation of Brain Reward Circuitry by Leptin", *Science*, 2000, 287(5450):125–8.
5. Joy Hao, Soledad Cabeza, de Vaca, Yan Pan et Kenneth D. Carr, "Effects of Central Leptin Infusion on the Reward-Potentiating Effect of D-Amphetamine", *Brain Research*, 2006, 1087(1):123–33.
6. Ann E. Kelley and Kent C. Berridge, "The Neuroscience of Natural Rewards: Relevance to Addictive Drugs", *Journal of Neuroscience*, 2002, 22(9):3306–11.
7. Magalie Lenoir, Fuschia Serre, Lauriane Cantin et Serge H. Ahmed, "Intense Sweetness Surpasses Cocaine Reward", *PLoS ONE,* 2007, 2(8):e698.
8. Brian Wansink and Jeffrey Sobal, "Mindless Eating: The 200 Daily Food Decisions We Overlook", *Environment and Behavior*, 2007, 39(1):106–23.

9. Adela R. Moldovan and Daniel David, "Features of Automaticity in Eating Behavior", *Eating Behaviors,* 2012, 13(1):46–8.
10. Edward H. Nieh, Gillian A. Matthews, Stephen A. Allsop, Kara N. Presbrey, Christopher A. Leppla, Romy Wichmann, Rachael Neve, *et al.* "Decoding Neural Circuits that Control Compulsive Sucrose Seeking", *Cell,* 2015, 160(3):528–41.
11. Adele Diamond, "Executive Functions", *Annual Review of Psychology*, 2013, 64:135–68.
12. A. Janet Tomiyama, Traci Mann, Danielle Vinas, Jeffrey Hunger, Jill DeJager et Shelley E. Taylor, "Low-Calorie Dieting Increases Cortisol", *Psychosomatic Medicine*, 2010, 72(4):357–64.
13. Roy F. Baumeister, Ellen Barslavsky, Mark Muraven et Dianne M. Tice, "Ego Depletion: Is the Active Self a Limited Resource?", *Journal of Personality and Social Psychology,* 1998, 74(5):1252–65.
14. Denise T.D. de Ridder, Gerty Lensvelt-Mulders, Catrin Finkenauer, F. Marijn Stok et Roy F. Baumeister, "Taking Stock of Self-Control: A Meta-analysis of How Trait Self-Control Relates to a Wide Range of Behaviors", *Personality and Social Psychology Review*, 2012, 16(1):76–99.
15. David T. Neal, Wendy Wood et Aimee Drolet, "How Do People Adhere to Goals When Willpower Is Low? The Profits (and Pitfalls) of Strong Habits", *Journal of Personality and Social Psychology*, 2013, 104(6):959–75.
16. Catherine L. Davis, Phillip D. Tomporowski, Jennifer E. McDowell, Benjamin P. Austin, Patricia H. Miller, Nathan E. Yanasak, Jerry D. Allison et Jack A. Naglierei, "Exercise Improves Executive Function and Achievement and Alters Brain Activation in Overweight Children: A Randomized, Controlled Trial", *Health Psychology*, 2011, 30(1):91–8.

Chapitre 3 : Comment les régimes font-ils grossir ?

1. Todd Tucker, *The Great Starvation Experiment: Ancel Keys and the Men Who Starved for Science,* 2006, Minneapolis:University of Minnesota Press.
2. Janet Polivy, Sharon B. Zeitlin, C. Peter Herman et A. Lynne Beal, "Food Restriction and Binge Eating: A Study of Former Prisoners of War", *Journal of Abnormal Psychology*, 1994, 103(2): 409–11.
3. Jules Hirsch, "Obesity: Matter Over Mind?", *Cerebrum*, 1er janvier 2003.
4. A.G. Dulloo, J. Jacquet, J.-P. Montani et Y. Schutz, "How Dieting Makes the Lean Fatter: From a Perspective of Body Composition Autoregulation Through Adipostats and Proteinstats Awaiting Discovery", supplément, *Obesity Reviews,* 2015, 16(S1):25–35.
5. R.S. MacLean, J.A. Higgins, E.D. Giles, V.D. Sherk et M.R. Jackman, "The Role for Adipose Tissue in Weight Regain After Weight Loss", supplément, *Obesity Reviews*, 2015, 16(S1):45–54.
6. M.R. Lowe, "Dieting: Proxy or Cause of Future Weight Gain?", supplément, *Obesity Reviews*, 2015, 16(S1):19–24.
7. K.H. Pietiläinen, S.E. Saarni, J. Kaprio et A. Rissanen, "Does Dieting Make You Fat? A Twin Study", *International Journal of Obesity*, 2012, 36(3):456–64.
8. S.E. Saarni, A. Rissanen, S. Sarna, M. Koskenvuo et J. Kaprio, "Weight Cycling of Athletes and Subsequent Weight Gain in Middleage", *International Journal of Obesity,* 2006, 30(11):1639–44.
9. A. Janet Tomiyama, Traci Mann, Danielle Vinas, Jeffrey Hunger, Jill DeJager et Shelley E. Taylor, "Low-Calorie Dieting Increases Cortisol", *Psychosomatic Medicine*, 2010, 72(4):35764.
10. Eva Kemps, Marika Tiggemann et Kelly Marshall, "Relationship Between Dieting to Lose Weight and the Functioning of the Central Executive", *Appetite*, 2005, 45(3):287–94.
11. Eva Kemps and Marika Tiggemann, "Working Memory Performance and Preoccupying Thoughts in Female Dieters: Evidence for a Selective Central Executive Impairment", *British Journal of Clinical Psychology,* 2005, 44(3):357–66.

12. Ingri D.C. Fedoroff, Janet Polivy et C. Peter Herman, "The Effect of Pre-exposure to Food Cues on the Eating Behavior of Restrained and Unrestrained Eaters", *Appetite,* 1997, 28(1):33–47.
13. Eric Stice, Katherine Presnell, Heather Shaw et Paul Rohde, "Psychological and Behavioral Risk Factors for Obesity Onset in Adolescent Girls: A Prospective Study", *Journal of Consulting and Clinical Psychology,* 2005, 73(2):195–202.
14. S.A. French, R.W. Jeffery, J.L. Forster, P.G. McGovern, S.H. Keider et J.E. Baxter, "Predictors of Weight Change Over Two Years Among a Population of Working Adults: The Healthy Worker Project", *International Journal of Obesity and Related Metabolic Disorders,* 1994, 18(3):145–54.
15. Reinhard J. Tuschl, "From Dietary Restraint to Binge Eating: Some Theoretical Considerations", *Appetite,* 1990, 14(2):105–9.
16. Janet Polivy, "Psychological Consequences of Food Restriction", *Journal of the American Dietetic Association,* 2006, 96(6):589–92.
17. Ellen A. Schur, Susan R. Heckbert et Jack H. Goldberg, "The Association of Restrained Eating with Weight Change Over Time in a Community-Based Sample of Twins", *Obesity,* 2010, 18(6):1146–52.
18. R.R. Fabsitz, P. Sholinsky et D. Carmelli, "Genetic Influences on Adult Weight Gain and Maximum Body Mass Index in Male Twins", *American Journal of Epidemiology,* 1994, 140(8):711–20.
19. Sarah E. Racine, S. Alexandra Burt, William G. Iacono, Matt McGue et Kelly L. Klump, "Dietary Restraint Moderates Genetic Risk for Binge Eating", *Journal of Abnormal Psychology*, 2011, 120(1):119–28.
20. Eric Stice, Kendra Davis, Nicole P. Miller et C. Nathan Marti, "Fasting Increases Risk for Onset of Binge Eating and Bulimic Pathology: A 5-Year Prospective Study", *Journal of Abnormal Psychology*, 2008, 117(4):941–6.
21. Rebecca L. Corwin, Nicole M. Avena et Mary M. Boggiano, "Feeding and Reward: Perspectives from Three Rat Models of Binge Eating", *Physiology & Behavior*, 2011, 104(1):87–97.
22. Mary M. Hagan, Paula C. Chandler, Pamela K. Wauford, Rachel J. Rybak et Kimberly D. Oswald, "The Role of Palatable Food and Hunger as Trigger Factors in an Animal Model of Stress Induced Binge Eating", *International Journal of Eating Disorders*, 2003, 34(2):183–97.
23. Kenneth D. Carr, "Food Scarcity, Neuroadaptations, and the Pathogenic Potential of Dieting in an Unnatural Ecology: Binge Eating and Drug Abuse", *Physiology & Behavior*, 2011, 104(1):16–27.
24. Hisham Ziauddeen, I. Sadaf Farooqi et Paul C. Fletcher, "Obesity and the Brain: How Convincing is the Addiction Model?", *Nature Reviews Neuroscience*, 2012, 13(4):279–86.
25. Michael W. Wiederman and Tamara Pryor, "Substance Abuse and Impulsive Behaviors Among Adolescents with Eating Disorders", *Addictive Behavior*, 1996, 21(2):269–72.
26. Lisa R.R. Lilenfeld, Rebecca Ringham, Melissa A. Kalarchian et Marsha D. Marcus, "A Family History Study of Binge-Eating Disorder", *Comprehensive Psychiatry,* 2008, 49(3):247–54.

Chapitre 4 : L'idéal de la minceur

1. Anne E. Becker, Rebecca A. Burwell, Stephen E. Gilman, David B. Herzog et Paul Hamburg, "Eating Behaviours and Attitudes Following Prolonged Exposure to Television Among Ethnic Fijian Adolescent Girls", *British Journal of Psychiatry*, 2002, 180(6):509–14.
2. Janet Polivy and C. Peter Herman, "Causes of Eating Disorders", *Annual Review of Psychology*, 2002, 53:187–213.
3. Shelly Grabe, L. Monique Ward et Janet Shibley Hyde, "The Role of the Media in Body Image

Concerns Among Women: A Meta-analysis of Experimental and Correlational Studies", *Psychological Bulletin*, 2008, 134(3):460–76.

4. Harrison G. Pope, Roberto Olivardia, Amanda Gruber et John Borowiecki, "Evolving Ideals of Male Body Image as Seen Through Action Toys", *International Journal of Eating Disorders*, 1999, 26(1):65–72.
5. Alan Feingold and Ronald Mazzella, "Gender Differences in Body Image are Increasing", *Psychological Science,* 1998, 9(3):190–5.
6. Sarah Grogan, *Body Image: Understanding Body Dissatisfaction in Men, Women, and Children,* 2008, New York:Routledge.
7. Shelly Grabe, L. Monique Ward et Janet Shibley Hyde, "The Role of the Media in Body Image Concerns Among Women: A Meta-analysis of Experimental and Correlational Studies", *Psychological Bulletin*, 2008, 134(3):460–76.
8. Jeffrey M. Hunger and A. Janet Tomiyama, "Weight Labeling and Obesity: A Longitudinal Study of Girls Aged 10 to 19 Years", *JAMA Pediatrics*, 2014, 168(6):579–80.
9. Daniel Callahan, "Obesity: Chasing an Elusive Epidemic", *Hastings Center Report*, 2013, 43(1): 34-40.
10. Phebe Cramer and Tiffany Steinwert, "Thin is Good, Fat is Bad: How Early Does it Begin?", *Journal of Applied Developmental Psychology*, 1998, 19(3):429–51.
11. R.M. Puhl, T. Andreyeva et K.D. Brownell, "Perceptions of Weight Discrimination: Prevalence and Comparison to Race and Gender Discrimination in America", *International Journal of Obesity*, 2008, 32(6):992–1000.
12. Rebecca M. Puhl and Kelly D. Brownell, "Confronting and Coping with Weight Stigma: An Investigation of Overweight and Obese Adults", *Obesity*. 2006, 14(10):1802–15.
13. Cheri L. Olson, Howard D. Schumake et Barbara P. Yawn, "Overweight Women Delay Medical Care", *Archives of Family Medicine*, 1994, 3(10):888-92.
14. Angelina R. Sutin, Yannick Stephan and Antonio Terracciano, "Weight Discrimination and Risk of Mortality", *Psychological Science* (2015), diffusé en ligne avant publication. DOI: 10.1177/0956797615601103.
15. Angelina R. Sutin and Antonio Terracciano, "Perceived Weight Discrimination and Obesity", *PLoS ONE*, 2013, 8(7): e70048.
16. Sarah E. Jackson, Rebecca J. Beeken et Jane Wardle, "Perceived Weight Discrimination and Changes in Weight, Waist Circumference, and Weight Status", *Obesity*, 2014, 22(12):2485–8.
17. Lenny R. Vartanian and Sarah A. Novak, "Internalized Societal Attitudes Moderate the Impact of Weight Stigma on Avoidance of Exercise", *Obesity*, 2011, 19(4):757–62.
18. Brenda Major, Jeffrey M. Hunger, Debra P. Bunyan et Carol T. Miller, "The Ironic Effects of Weight Stigma", *Journal of Experimental Social Psychology*, 2014, 51:74–80.
19. Mark L. Hatzenbuehler, Katherine M. Keyes et Deborah S. Hasin, "Associations Between Perceived Weight Discrimination and the Prevalence of Psychiatric Disorders in the General Population", *Obesity*, 2009, 17(11):2033–9.
20. Lenny R. Vartanian and Sarah A. Novak, "Internalized Societal Attitudes Moderate the Impact of Weight Stigma on Avoidance of Exercise", *Obesity*, 2011, 19(4):757–62.
21. Paul T. Williams, "Self-Selection Accounts for Inverse Association Between Weight and Cardiorespiratory Fitness", *Obesity*, 2008, 16(1):102–6.
22. Dianne Neumark-Sztainer, Melanie Wall, Jia Guo, Mary Story, Jess Haines et Maria Eisenberg, "Obesity, Disordered Eating, and Eating Disorders in a Longitudinal Study of Adolescents: How Do Dieters Fare Five Years Later?" *Journal of the American Dietetic Association,* 2006, 106(4):559–68.
23. Dianne Neumark-Sztainer, Melanie Wall, Mary Story et Amber R. Standish, "Dieting and Unhealthy Weight Control Behaviors During Adolescence: Associations with 10-Year Changes in Body Mass Index", *Journal of Adolescent Health*. 2012, 50(1):80–6.

24. Alison E. Field, S. B. Austin, C. B. Taylor, Susan Malspeis, Bernard Rosner, Helaine R. Rockett, Matthew W. Gillman and Graham A. Colditz, "Relation Between Dieting and Weight Change Among Preadolescents and Adolescents", *Pediatrics,* 2003, 112(4);900–6.
25. Koenraad Cuypers, Kirsti Kvaløy, Grete Bratberg, Kristian Midthjell, Jostein Holmen et Turid Lingaas Holman, "Being Normal Weight But Feeling Overweight in Adolescence May Affect Weight Development into Young Adulthood—An 11-Year Followup: the HUNT Study, Norway", *Journal of Obesity*, 2012, 2012:601872.
26. Dianne Neumark-Sztainer, Melanie Wall, Jess Haines, Mary Story et Maria E. Eisenberg, "Why Does Dieting Predict Weight Gain in Adolescents? Findings from Project EAT-II: A 5-Year Longitudinal Study", *Journal of the American Dietetic Association*, 2007, 107(3):448–55.
27. Eric Stice, Rebecca P. Cameron, Joel D. Killen, Chris Hayward et C. Barr Taylor, "Naturalistic Weight-Reduction Efforts Prospectively Predict Growth in Relative Weight and Onset of Obesity Among Female Adolescents", *Journal of Consulting and Clinical Psychology*, 1999, 67(6):967–74.
28. Eric Stice, Chris Hayward, Rebecca P. Cameron, Joel D. Killen et C. Barr Taylor, "Body-Image and Eating Disturbances Predict Onset of Depression Among Female Adolescents: A Longitudinal Study", *Journal of Abnormal Psychology*, 2000, 109(3):438–44.
29. Katherine N. Balantekin, Jennifer S. Savage, Michele E. Marini et Leann L. Birch, "Parental Encouragement of Dieting Promotes Daughters' Early Dieting", *Appetite*, 2014, 80(1):190–6.
30. Nadia Micali, George Ploubidis, Bianca De Stavola, Emily Simonoff et Janet Treasure, "Frequency and Patterns of Eating Disorder Symptoms in Early Adolescence", *Journal of Adolescent Health*, 2014, 54(5):574–81.
31. Sonja A. Swanson, Scott J. Crow, Daniel Le Grange, Joel Swendsen et Kathleen R. Merikangas, "Prevalence and Correlates of Eating Disorders in Adolescents: Results from the National Comorbidity Survey Replication Adolescent Supplément", Archives of General Psychiatry, 2011, 68(7):714–23.
32. Catherine M. Shisslak, Marjorie Crago et Linda S. Estes, "The spectrum of eating disturbances", *International Journal of Eating Disorders*, 1995, 18(3):209-19.
33. Frédérique R.E. Smink, Daphne van Hoeken et Hans W. Hoek, "Epidemiology, Course, and Outcome of Eating Disorders", *Current Opinion in Psychiatry*, 2013, 26(6):543–8.
34. Anu Raevuori, Anna Keski-Rahkonen et Hans W. Hoek, "A Review of Eating Disorders in Males", *Current Opinion in Psychiatry*, 2014, 27(6):426–30.
35. Eric Stice and Heather E. Shaw, "Role of Body Dissatisfaction in the Onset and Maintenance of Eating Pathology: A Synthesis of Research Findings", Journal of Psychosomatic Research, 2002, 53(5):985–93.
36. http://www.bodyprojectsupport.org/home
37. Eric Stice, C. Nathan Marti, Sonja Spoor, Katherine Presnell et Heather Shaw, "Dissonance and Healthy Weight Eating Disorder Prevention Programs: Long-Term Effects from a Randomized Efficacy Trial", *Journal of Consulting and Clinical Psychology*, 2008, 76(2):329–40.
38. http://www.ebodyproject.org/
39. Eric Stice, Shelley Durant, Paul Rohde et Heather Shaw, "Effects of a Prototype Internet Dissonance-Based Eating Disorder Prevention Program at 1- and 2-Year Follow-Up", *Health Psychology*, 2014, 33(12):1558–67.

Chapitre 5 : La lutte du cerveau contre le poids

1. Retro Report, "Biosphere 2: An American Space Odyssey" *The New York Times*, 10 juin 2013.
2. Christian Weyer, Roy L. Walford, Inge T. Harper, Mike Milner, Taber MacCallum, P. Antonio Tataranni et Eric Ravussin, "Energy Metabolism After 2 Y of Energy Restriction: The Biosphere

2 Experiment", *The American Journal of Clinical Nutrition,* 2000, 72(4):946–53.

3. Rudolph L. Leibel and Jules Hirsch, "Diminished Energy Requirements in Reduced-Obese Patients", *Metabolism,* 1984, 33(2):164 –70.
4. Rudolph L. Leibel, Michael Rosenbaum et Jules Hirsch, "Changes in Energy Expenditure Resulting from Altered Body Weight", *The New England Journal of Medicine,* 1995, 332(10):621–8.
5. Michael Rosenbaum, Jules Hirsch, Dympna A. Gallagher et Rudolph L. Leibel, "Long-Term Persistence of Adaptive Thermogenesis in Subjects who have Maintained a Reduced Body Weight", *The American Journal of Clinical Nutrition*, 2008, 88(4):906–12.
6. Gina Kolata, *Rethinking Thin: The New Science of Weight Loss—and the Myths and Realities of Dieting,* 2007, New York:Picador.
7. Darcy L. Johannsen, Nicholas D. Knuth, Robert Huizenga, Jennifer C. Rood, Eric Ravussin et Kevin D. Hall, "Metabolic Sowing with Massive Weight Loss Despite Preservation of Fat-Free Mass", *The Journal of Clinical Endocrinology & Metabolism*, 2012, 97(7):2489–96.
8. D.B. West, D. Fey et S.C. Woods, "Cholecystokinin Persistently Suppresses Meal Size But Not Food Intake in Free-Feeding Rats", *American Journal of Physiology*, 1984, 246(5):R776–87.
9. Laurence E. Ring and Lori M. Zeltser, "Disruption of Hypothalamic Leptin Signaling in Mice Leads to Early-Onset Obesity, But Physiological Adaptations in Mature Animals Stabilize Adiposity Levels", *Journal of Clinical Investigation,* 2010, 120(8):2931–41.
10. Michael Rosenbaum, Rochelle Goldsmith, Daniel Bloomfield, Anthony Magnano, Louis Weimer, Steven Heymsfield, Dympna Gallagher, *et al.*, "Low Dose Leptin Reverses Skeletal Muscle, Autonomic, and Neuroendocrine Adaptations to Maintenance of Reduced Weight", *Journal of Clinical Investigation*, 2005, 115(12): 3579–86.
11. Xiaoqing Zhang, Guo Zhang, Hai Zhang, Michael Karin, Hua Bai et Dongsheng Cai",Hypothalamic IKKβ/NFκB and ER Stress Link Overnutrition to Energy Imbalance and Obesity", *Cell,* 2008, 135(1):61–73.
12. Joshua P. Thaler, Chun-Xia Yi, Ellen A. Schur, Stephan J. Guyenet, Bang H. Hwang, Marcelo O. Dietrich, Xiaolin Zho, *et al.* "Obesity is Associated with Hypothalamic Injury in Rodents and Humans", *Journal of Clinical Investigation*, 2012, 122(1):153–62.
13. Marcelo A. Mori, Manway Liu, Olivier Bezy, Katrine Almind, Hagit Shapiro, Simon Kasif et C. Ronald Kahn, "A Systems Biology Approach Identifies Inflammatory Abnormalities Between Mouse Strains Prior to Development of Metabolic Disease", *Diabetes*. 2010, 59(11):2960–71.
14. Aruna D. Pradhan, JoAnn E. Manson, Nader Rifai, Julie E. Buring et Paul M. Ridker, "C-Reactive Protein, Interleukin 6, and Risk of Developing Type 2 Diabetes Mellitus", *Journal of the American Medical Association,* 2001, 286(3):327–34.
15. Joshua P. Thaler, Chun-Xia Yi, Ellen A. Schur, Stephan J. Guyenet, Bang H. Hwang, Marcelo O. Dietrich, Xiaolin Zhao, *et al.* "Obesity is Associated with Hypothalamic Injury in Rodents and Humans", *Journal of Clinical Investigation,* 2012, 122(1):153–62.
16. Deniz Atasoy, J. Nicholas Betley, Helen H. Su et Scott M. Sternson, "Deconstruction of a Neural Circuit for Hunger", *Nature,* 2012, 488(7410):172–7.
17. Michael J. Krashes, Shuichi Koda, ChianPing Ye, Sarah C. Rogan, Andrew C. Adams, Daniel S. Cusher, Eleftheria Maratos-Flier *et al.*, "Rapid, Reversible Activation of AgRP Neurons Drives Feeding Behavior in Mice", *Journal of Clinical Investigation*, 2011, 121(4):1424–8 (2011).

Chapitre 6 : Poids dans l'enfance et à l'âge adulte

1. Gian-Paolo Ravelli, Zema A. Stein et Mervyn W. Susser, "Obesity in Young Men after Famine Exposure in Utero and Early Infancy", *The New England Journal of Medicine*, 1976, 295(7):349–53.
2. L.H. Lumey, L.H., Aryeh D. Stein et Ezra Susser, "Prenatal Famine and Adult Health", *Annual Review of Public Health*, 2011, 32:237–62.
3. Patrick Bateson, David Barker, Timothy Clutton-Brock, Debal Deb, Bruno D'Udine, Robert A. Foley, Peter Gluckman, *et al.*, "Developmental Plasticity and Human Health", *Nature*, 2004, 430(6998):419–21.
4. W.C. Knowler, D.J. Pettitt, M.F. Saad, M.A. Charles, R.G. Nelson, B.V. Howard, C. Bogardus et P.H Bennett, "Obesity in the Pima Indians: its Magnitude and Relationship with Diabetes", supplément, *The American Journal of Clinical Nutrition*, 1991, 53(6):1543S–51.
5. Michael S. Kramer, Isabelle Morin, Hong Yang, Robert W. Platt, Robert Usher, Helen McNamara, K.S. Joseph et Shi Wu Wen, "Why Are Babies Getting Bigger? Temporal Trends in Fetal Growth and its Determinants", *Journal of Pediatrics*, 2002, 141(4):538–42.
6. Janis Baird, David Fisher, Patricia Lucas, Jos Kleijnen, Helen Roberts et Catherine Law, "Being Big or Growing Fast: Systematic Review of Size and Growth in Infancy and Later Obesity", *The BMJ*, 2005, 331:929.
7. Robert C. Whitaker, Jeffrey A. Wright, Margaret S. Pepe, Kristy D. Seidel et William H. Dietz, "Predicting Obesity in Young Adulthood from Childhood and Parental Obesity", *The New England Journal of Medicine*, 1997, 337(13):869–73.
8. David S. Ludwig and Janet Currie, "The Association Between Pregnancy Weight Gain and Birthweight: A Within-Family Comparison", *The Lancet*, 2010, 376(9745):984–90.
9. Sebastien G. Bouret, "Neurodevelopmental Actions of Leptin", *Brain Research*, 2010, 1350:2–9.
10. Merly C. Vogt, Lars Paeger, Simon Hess, Sophie M. Steculorum, Motoharu Awazawa, Brigitte Hampel, Susanne Neupert, *et al.*, "Neonatal Insulin Action Impairs Hypothalamic Neurocircuit Formation in Response to Maternal High-Fat Feeding", *Cell*, 2014, 156(3):495–509.
11. Shona L. Kirk, Anne-Maj Samuelsson, Marco Argenton, Hannah Dhonye, Theodosis Kalamatianos, Lucilla Poston, Paul D. Taylor et Clive W. Coen, "Maternal Obesity Induced by Diet in Rats Permanently Influences Central Processes Regulating Food Intake in Offspring", *PLoS ONE*, 2009, 4(6):e5870.
12. Sophie M. Steculorum and Sebastien G. Bouret, "Maternal Diabetes Compromises the Organization of Hypothalamic Feeding Circuits and Impairs Leptin Sensitivity in Offspring", *Endocrinology*, 2011, 152(11):4171–9.
13. J.L. Kaar, J.T. Brinton, T. Crume, R.F. Hamman, D.H. Glueck et D. Dabelea, "Leptin Levels at Birth and Infant Growth: The EPOCH Study", *Journal of Developmental Origins of Health and Disease*, 2014, 5(3):214–8.
14. Daniel A. Lee, Joseph L. Bedont, Thomas Pak, Hong Wang, Juan Song, Ana Miranda-Angulo, Vani Takiar, *et al.*, "Tanycytes of the Hypothalamic Median Eminence Form a Diet-Responsive Neurogenic Niche", *Nature Neuroscience*, 2012, 15(5):700–2.
15. D.F. Williamson, T.J. Thompson, R.F. Anda, W.H. Dietz et V. Felitti, "Body Weight and Obesity in Adults and Self-reported Abuse in Childhood", *International Journal of Obesity and Related Metabolic Disorders*, 2002, 26(8):1075–82.
16. I. Lissau and T.I.A. Sørensen, "Parental Neglect During Childhood and Increased Risk of Obesity in Young Adulthood", *The Lancet*, 1994, 343(8893):324–7.
17. I. Lissau and T.I. Sørensen, "School Difficulties in Childhood and Risk of Overweight and Obesity in Young Adulthood: A Ten Year Prospective Population Study", *International Journal of Obesity and Related Metabolic Disorders*, 1993, 17(3):169–75.

18. A. Danese and M. Tan, "Childhood Maltreatment and Obesity: Systematic Review and Meta-analysis", *Molecular Psychiatry*, 2014, 19(5):544–54.
19. E. Oken, E.B. Levitan et M.W. Gillman, "Maternal Smoking During Pregnancy and Child Overweight: Systematic Review and Meta-analysis", *International Journal of Obesity*, 2008, 32(2):201–10.
20. Boris Novakovic, Joanne Ryan, Natalie Pereira, Berin Boughton, Jeffrey M. Craig et Richard Saffery, "Postnatal Stability, Tissue, and Time Specific Effects of AHRR Methylation Change in Response to Maternal Smoking in Pregnancy", *Epigenetics*, 2014, 9(3):377–86.
21. Guo-Qing Chang, Olga Karatayev et Sarah F. Leibowitz, "Prenatal Exposure to Nicotine Stimulates Neurogenesis of Orexigenic Peptide-Expressing Neurons in Hypothalamus and Amygdala", *The Journal of Neuroscience*, 2013, 33(34):13600–11.
22. Yann C. Klimentidis, T. Mark Beasley, Hui-Yi Lin, Giulianna Murati, Gregory E. Glass, Marcus Guyton, Wendy Newton, *et al.*, "Canaries in the Coal Mine: A Cross-Species Analysis of the Plurality of Obesity Epidemics", *Proceedings of the Royal Society B*, 2011, 278(1712):1626–32.
23. Kristina A. Thayer, Jerrold J. Heindel, John R. Bucher et Michael A. Gallo, "Role of Environmental Chemicals in Diabetes and Obesity: A National Toxicology Program Workshop Review", *Environmental Health Perspectives*, 2012, 120(6):779–89.
24. Séverine Kirchner, Tiffany Kieu, Connie Chow, Stephanie Casey, Bruce Blumberg, "Prenatal Exposure to the Environmental Obesogen Tributyltin Predisposes Multipotent Stem Cells to Become Adipocytes", *Molecular Endocrinology*, 2010, 24(3):526–39.
25. Frederick S. vom Saal, Susan C. Nagel, Benjamin L. Coe, Brittany M. Angle et Julia A. Taylor, "The Estrogenic Endocrine Disrupting Compound Bisphenol A (BPA) and Obesity", *Molecular and Cellular Endorinology*, 2012, 354(1–2):74–84.
26. Bastiaan T. Heijmans, Elmar W. Tobi, Aryeh D. Stein, Hein Putter, Gerard J. Blauw, Ezra S. Susser, P. Eline Slagboom et L.H. Lumey, "Persistent Epigenetic Differences Associated with Prenatal Exposure to Famine in Humans", *Proceedings of the National Academy of Sciences USA*, 2008, 105(44):17046–9.
27. Michael K. Skinner, Mohan Manikkam, Rebecca Tracey, Carlos Guerrero-Bosagna, Muksitul Haque et Eric E. Nilsson, "Ancestral Dichlorodiphenyltrichloroethane (DDT) Exposure Promotes Epigenetic Transgenerational Inheritance of Obesity", *BMC Medicine*, 2013, 11:228.
28. Gregory A. Dunn and Tracy L. Bale, "Maternal High-Fat Diet Promotes Body Length Increases and Insulin Insensitivity in Second-Generation Mice", *Endocrinology*, 2009, 150(11):4999–5009.
29. G. Kaati, L.O. Bygren et S. Edvinsson, "Cardiovascular and Diabetes Mortality Determined by Nutrition During Parents' and Grandparents' Slow Growth Period", *European Journal of Human Genetics*, 2002, 10(11):682–8.
30. S.R. Veena, S. Geetha, S.D. Leary, J. Saperia, D.J. Fisher, K. Kumaran, P. Coakley, et al. "Relationships of Maternal and Paternal Birthweights to Features of the Metabolic Syndrome in Adult Offspring: An Inter-Generational Study in South India", *Diabetologia*, 2007, 50(1):43–54.
31. Ruth E. Brown, Arya M. Sharma, Chris I. Ardern, Pedi Mirdamadi, Paul Mirdamadi et Jennifer L. Kuk, "Secular Differences Between Caloric Intake, Macronutrient Intake, and Physical Activity with Obesity", *Obesity Research & Clinical Practice* (2015), diffusé en ligne avant publication. DOI: 10.1016/j.orcp.2015.08.007.

Chapitre 7 : Stress, honte et stigmatisation

1. Bernardo Léo Wajchenberg, "Subcutaneous and Visceral Adipose Tissue: Their Relation to the Metabolic Syndrome", *Endocrine Reviews*, 2000, 21(6):697–738.

2. J. Marniemi, E. Kronholm, S. Aunola, T. Toikka, C.-E. Mattlar, M. Koskenvuo et T. Rönnemaa "Visceral Fat and Psychosocial Stress in Identical Twins Discordant for Obesity", *Journal of Internal Medicine*, 2002, 251(1):35–43.
3. Mary F. Dallman, Norman Pecoraro, Susan F. Akana, Susanne E. la Fleur, Francisca Gomez, Hani Houshyar, M.E. Bell, *et al.*, "Chronic Stress and Obesity: A New View of "Comfort Food"", *Proceedings of the National Academy of Sciences USA*, 2003, 100(20):11696-701.
4. Ilia N. Karatsoreos, Sarah M. Bhagat, Nicole P. Bowles, Zachary M. Weil, Donald W. Pfaff et Bruce S. McEwen, "Endocrine and Physiological Changes in Response to Chronic Corticosterone: A Potential Model of the Metabolic Syndrome in Mouse." *Endocrinology*, 2010, 151(5):2117–27.
5. Kellie L.K. Tamashiro, Maria A. Hegeman, Mary M.N. Nguyen, Susan J. Melhorn, Li Yun Ma, Stephen C. Woods et Randall R. Sakai, "Dynamic Body Weight and Body Composition Changes in Response to Subordination Stress", *Physiology & Behavior*, 2007, 91(4):440–8.
6. Rachel K. Crowley, Beverly A. Hughes, Joanna Gray, Theresa McCarthy, Susan Hughes, Cedric H.L. Shackleton, Nicola Crabtree, *et al.*, "Longitudinal Changes in Glucocorticoid Metabolism are Associated with Later Development of Adverse Metabolic Phenotype", *European Journal of Endocrinology*, 2014, 171(4):433–42.
7. M. Novak, L. Björck, K.W. Giang, C. Heden-Ståhl, L. Wilhelmsen et A. Rosengren, "Perceived Stress and Incidence of Type 2 Diabetes: A 35-Year Follow-Up Study of Middle-Aged Swedish Men", *Diabetes Medicine*, 2013, 30(1):e816.
8. Stefan Branth, Gunnar Ronquist, Mats Stridsberg, Leif Hambraeus, Erik Kindgren, Roger Olsson, David Carlander et Bengt Ametz, "Development of Abdominal Fat and Incipient Metabolic Syndrome in Young Healthy Men Exposed to Long-Term Stress", *Nutrition, Metabolism and Cardiovascular Diseases*, 2007, 17(6):427–35.
9. Lydia E. Kuo, Joanna B. Kitlinska, Jason U. Tilan, Lijun Li, Stephen B. Baker, Michael D. Johnson, Edward W. Lee, *et al.*, "Neuropeptide Y Acts Directly in the Periphery on Fat Tissue and Mediates Stress-Induced Obesity and Metabolic Syndrome", *Nature Medicine*, 2007, 13(7):803–11.
10. A. Janet Tomiyama, "Weight Stigma is Stressful. A Review of Evidence for the Cyclic Obesity/Weight-Based Stigma Model", *Appetite*, 2014, 82:8-15.
11. Alvin R. Tarlov, "Public Policy Frameworks for Improving Population Health", *Annals of the New York Academy of Sciences*, 1999, 896:281–93.
12. Taroni Chandola, Eric Brunner et Michael Marmot, "Chronic Stress at Work and the Metabolic Syndrome: Prospective Study", *The BMJ*, 2006, 332(7540): 521–5.
13. Robert M. Sapolsky, *Why Zebras Don't Get Ulcers: The Acclaimed Guide to Stress, Stress-Related Diseases and Coping*, 3rd edition, New York:W.H. Freeman, 2004.
14. Margaret E. Kemeny, Tara L. Gruenewald et Sally S. Dickerson, "Shame as the Emotional Response to Threat to the Social Self. Implications for Behavior, Physiology, and Health", *Psychological Inquiry*, 2004, 15(2):153–60.
15. Vincent L. Wester, Sabine M. Staufenbiel, Margriet A.B. Veldhorst, Jenny A. Visser, Laura Manenschijn, Jan W. Koper, Francoise J.M. Klessens-Godfroy, *et al.*, "Long-Term Cortisol Levels Measured in Scalp Hair of Obese Patients", *Obesity*, 2014, 22(9):1956–8.
16. Margriet Veldhorst, Gerard Noppe, Mieke H.T.M. Jongejan, Chantine B.M. Kok, Selma Mekic, Jan Willem Koper, Elisabeth F.C. van Rossum et Erica L.T. van den Akker, "Increased Scalp Hair Cortisol Concentrations in Obese Children", *The Journal of Clinical Endocrinology & Metabolism*, 2014, 99(1):285–90.
17. Natasha A. Schvey, Rebecca M. Puhl et Kelly D. Brownell, "The Stress of Stigma: Exploring the Effect of Weight Stigma on Cortisol Reactivity", *Psychosomatic Medicine*, 2014, 76(2):156–62.
18. Rebecca M. Puhl and Chelsea A. Heuer, "Obesity Stigma: Important Considerations for Public Health", *American Journal of Public Health*, 2010, 100(6):1019–28.

19. Angelina R. Sutin, Yannick Stephan, Martina Luchetti et Antonio Terracciano, “Perceived Weight Discrimination and C-Reactive Protein”, *Obesity*, 2014, 22(9):1959–61.
20. A. Janet Tomiyama, Elissa Epel, Trissa A. McClatchey, Gina Poelke, Margaret E. Kemeny, Shannon K. McCoy et Jennifer Daubenmier, “Associations of Weight Stigma with Cortisol and Oxidative Stress Independent of Adiposity”, *Health Psychology*, 2014, 33(8):862–7.
21. S.J. Lupien, S. King, M.J. Meaney et B.S. McEwen, “Can Poverty Get Under Your Skin? Basal Cortisol Levels and Cognitive Function in Children from Low and High Socioeconomic Status”, *Developmental Psychopathology*, 2001, 13(3):653–76.
22. Anandi Mani, Sendhil Mullainathan, Eldar Shafir et Jiaying Zhao, “Poverty Impedes Cognitive Function”, *Science*, 2013, 341(6149):976-80.
23. Floriana S. Luppino, Leonore M. de Wit, Paul F. Bouvy, Theo Stijnen, Pim Cuijpers, Brenda W.J.H. Penninx et Frans G. Zitman, “Overweight, Obesity, and Depression: A Systematic Review and Meta-analysis of Longitudinal Studies”, *Archives of General Psychiatry*, 2010, 67(3):220–9.
24. S.R. Bornstein, A. Schuppenies, M.-L. Wong et J. Licinio, “Approaching the Shared Biology of Obesity and Depression: The Stress Axis as the Locus of Gene-Environment Interactions”, *Molecular Psychiatry*, 2006, 11(10):892–902.
25. Mary F. Dallman, “Stress-Induced Obesity and the Emotional Nervous System”, *Trends in Endocrinology and Metabolism*, 2010, 21(3):150-65.
26. A. Janet Tomiyama, Traci Mann, Danielle Vinas, Jeffrey M. Hunger, Jill DeJager et Shelley E. Taylor, “Low Calorie Dieting Increases Cortisol”, *Psychosomatic Medicine* 72(4) (2010): 357–64.
27. Drew A. Anderson, Jennifer R. Shapiro, Jennifer D. Lundgren, Leah E. Spataro et Cheryl A. Frye. “Self- reported Dietary Restraint is Associated with Elevated Levels of Salivary Cortisol”, *Appetite*, 2002, 38(1):13–7.
28. Judy A. McLean, Susan I. Barr et Jerilynn C. Prior, “Cognitive Dietary Restraint is Associated with Higher Urinary Cortisol Excretion in Healthy Premenopausal Women”, *The American Journal of Clinical Nutrition*, 2001, 73(1):7–12.
29. Amy Kiefer, Jue Lin, Elizabeth Blackburn et Elissa Epel, “Dietary Restraint and Telomere Length in Pre- and Postmenopausal Women”, *Psychosomatic Medicine*, 2008, 70(8):845–9.
30. Eli Puterman, Jue Lin, Elizabeth Blackburn, Aoife O'Donovan, Nancy Adler et Elissa Epel, “The Power of Exercise: Buffering the Effect of Chronic Stress on Telomere Length”, *PLoS ONE*, 2010, 5(5):e10837.
31. Rajita Sinha and Ania M. Jastreboff, “Stress as a Common Risk Factor for Obesity and Addiction”, *Biological Psychiatry*, 2013, 73(9):827-35.
32. Harriët Schellekens, Beate C. Finger, Timothy G. Dinan et John F. Cryan, “Ghrelin Signalling and Obesity: At the Interface of Stress, Mood and Food Reward”, *Pharmacology & Therapeutics*, 2012, 135(3):316–26.
33. P.A. Tataranni, D.E. Larson, S. Snitker, J.B. Young, J.P. Flatt, J.P. and E. Ravussin, “Effects of Glucocorticoids on Energy Metabolism and Food Intake in Humans”, *American Journal of Physiology—Endocrinology and Metabolism*, 1996, 271(2):E31725.
34. A. Janet Tomiyama, Mary F. Dallman et Elissa S. Epel, “Comfort Food is Comforting to Those Most Stressed: Evidence of the Chronic Stress Response Network in High Stress Women”, *Psychoneuroendocrinology*, 2011, 36(10):1513–9.
35. Diana E. Pankevich, Sarah L.Teegarden, Andrew D. Hedin, Catherine L. Jensen et Tracy L. Bale, “Calorie Restriction Experience Reprograms Stress and Orexigenic Pathways and Promotes Binge Eating”, *Journal of Neuroscience*, 2010, 30(48):16399–407.
36. Eve Van Cauter and Kristen L. Knutson, “Sleep and the Epidemic of Obesity in Children and Adults”, supplément, *European Journal of Endocrinology*, 2008, 159(1):S59–66.

37. L.S. Nielsen, K.V. Danielsen et T.I.A. Sørensen, "Short Sleep Duration as a Possible Cause of Obesity: Critical Analysis of the Epidemiological Evidence", *Obesity Reviews*, 2011, 12(2):78–92.
38. Lorrie Magee and Lauren Hale, "Longitudinal Associations Between Sleep Duration and Subsequent Weight Gain: A Systematic Review", *Sleep Medicine Reviews*, 2012, 16(3):231–41.
39. Laura Manenschijn, Rulanda G.P.M. van Kruysbergen, Frank H. de Jong, Jan W. Koper et Elisabeth F.C. van Rossum, "Shift Work at Young Age is Associated with Elevated Long-Term Cortisol Levels and Body Mass Index", *The Journal of Clinical Endocrinology & Metabolism*, 2011, 96(11):E1862–5.
40. Kristen L. Knutson and Eve Van Cauter, "Associations Between Sleep Loss and Increased Risk of Obesity and Diabetes", *Annals of the New York Academy of Sciences*, 2008, 1129:287–304.
41. Francesco P. Cappuccio, Lanfranco D'Elia, Pasquale Strazzullo et Michelle A. Miller, "Quantity and Quality of Sleep and Incidence of Type 2 Diabetes: A Systematic Review and Meta-analysis", *Diabetes Care*, 2010, 33(2):414–20.
42. Qun Xu, Yiqing Song, Albert Hollenbeck, Aaron Blair, Arthur Schatzkin et Honglei Chen, "Day Napping and Short Night Sleeping are Associated with Higher Risk of Diabetes in Older Adults", *Diabetes Care*, 2010, 33(1):78–83.
43. Paul Grossman, Ludger Niemann, Stefan Schmidt et Harald Walach, "Mindfulness-Based Stress Reduction and Health Benefits: A Meta-analysis", *Journal of Psychosomatic Research*, 2004, 57(1):35–43.
44. Michael Gleeson, Nicolette C. Bishop, David J. Stensel, Martin R. Lindley, Sarabjit S. Mastana. and Myra R. Nimmo, "The Anti-inflammatory Effects of Exercise: Mechanisms and Implications for the Prevention and Treatment of Disease", *Nature Reviews Immunology*, 2011, 11(9):607–15.
45. Jeffrey A. Woods, Kenneth R. Wilund, Stephen A. Martin et Brandon M. Kistler, "Exercise, Inflammation and Aging", *Aging and Disease*, 2012, 3(1):130–40.
46. Chun-Xia Yi, Omar Al.Massadi, Elizabeth Donelan, Maarit Lehti, Jon Weber, Chandler Ress, Chitrang Trivedi, *et al.*, "Exercise Protects Against High-Fat Diet-Induced Hypothalamic Inflammation", *Physiology & Behavior*, 2012, 106(4):485–90.

Chapitre 8 : Quand les calories ne comptent pas

1. Lorien E. Urban, Gerard E. Dallial, Lisa M. Robinson, Lynne M. Ausman, Edward Saltzman et Susan B. Roberts, "The Accuracy of Stated Energy Contents of Reduced-Energy, Commercially Prepared Foods", *Journal of the American Dietetic Association*, 2010, 110(1):116–23.
2. Kevin D. Hall, Steven B. Heymsfield, Joseph W. Kemnitz, Samuel Klein, Dale A. Schoeller et John R. Speakman, "Energy Balance and its Components: Implications for Body Weight Regulation", *The American Journal of Clinical Nutrition*, 2012, 95(4):989–94.
3. Alexandra M. Johnstone, Sandra D. Murison, Jackie S. Duncan, Kellie A. Rance et John R. Speakman, "Factors Influencing Variation in Basal Metabolic Rate Include Fat-Free mass, Fat Mass, Age, and Circulating Thyroxine But Not Sex, Circulating Leptin, or Triiodothyronine", *The American Journal of Clinical Nutrition*, 2005, 82(5):941–8.
4. Casey Neistat, "Calorie Detective", *The New York Times*, 12 février 2013.
5. Urban, Dallial, Robinson, Ausman, Saltzman et Roberts, "The Accuracy of Stated Energy Contents of Reduced-Energy, Commercially Prepared Foods".
6. Janet A. Novotny, Sarah K. Gebauer et David J. Baer, "Discrepancy Between the Atwater Factor Predicted and Empirically Measured Energy Values of Almonds in Human Diets", *The American Journal of Clinical Nutrition*, 2012, 96(2):296–301.

7. Rachel N. Carmody and Richard W. Wrangham, "The Energetic Significance of Cooking", *Journal of Human Evolution*, 2009, 57(4):379–91.
8. Karina Fonseca-Azevedo and Suzana Herculano-Houzel, "Metabolic Constraint Imposes Tradeoff Between Body Size and Number of Brain Neurons in Human Evolution", *Proceedings of the National Academy of Sciences USA*, 2012, 109(45):18571–6.
9. C. Koebnick, C. Strassner, I. Hoffmann, I. and C. Leitzmann, "Consequences of a Long-Term Raw Food Diet on Body Weight and Menstruation: Results of a Questionnaire Survey", *Annals of Nutrition & Metabolism*, 1999, 43(2):69–78.
10. Scott M. Boback, Christian L. Cox, Brian D. Ott, Rachel Carmody, Richard W. Wrangham et Stephen M. Secor, "Cooking and Grinding Reduces the Cost of Meat Digestion", *Comparative Biochemistry and Physiology, Part A: Molecular & Integrative Physiology*, 2007, 148(3):651–6.
11. Pieter Evenepoel, Benny Geypens, Anja Luypaerts, Martin Hiele, Yvo Ghoos et Paul Rutgeerts, "Digestibility of Cooked and Raw Egg Protein in Humans as Assessed by Stable Isotope Techniques", *The Journal of Nutrition*, 1998, 128(10):1716–22.
12. Emily E. Groopman, Rachel N. Carmody et Richard W. Wrangham, "Cooking Increases Net Energy Gain from a Lipid-Rich Food", *American Journal of Physical Anthropology*, 2015, 156(1):11–18.
13. Dariush Mozaffarian, Tao Hao, Eric B. Rimm, Walter C. Willett et Frank B. Hu, "Changes in Diet and Lifestyle and Long-Term Weight Gain in Men and Women", *The New England Journal of Medicine*, 2011, 364(25):2393–404.
14. Fredrik Bäckhed, Hao Ding, Ting Wang, Lora V. Hooper, Gou Young Koh, Andras Nagy, Clay F. Semenkovich et Jeffrey I. Gordon, "The Gut Microbiota as an Environmental Factor that Regulates Fat Storage", *Proceedings of the National Academy of Sciences USA*, 2004, 101(44):15718–23.
15. Lawrence A. David, Corinne F. Maurice, Rachel N. Carmody, David B. Gootenberg, Julie E. Button, Benjamin E. Wolfe, Alisha V. Ling, *et al.*, "Diet Rapidly and Reproducibly Alters the Human Gut Microbiome", *Nature*, 2014, 505(7484):559–63.
16. Martin J. Blaser and Stanley Falkow, "What Are the Consequences of the Disappearing Human Microbiota?", *Nature Reviews Microbiology*, 2009, 7(12):887–94.
17. T. Azuma, H. Suto, Y. Ito, M. Ohtani, M. Dojo, M. Kuriyama et T. Kato, "Gastric Leptin and *Helicobacter Pylori* Infection", *Gut*, 2001, 49(3):324–9.
18. Julia K. Goodrich, Jillian L. Waters, Angela C. Poole, Jessica L. Sutter, Omry Koren, Ran Blekhman, Michelle Beaumont, *et al.*, "Human Genetics Shape the Gut Microbiome", *Cell*, 2014, 159(4):789–99.
19. Vanessa K. Ridaura, Jeremiah J. Faith, Federico E. Rey, Jiye Cheng, Alexis E. Duncan, Andrew L. Kau, Nicholas W. Griffin, *et al.*, "Gut Microbiota from Twins Discordant for Obesity Modulate Metabolism in Mice", *Science*, 2013, 341(6150):1241214.
20. Giovanni Musso, Roberto Gambino et Maurizio Cassader, "Interactions Between Gut Microbiota and Host Metabolism Predisposing to Obesity and Diabetes", *Annual Review of Medicine*, 2011, 62:361–80.
21. Alice P. Liou, Melissa Paziuk, Jesus-Mario Luevano Jr., Sriram Machineni, Peter J. Turnbaugh et Lee M. Kaplan, "Conserved Shifts in the Gut Microbiota Due to Gastric Bypass Reduce Host Weight and Adiposity", *Science Translational Medicine*, 2013, 5(178):178ra41.
22. Neha Alang and Colleen R. Kelly, "Weight Gain After Fecal Microbiota Transplantation", *Open Forum Infectious Diseases*, 2015, 2(1):10.1093/ofid/ofv004.
23. Karen K. Ryan, Valentina Tremaroli, Christoffer Clemmensen, Petia Kovatcheva-Datchary, Andriy Myronovych, Rebekah Karns, Hilary E. Wilson-Pérez *et al.*, "FXR is a Molecular Target for the Effects of Vertical Sleeve Gastrectomy", *Nature*, 2014, 509(7499):183–8.
24. Sungsoon Fang, Jae Myoung Suh, Shannon M. Reilly, Elizabeth Yu, Olivia Osborn, Denise Lackey,

Eiji Yoshihara, *et al.*, "Intestinal FXR Agonism Promotes Adipose Tissue Browning and Reduces Obesity and Insulin Resistance", *Nature Medicine*, 2015, 21(2):159–65.
25. Nadja Larsen, Finn K. Vogensen, Frans W.J. van den Berg, Dennis Sandris Nielsen, Anne Sofie Andreassen, Bente K. Pedersen, Waleed Abu Al-Sou, *et al.*, "Gut Microbiota in Human Adults with Type 2 Diabetes Differs from Nondiabetic Adults", *PLoS ONE*, 2010, 5(2):e9085.
26. Anne Vrieze, Els Van Nood, Frits Holleman, Jarkko Salojärvi, Ruud S. Kootte, Joep F.W.M. Bartelsman, Geesje M. Dallinda-Thie, et al., "Transfer of Intestinal Microbiota from Lean Donors Increases Insulin Sensitivity in Individuals with Metabolic Syndrome", *Gastroenterology*, 2012, 143(4):913–6.
27. Na Fei and Liping Zhao, "An Opportunistic Pathogen Isolated from the Gut of an Obese Human Causes Obesity in Germfree Mice", *The ISME Journal*, 2013, 7(4):880–4.
28. Patrice D. Cani, Jacques Amar, Miguel Angel Iglesias, Marjorie Poggi, Claude Knauf, Delphine Bastelica, Audrey M. Neyrinck, *et al.*, "Metabolic Endotoxemia Initiates Obesity and Insulin Resistance", *Diabetes*, 2007, 56(7):1761–72.
29. Omry Koren, Julia K. Goodrich, Tyler C. Cullender, Aymé Spor, Kirsi Laitinen, Helene Kling Bäckhed, Antonio Gonzalez, *et al.*, "Host Remodeling of the Gut Microbiome and Metabolic Changes During Pregnancy", *Cell*, 2012, 150(3):470–80.
30. Emmanuelle Le Chatelier, Trine Nielsen, Junjie Qin, Edi Prifti, Falk Hildebrand, Gwen Falony, Mathieu Almeida, *et al.*, "Richness of Human Gut Microbiome Correlates with Metabolic Markers", *Nature*, 2013, 500(7464):541–6.
31. Ilseung Cho, Shingo Yamanishi, Laura Cox, Barbara A. Methé, Jiri Zavadil, Kelvin Li, Zhan Gao, *et al.*, "Antibiotics in Early Life Alter the Murine Colonic Microbiome and Adiposity", *Nature*, 2012, 488(7413):621–6.
32. Laura M. Cox, Shingo Yamanishi, Jiho Sohn, Alexander V. Alekseyenko, Jacqueline M. Leung, Ilseung Cho, Sungheon G. Kim, Huilin Li, *et al.*, "Altering the Intestinal Microbiota During a Critical Developmental Window Has Lasting Metabolic Consequences", *Cell*, 2014, 158(4):705–21.
33. M.B. Azad, S.L., Bridgman, A.B. Becker et A.L. Kozyrskyj, "Infant Antibiotic Exposure and the Development of Childhood Overweight and Central Adiposity", *International Journal of Obesity*, 2014, 38(10):1290–8.
34. T.A. Ajslev, C.S. Andersen, M. Gamborg, T.I.A. Sørensen et T. Jess, "Childhood Overweight After Establishment of the Gut Microbiota: The Role of Delivery Mode, Pre-pregnancy Weight and Early Administration of Antibiotics", *International Journal of Obesity*, 2011, 35(4):522–9.
35. Mike Sharland on behalf of the SACAR Paediatric Subgroup, "The Use of Antibacterials in Children: A Report of the Specialist Advisory Committee on Antimicrobial Resistance (SACAR) Paediatric Subgroup", supplément, *Journal of Antimicrobial Chemotherapy*. 2007, 60(1):i15–26.
36. Anders Hviid, Henrik Svanström et Morten Frisch, "Antibiotic Use and Inflammatory Bowel Disease in Childhood", *Gut*, 2011, 60, 49–54.

Chapitre 9 : Blamez vos ancêtres

1. Lisa Belkin, "Watching Her Weight", *The New York Times Magazine*, 8 juillet 2001.
2. Story Rick Nathanson, "Nine Years Ago, the State Took Custody of 3-Year-Old Ana Because of Her Weight; She Still Faces Challenges Today", *Albuquerque Journal*, 28 février 2010.
3. Daniel R. Gross, "Time Allocation: A Tool for the Study of Cultural Behavior", *Annual Review of Anthropology*, 1984, 13:519–58.
4. Anna Revedin, Biancamaria Aranguren, Roberto Becattini, Laura Longo, Emanuele Marconi, Marta Mariotti Lippi, Natalia Skakun, *et al.*, "Thirty Thousand-Year-Old Evidence of Plant Food

Processing", *Proceedings of the National Academy of Sciences USA*, 2010, 107(44):18815–9.

5. Frank W. Marlowe, "Hunter-Gatherers and Human Evolution", *Evolutionary Anthropology*, 2005, 14(2):54–67.
6. Kevin N. Laland, John Odling-Smee et Sean Myles, "How Culture Shaped the Human Genome: Bringing Genetics and the Human Sciences Together", *Nature Reviews Genetics*, 2010, 11(2):137–48.
7. K.M. Flegal and R.P. Troiano, "Changes in the Distribution of Body Mass Index of Adults and Children in the US Population", *International Journal of Obesity and Related Metabolic Disorders*, 2000, 24(7):807–18.
8. Claudia Dreifus, "A Mathematical Challenge to Obesity: A Conversation with Carson Chow", *The New York Times*, 14 mai 2012.
9. B. Rokholm, J.L. Baker et T. Sørensen, "The Levelling Off of the Obesity Epidemic Since the Year 1999—A Review of Evidence and Perspectives", *Obesity Reviews*, 2010, 11(12):835–46.
10. K. Silventoinen, B. Rokholm, J. Kaprio et T.I.A. Sørensen, "The Genetic and Environmental Influences on Childhood Obesity: A Systematic Review of Twin and Adoption Studies", *International Journal of Obesity*, 2010, 34(1):29–40.
11. John J. Reilly, Julie Armstrong, Ahmad R. Dorosty, Pauline M. Emmett, A. Ness, I. Rogers, Colin Steer, *et al.*, "Early Life Risk Factors for Obesity in Childhood: Cohort Study", *The BMJ*, 2005, 330:1357.
12. Jane Wardle, Susan Carnell, Claire M.A. Haworth et Robert Plomin, "Evidence for a Strong Genetic Influence on Childhood Adiposity Despite the Force of the Obesogenic Environment", *The American Journal of Clinical Nutrition*, 2008, 87(2):398–404.
13. J.B. Meigs, L.A. Cupples et P.W. Wilson, "Parental Transmission of Type 2 Diabetes Mellitus: The Framingham Offspring Study", *Diabetes*, 2000, 49(12):2201–7.
14. Pia Skov Hansen, Thomas Heiberg Brix, Thorkild I.A. Sørensen, Kirsten Ohm Kyvik et Laszlo Hegedüs, "Major Genetic Influence on the Regulation of the Pituitary–Thyroid Axis: A Study of Healthy Danish Twins", *The Journal of Clinical Endocrinology & Metabolism*, 2004, 89(3):1181–7.
15. Mark P.J. Vanderpump, "The Epidemiology of Thyroid Disease", *British Medical Bulletin*, 2011, 99(1):39–51.
16. Nils Knudsen, Peter Laurberg, Lone B. Rasmussen, Inge Bülow, Hans Perrild, Lars Ovesen et Torben Jørgensen, "Small Differences in Thyroid Function May Be Important for Body Mass Index and the Occurrence of Obesity in the Population", *The Journal of Clinical Endocrinology & Metabolism*, 2005, 90(7):4019–24.
17. Carl T. Montague, I. Sadaf Farooqi, Jonathan P. Whitehead, Maria A. Soos, Harald Rau, Nicholas J. Wareham, Ciaran P. Sewter, *et al.*, "Congenital Leptin Deficiency is Associated with Severe Early-Onset Obesity in Humans", *Nature*, 1997, 387(6636):903–8.
18. I Sadaf Farooqi, Susan A. Jebb, Gill Langmack, Elizabeth Lawrence, Christopher H. Cheetham, Andrew M. Prentice, Ieuan A. Hughes, *et al.*, "Effects of Recombinant Leptin Therapy in a Child with Congenital Leptin Deficiency", *The New England Journal of Medicine*, 1999, 341(12):879–84.
19. Oliver J. Muensterer and Riaz A. Agha, "Laparoscopic Sleeve Gastrectomy for a Two-and a Half Year Old Morbidly Obese Child—A Leap Into the Unknown", *International Journal of Surgery Case Reports*, 2013, 4(11):1055–6.
20. Heiko Krude, Heike Biebermann, Werner Luck, Rüdiger Horn, Georg Brabant et Annette Grüters, "Severe Early-Onset Obesity, Adrenal Insufficiency and Red Hair Pigmentation Caused by POMC Mutations in Humans", *Nature Genetics*, 1998, 19(2):155–7.
21. Stephen O'Rahilly and I. Sadaf Farooqi, "Human Obesity: A Heritable Neurobehavioral Disorder that is Highly Sensitive to Environmental Conditions", *Diabetes*, 2008, 57(11):2905–10.
22. Khalid K. Alharbi, Emmanuel Spanakis, Karen Tan, Matt J. Smith, Mohammed A. Aldahmesh, Sandra D. O'Dell, Avan Aihie Sayer, *et al.*, "Prevalence and Functionality of Paucimorphic and

Private MC4R Mutations in a Large, Unselected European British Population, Scanned by MeltMADGE", *Human Mutation*, 2007, 28(3):294–302.

23. Laura R. Pearce, Neli Atanassova, Matthew C. Banton, Bill Bottomley, Agatha A. van der Klaauw, Jean-Pierre Revelli, Audrey Hendricks, *et al.*, "KSR2 Mutations are Associated with Obesity, Insulin Resistance, and Impaired Cellular Fuel Oxidation", *Cell*, 2013, 155(4):765–77.
24. Timothy M. Frayling, Nicholas J. Timpson, Michael N. Weedon, Eleftheria Zeggini, Rachel M. Freathy, Cecilia M. Lindgren, John R.B. Perry, *et al.*, "A Common Variant in the FTO Gene is Associated with Body Mass Index and Predisposes to Childhood and Adult Obesity", *Science*, 2007, 316(5826):889–94.
25. Scott Smemo, Juan J. Tena, Kyoung-Han Kim, Eric R. Gamazon, Noboru J. Sakabe, Carlos Gómez-Marin, Ivy Aneas, *et al.*, "Obesity-Associated Variants Within *FTO* Form Long-Range Functional Connections with IRX3", *Nature*, 2014, 507(7492):371–5.
26. Leticia A. Brondani, Tais S. Assmann, Bianca M. de Souza, Ana P. Bouças, Luis H. Canani et Daisy Crispim, "Meta-analysis Reveals the Association of Common Variants in the *Uncoupling Protein (UCP) 1–3* Genes with Body Mass Index Variability", *PLoS ONE*, 2014, 9(5):e96411.
27. R.W. Morgan, J.S. Speakman et S.E. Grimshaw, "Inuit Myopia: An Environmentally Induced "Epidemic"?", *Canadian Medical Association Journal*, 1975, 112(5):575–7.
28. Kathryn Rose, Wayne Smith, Ian Morgan et Paul Mitchell, "The Increasing Prevalence of Myopia: Implications for Australia", *Clinical & Experimental Ophthalmology*, 2001, 29(3):116–20.
29. Kathryn A. Rose, Ian G. Morgan, Wayne Smith, George Burlutsky, Paul Mitchell et Seang-Mei Saw, "Myopia, Lifestyle, and Schooling in Students of Chinese Ethnicity in Singapore and Sydney", *Archives of Ophthalmology*, 2008, 126(4):527–30.
30. Lisa A. Jones, Loraine T. Sinnott, Donald O. Mutti, Gladys L. Mitchell, Melvin L. Moeschberger et Karla Zadnik, "Parental History of Myopia, Sports and Outdoor Activities, and Future Myopia", *Investigative Ophthalmology & Visual Science*, 2007, 48(8):3524–32.
31. Regan Ashby, Arne Ohlendorf et Frank Schaeffel, "The Effect of Ambient Illuminance on the Development of Deprivation Myopia in Chicks", *Investigative Ophthalmology and Visual Science*, 2009, 50(11):5348–54.
32. Kathryn A. Rose, Ian G. Morgan, Wayne Smith et Paul Mitchell, "High Heritability of Myopia Does Not Preclude Rapid Changes in Prevalence", *Clinical & Experimental Ophthalmology*, 2002, 30(3):168–72.
33. Atsuhiko Ichimura, Akira Hirasawa, Odile Poulain-Godefroy, Amélie Bonnefond, Takafumi Hara, Loïc Yengo, Ikuo Kimura, *et al.*, "Dysfunction of Lipid Sensor GPR120 Leads to Obesity in Both Mouse and Human", *Nature*, 2012, 483(7389):350–4.
34. Claude Bouchard, France T. Dionne, Jean-Aimé Simoneau et Marcel R. Boulay, "Genetics of Aerobic and Anaerobic Performances", *Exercise & Sport Sciences Reviews*, 1992, 20(1):27–58.
35. Claude Bouchard and Angelo Tremblay, "Genetic Influences on the Response of Body Fat and Fat Distribution to Positive and Negative Energy Balances in Human Identical Twins", supplément, *The Journal of Nutrition*, 1997, 127(5):943S–7.
36. M.A. Sarzynski, P. Jacobson, T. Rankinen, B. Carlsson, L. Sjöström, C. Bouchard et L.M.S. Carlsson, "Associations of Markers in 11 Obesity Candidate Genes with Maximal Weight Loss and Weight Regain in the SOS Bariatric Surgery Cases", *International Journal of Obesity*, 2011, 35(5), 676–83.
37. Christopher D. Still, G. Craig Wood, Xin Chu, Robert Erdman, Christina H. Manney, Peter N. Benotti, Anthony T. Petrick, *et al.* "High Allelic Burden of Four Obesity SNPs is Associated with Poorer Weight Loss Outcomes Following Gastric Bypass Surgery", *Obesity*, 2011, 19(8):1676–83.
38. H.R. Lajunen, J. Kaprio, A. Keski-Rahkonen, R.J. Rose, L. Pulkkinen, A. Rissanen et K.

Silventoinen, "Genetic and Environmental Effects on Body Mass Index During Adolescence: A Prospective Study Among Finnish Twins", *International Journal of Obesity*, 2009, 33(5):559–67.

39. Lise Dubois, Kirsten Ohm Kyvik, Manon Girard, Fabiola Tatone-Tokuda, Daniel Pérusse, Jacob Hjelmborg, Axel Skytthe, *et al.*, "Genetic and Environmental Contributions to Weight, Height, and BMI from Birth to 19 Years of Age: An International Study of Over 12,000 Twin Pairs", *PLoS ONE*, 2012, 7(2):e30153.
40. Sanna Tholin, Finn Rasmussen, Per Tynelius et Jan Karlsson, "Genetic and Environmental Influences on Eating Behavior: The Swedish Young Male Twins Study", *The American Journal of Clinical Nutrition*, 2005, 81(3):564–9.
41. J. Wardle, C. Llewellyn, S. Sanderson et R. Plomin, "The FTO Gene and Measured Food Intake in Children", *International Journal of Obesity*, 2009, 33(1):42–5.
42. William S. Garver, Sara B. Newman, Diana M. Gonzales-Pacheco, Joseph J. Castillo, David Jelinek, Randall A. Heidenreich et Robert A. Orlando, "The Genetics of Childhood Obesity and Interaction with Dietary Macronutrients", *Genes & Nutrition*, 2013, 8(3):271–87.
43. James Niels Rosenquist, Steven F. Lehrer, A. James O'Malley, Alan M. Zaslavsky, Jordan W. Smoller et Nicholas Christakis, "Cohort of Birth Modifies the Association Between FTO Genotype and BMI", *Proceedings of the National Academy of Sciences USA*, 2015, 112(2):354–9.

Chapitre 10 : À qui profitent nos kilos ?

1. Lisa Held, "Psychoanalysis Shapes Consumer Culture", *Monitor on Psychology*, 2009, 40(11):32.
2. Federal Trade Commission, "A Review of Food Marketing to Children and Adolescents: Follow-Up Report", décembre 2012.
3. Cees de Graaf and Frans J. Kok, "Slow Food, Fast Food and the Control of Food Intake", *Nature Reviews Endocrinology*, 2010, 6(5):290–3.
4. D.P. DiMeglio and R.D. Mattes, "Liquid versus Solid Carbohydrate: Effects on Food Intake and Body Weight", *International Journal of Obesity*, 2000, 24(6):794–800.
5. Terry L. Davidson and Susan E. Swithers, "Food Viscosity Influences Caloric Intake Compensation and Body Weight in Rats", *Obesity Research*, 2005, 13(3):537–44.
6. Benoit Chassaing, Omry Koren, Julie K. Goodrich, Angela C. Poole, Shanthi Srinivasan, Ruth E. Ley et Andrew T. Gewirtz, "Dietary Emulsifiers Impact the Mouse Gut Microbiota Promoting Colitis and Metabolic Syndrome", *Nature*, 2015, diffusé en ligne avant publication. doi: 10.1038/nature14232.
7. Frederick J. Zimmerman, "Using Marketing Muscle to Sell Fat: The Rise of Obesity in the Modern Economy", *Annual Review of Public Health*, 2011, 32:285–306.
8. Frederick J. Zimmerman and Janice F. Bell, "Associations of Television Content Type and Obesity in Children", *American Journal of Public Health*, 2010, 100(2):334–40.
9. Karen Glanz, Michael Basil, Edward Maibach, Jeanne Goldberg et Dan Snyder, "Why Americans Eat What They Do: Taste, Nutrition, Cost, Convenience, and Weight Control Concerns as Influences on Food Consumption", *Journal of the American Dietetic Association*, 1998, 98(10):1118–26.
10. Mark A. Pereira, Alex I. Kartashov, Cara B. Ebbeling, Linda Van Horn, Martha L. Slattery, David R. Jacobs, Jr. et David S. Ludwig, "Fast-Food Habits, Weight Gain, and Insulin Resistance (the CARDIA study): 15-year Prospective Analysis", *The Lancet*, 2005, 365(9453):36–42.
11. P. Rozin, C. Fischler, S. Imada, A. Sarubin et A. Wrzesniewski, "Attitudes to Food and the Role of Food in Life in the U.S.A., Japan, Flemish Belgium and France: Possible Implications for the Diet-Health Debate", *Appetite*, 1999, 33(2):163–80.

12. Brad Plumer, "The $956 Billion Farm Bill in One Graph", *The Washington Post*, 28 janvier 2014.
13. Lindsay P. Smith, Shu Wen Ng et Barry M. Popkin, "Trends in US Home Food Preparation and Consumption: Analysis of National Nutrition Surveys and Time Use Studies from 1965–1966 to 2007–2008", *Nutrition Journal*, 2013, 12:45.
14. Chase Purdy, "Attack on Meat Has Industry Seeing Red", *Politico*, 19 février 2015.
15. Lenard Lesser, Cara B. Ebbeling, Merrill Goozner, David Wypij et David S. Ludwig, "Relationship Between Funding Source and Conclusion Among Nutrition-Related Scientific Articles", *PLoS Medicine*, 2007, 4: e5.
16. D.C. Wilks, H. Besson, A.K. Lindroos et U. Ekelund, "Objectively Measured Physical Activity and Obesity Prevention in Children, Adolescents and Adults: a Systematic Review of Prospective Studies", *Obesity Reviews*, 2011, 12(5): e119–29.
17. Barbara J. Rolls, Dianne Engell et Leann L. Birch, "Serving Portion Size Influences 5-Year-Old But Not 3-Year-Old Children's Food Intakes", *Journal of the American Dietetic Association*, 2000, 100(2):232–4.
18. J. Hartmann-Boyce, D.J. Johns, S.A. Jebb, P. Aveyard, and on behalf of the Behavioural Weight Management Review Group, "Effect of Behavioural Techniques and Delivery Mode on Effectiveness of Weight Management: Systematic Review, Meta-analysis and Meta-regression", *Obesity Reviews*, 2014, 15(7):598–609.
19. Richard L. Cleland, Walter C. Gross, Laura D. Koss, Matthew Daynard et Karen M. Muoio, "Weight-Loss Advertising: An Analysis of Current Trends", Septembre 2002, Federal Trade Commission.
20. Coulter Jones, John Fauber et Kristina Fiore, "Diet Drug Companies Spend $60 Million Since 2010 Amid Push to Win FDA Approval for New Products", *Milwaukee Journal Sentinal*, 19 avril 2015.
21. Paul R. Thomas (ed.), *Weighing the Options: Criteria for Evaluating Weight-Management Programs*, 1995, Washington, DC:National Academy Press.

Chapitre 11 : Mangez avec plaisir et attention

1. Jason M. Lavender, Bianca F Jardin et Drew A. Anderson, "Bulimic Symptoms in Undergraduate Men and Women: Contributions of Mindfulness and Thought Suppression", *Eating Behaviors*, 2009, 10(4):228–31.
2. Akihiko Masuda, Matthew Price et Robert D. Latzman, "Mindfulness Moderates the Relationship Between Disordered Eating Cognitions and Disordered Eating Behaviors in a Non-clinical College Sample", *Journal of Psychopathology and Behavioral Assessment*, 2012, 34(1):107–15.
3. Eric B. Loucks, Willoughby B. Britton, Chanelle J. Howe, Charles B. Eaton et Stephen L. Buka, "Positive Associations of Dispositional Mindfulness with Cardiovascular Health: The New England Family Study", *International Journal of Behavioral Medicine*, 2014, diffusé en ligne avant publication, DOI 10.1007/s12529-014-9448-9.
4. Holley S. Hodgins et Kathryn C. Adair, "Attentional Processes and Meditation", *Consciousness and Cognition*, 2010, 19, 872–8.
5. Stefan G. Hofmann, Alice T. Sawyer, Ashley A. Witt et Diana Oh, "The Effect of Mindfulness-Based Therapy on Anxiety and Depression: A Meta-analytic Review", *Journal of Consulting and Clinical Psychology*, 2010, 78(2):169–83.
6. Jon Vøllestad, Morten Birkeland Nielsen et Geir Høstmark Nielsen, "Mindfulness- and Acceptance-Based Interventions for Anxiety Disorders: A Systematic Review and Meta-analysis", *British Journal of Clinical Psychology*, 2012, 51(3):239–60.
7. Jacob Piet and Esben Hougaard, "The Effect of Mindfulness-Based Cognitive Therapy for Prevention

of Relapse in Recurrent Major Depressive Disorder: A Systematic Review and Meta-analysis", *Clinical Psychology Review*, 2011, 31(6):1032–40.

8. J. David Creswell, Baldwin M. Way, Naomi I. Eisenberger et Matthew D. Lieberman, "Neural Correlates of Dispositional Mindfulness During Affect Labeling", *Psychosomatic Medicine*, 2007, 69(6):560–5.
9. L.O. Fjorback, M. Arendt, E. Ørnbol, P. Fink et H. Walach, "Mindfulness-Based Stress Reduction and Mindfulness-Based Cognitive Therapy—A Systematic Review of Randomized Controlled Trials", *Acta Psychiatrica Scandinavica*, 2011, 124(2):102–19.
10. Jonathan S. Abramowitz, David F. Tolin et Gordon P. Street, "Paradoxical Effects of Thought Suppression: A Meta-analysis of Controlled Studies", *Clinical Psychology Review*, 2001, 21(5):683–703.
11. Hugo J.E.M. Alberts, Francine Schneider et Carolien Martijn, "Dealing Efficiently with Emotions: Acceptance-Based Coping with Negative Emotions Requires Fewer Resources than Suppression", *Cognition & Emotion*, 2012, 26(5):863–70.
12. Hugo J.E.M. Alberts, Sandra Mulkens, Maud Smeets et Roy Thewissen, "Coping with Food Cravings. Investigating the Potential of a Mindfulness-Based Intervention", Appetite, 2010, 55(1):160–3.
13. Sally A. Dockendorff, Trent A. Petrie, Christy A. Greenleaf et Scott Martin, "Intuitive Eating Scale: An Examination Among Early Adolescents", *Journal of Counseling Psychology*, 2012, 59(4):604–11.
14. TeriSue Smith and Steven R. Hawks, "Intuitive Eating, Diet Composition, and the Meaning of Food in Healthy Weight Promotion", *American Journal of Health Education*, 2006, 37(3):130–6.
15. Nina Van Dyke and Eric J. Drinkwater, "Relationships Between Intuitive Eating and Health Indicators: Literature Review", *Public Health Nutrition*, 2014, 17(8):1757–66.
16. Clara E.L. Madden, Sook Ling Leong, Andrew Gray et Caroline C. Horwath, "Eating in Response to Hunger and Satiety Signals Is Related to BMI in a Nationwide Sample of 1601 Mid-age New Zealand Women", *Public Health Nutrition*, 2012, 15(12):2272–9.
17. Julie Gast, Amy Campbell Nielson, Anne Hunt et Jason L. Leiker, "Intuitive Eating: Associations with Physical Activity Motivation and BMI", *American Journal of Health Promotion*, 2015, 29(3):e91–9.
18. Steven Hawks, Hala Madanat, Jaylyn Hawks et Ashley Harris, "The Relationship Between Intuitive Eating and Health Indicators Among College Women", *American Journal of Health Education*, 2005, 36(6):331–6.
19. Tracy L. Tylka, "Development and Psychometric Evaluation of a Measure of Intuitive Eating", *Journal of Counseling Psychology*, 2006, 53(2):226–40.
20. Nina Van Dyke and Eric J. Drinkwater, "Relationships Between Intuitive Eating and Health Indicators: Literature Review", *Public Health Nutrition*, 2014, 17(8):1757–66.
21. Beate M. Herbert, Jens Blechert, Martin Hautzinger, Ellen Matthias et Cornelia Herbert, "Intuitive Eating is Associated with Interoceptive Sensitivity. Effects on Body Mass Index", *Appetite*, 2013, 70:22–30.
22. Beate M. Herbert, Eric R. Muth, Olga Pollatos et Cornelia Herbert, "Interoception Across Modalities. On the Relationship Between Cardiac Awareness and the Sensitivity for Gastric Functions", *PLoS ONE*, 2012, 7(5):e36646.
23. Ruth A. Baer, Sarah Fischer et Debra B. Huss, "Mindfulness and Acceptance in the Treatment of Disordered Eating", *Journal of Rational-Emotive and Cognitive–Behavior Therapy*, 2005, 23(4):281–300.
24. Jean Kristeller, Ruth Q. Wolever et Virgil Sheets, "Mindfulness-Based Eating Awareness Training (MB-EAT) for Binge Eating: A Randomized Clinical Trial", *Mindfulness*, 2014, 5(3):282–97.
25. Linda W. Craighead, *The Appetite Awareness Workbook: How to Listen to Your Body and Overcome Bingeing, Overeating, and Obsession with Food*,2006, Oakland, CA:New Harbinger Publications.

Chapitre 12 : Cessez de manger comme un automate

1. Brian Wansink, *Mindless Eating: Why We Eat More Than We Think*, 2010, New York: Bantam.
2. B. Wansink and S.B. Park, "At the Movies: How External Cues and Perceived Taste Impact Consumption Volume", *Food Quality and Preference*, 2001, 12(1):69–74.
3. David J. Mela, "Determinants of Food Choice: Relationships with Obesity and Weight Control", supplément, *Obesity Research*, 2001, 9(S11):249S–55.
4. Julian Parfitt, Mark Barthel et Sarah Macnaughton, "Food Waste Within Food Supply Chains: Quantification and Potential for Change to 2050", *Philosophical Transactions of the Royal Society B*, 2010, 365(1554):3065–81.
5. Brian Wansink, James E. Painter et Jill North, "Bottomless Bowls: Why Visual Cues of Portion Size May Influence Intake", *Obesity Research*, 2005, 13(1):93–100.
6. Barbara E. Kahn and Brian Wansink, "The Influence of Assortment Structure on Perceived Variety and Consumption Quantities", *Journal of Consumer Research*, 2004, 30(4):519–33.
7. Jeffrey Sobal and Brian Wansink, "Kitchenscapes, Tablescapes, Platescapes, and Foodscapes: Influences of Microscale Built Environments on Food Intake", *Environment and Behavior*, 2007, 39(1):124–42.
8. Brian Wansink, "Environmental Factors that Increase the Food Intake and Consumption Volume of Unknowing Consumers", *Annual Review of Nutrition*, 2004, 24:455–79.
9. Barbara J. Rolls, Dianne Engell et Leann L. Birch, "Serving Portion Size Influences 5-Year-Old But Not 3-Year-Old Children's Food Intakes", *Journal of the American Dietetic Association*, 2000, 100(2):232–4.
10. Leann L. Birch, Susan L. Johnson, Graciella Andresen, John C. Peters et Marcia C. Schulte, "The Variability of Young Children's Energy Intake", *The New England Journal of Medicine*, 1991, 324(4):232–5.
11. Katja Kröller, Dörte Jahnke et Petra Warschburger, "Are Maternal Weight, Eating and Feeding Practices Associated with Emotional Eating in Childhood?", *Appetite*, 2013, 65:25–30.
12. Jennifer Orlet Fisher and Leann Lipps Birch, "Restricting Access to Palatable Foods Affects Children's Behavioral Response, Food Selection, and Intake", *The American Journal of Clinical Nutrition*, 1999, 69(6):1264–72.
13. Leann L. Birch, Jennifer Orlet Fisher et Kirsten Krahnstoever Davison, "Learning to Overeat: Maternal Use of Restrictive Feeding Practices Promotes Girls' Eating in the Absence of Hunger", *The American Journal of Clinical Nutrition*, 2003, 78(2):215–20.
14. Jennifer Orlet Fisher and Leann L. Birch, "Eating in the Absence of Hunger and Overweight in Girls at 5 and 7 Y of Age", *The American Journal of Clinical Nutrition*, 2002, 76(1):226–31.
15. Tanja V.E. Kral, David B. Allison, Leann L. Birch, Virginia A. Stallings, Reneé H. Moore et Myles S. Faith, "Caloric Compensation and Eating in the Absence of Hunger in 5- to 12-Y-Old Weight-Discordant Siblings", *The American Journal of Clinical Nutrition*, 2012, 96(3):574–83.
16. Gina L. Tripicchio, Kathleen L. Keller, Cassandra Johnson, Angelo Pietrobelli, Moonseong Heo et Myles S. Faith, "Differential Maternal Feeding Practices, Eating Self-Regulation, and Adiposity in Young Twins", *Pediatrics*, 2014, 134(5):e1399–404.
17. Julie A. Mennella and Gary K. Beauchamp, "Flavor Experiences During Formula Feeding Are Related to Preferences During Childhood", *Early Human Development*, 2002, 68(2):71–82.
18. Ellyn Satter, *Child of Mine: Feeding with Love and Good Sense*, 2000, Boulder CO:Bull Publishing.
19. Katja Kröller and Petra Warschburger, "Associations Between Maternal Feeding Style and Food

Intake of Children with a Higher Risk for Overweight", *Appetite*, 2008, 51(1):166–72.
20. Elizabeth D. Capaldi (ed.), *Why We Eat What We Eat: The Psychology of Eating*, 1996, Washington, DC:American Psychological Association, Chapter 3.
21. Maureen K. Spill, Leann L. Birch, Liane S. Roe et Barbara J. Rolls, "Hiding Vegetables to Reduce Energy Density: An Effective Strategy to Increase Children's Vegetable Intake and Reduce Energy Intake", *The American Journal of Clinical Nutrition*, 2011, 94(3):735–41.

Chapitre 13 : Mieux vaut être en bonne santé que mince

1. Emma Lewis, "Why There's No Point Telling Me to Lose Weight", *The BMJ*, 2015, 350:g6845.
2. Christine Aramburu, Alegria Drury et Margaret Louis, "Exploring the Association Between Body Weight, Stigma of Obesity, and Health Care Avoidance", *Journal of the American Association of Nurse Practitioners*, 2002, 14(12):554-61.
3. Steven N. Blair, "Physical Inactivity: The Biggest Public Health Problem of the 21st Century", *British Journal of Sports Medicine*, 2009, 43(1):1–2.
4. http://www.dishlab.org/hero.php
5. Joyce B. Harp and Lindsay Hecht, "Obesity in the National Football League",. *Journal of the American Medical Association*, 2005, 293(9):1061–2.
6. Katherine M. Flegal, Brian K. Kit, Heather Orpana et Barry I. Graubard, "Association of All-Cause Mortality With Overweight and Obesity Using Standard Body Mass Index Categories: A Systematic Review and Meta-analysis", *Journal of the American Medical Association*, 2013, 309(1):71–82.
7. Virginia Hughes, "The Big Fat Truth", *Nature*, 2013, 497(7450):428–30.
8. Robert J. Kuczmarski and Katherine M. Flegal, "Criteria for Definition of Overweight in Transition: Background and Recommendations for the United States", *The American Journal of Clinical Nutrition*, 2000, 72(5):1074-81.
9. R.P. Troiano and K.M. Flegal, "Overweight Prevalence Among Youth in the United States: Why So Many Different Numbers?", supplément, *International Journal of Obesity and Related Metabolic Disorders*, 1999, 23(2):S22–7.
10. Yoni Freedhoff, "Nothing Good Can Ever Come from Weighing Your Child", *US News and World Report*, 27 novembre 2013.
11. Stephanie E. Simonds, Jack T. Pryor, Eric Ravussin, Frank L. Greenway, Ralph Dileone, Andrew M. Allen, Jaspreet Bassi, *et al.*, "Leptin Mediates the Increase in Blood Pressure Associated with Obesity", *Cell*, 2014, 159(6):1404–16.
12. The Look AHEAD Research Group, "Cardiovascular Effects of Intensive Lifestyle Intervention in Type 2 Diabetes", *The New England Journal of Medicine*, 2013, 369(2):145–54.
13. Amy Berrington de Gonzalez, Patricia Hartge, James R. Cerhan, Alan J. Flint, Lindsay Hannan, Robert J. MacInnis, Steven C. Moore, *et al.*, "Body-Mass Index and Mortality among 1.46 Million White Adults", *The New England Journal of Medicine*, 2010, 363:2211-9.
14. Thorkild I.A. Sörensen, Aila Rissanen, Maarit Korkeila et Jaakko Kaprio, "Intention to Lose Weight, Weight Changes, and 18-y Mortality in Overweight Individuals Without Co-morbidities", *PLoS Medicine*, 2005, 2:e171.
15. A.G. Dulloo, J. Jacquet, J.-P. Montani et Y. Schutz, "How Dieting Makes the Lean Fatter: From a Perspective of Body Composition Autoregulation Through Adipostats and Proteinstats Awaiting Discovery", supplément, *Obesity Reviews*, 2015, 16(S1):25–35.
16. I-Min Lee and Ralph S. Paffenbarger Jr., "Change in Body Weight and Longevity", *Journal of the American Medical Association*, 1992, 268(15):2045–9.

17. Peter Rzehak, Christa Meisinger, Gabriele Woelke, Sabine Brasche, Gert Strube et Joachim Heinrich, "Weight Change, Weight Cycling and Mortality in the ERFORT Male Cohort Study", *European Journal of Epidemiology*, 2007, 22(10):665–73.
18. Vanessa A. Diaz, Arch G. Mainous et Charles J. Everett, "The Association Between Weight Fluctuation and Mortality: Results from a Population-Based Cohort Study", *Journal of Community Health*, 2005, 30(3):153–65.
19. Lauren Lissner, L. Patricia M. Odell, Ralph B. D'Agostino, Joseph Stokes, Bernard E. Kreger, Albert J. Belanger et Kelly D. Brownell, "Variability of Body Weight and Health Outcomes in the Framingham Population", *The New England Journal of Medicine*, 1991, 324(26):1839–44.
20. Victoria L. Stevens, Eric J. Jacobs, Juzhong Sun, Alpa V. Patel, Marjorie L. McCullough, Lauren R. Teras et Susan M. Gapstur, "Weight Cycling and Mortality in a Large Prospective US Study", *American Journal of Epidemiology*, 2012, 175(8):785–92.
21. Alison E. Field, Susan Malspeis et Walter C. Willett, "Weight Cycling and Mortality Among Middle-Aged or Older Women", *Archives of Internal Medicine*, 2009, 169(9):881–6.
22. A. Bosy-Westphal, J. Kahlhöfer, M. Lagerpusch, T. Skurk et M.J. Muller, "Deep Body Composition Phenotyping During Weight Cycling: Relevance to Metabolic Efficiency and Metabolic Risk", supplément, *Obesity Reviews*, 2015, 16(S1):36–44.
23. A.G. Dulloo, J. Jacquet, J. Seydoux et J.-P. Montani. "The Thrifty 'Catch-Up Fat' Phenotype: Its Impact on Insulin Sensitivity During Growth Trajectories to Obesity and Metabolic Syndrome", supplément, *International Journal of Obesity*, 2006, 30(S4): S23–35.
24. H. Yatsuya, K. Tamakoshi, T. Yoshida, Y. Hori, H. Zhang, M. Ishikawa, S. Zhu, *et al.*, "Association Between Weight Fluctuation and Fasting Insulin Concentration in Japanese Men", *International Journal of Obesity*, 2003, 27(4):478–83.
25. Huiming Zhang, Koji Tamakoshi, Hiroshi Yatsuya, Chlyoe Murata, Keiko Wada, Rei Otsuka, Nobue Nagasawa, *et al.* "Long-Term Body Weight Fluctuation Is Associated with Metabolic Syndrome Independent of Current Body Mass Index Among Japanese Men", *Circulation Journal*, 2005, 69(1):13–8.
26. Taeko Kajioka, Shigeki Tsuzuku, Hiroshi Shimokata et Yuzo Sato, "Effects of Intentional Weight Cycling on Non-obese Young Women", *Metabolism*, 2002, 51(2):149–54.
27. Jason Andrade and Andrew Igneszewski, "Exercise and the Heart: A Review of the Early Studies, in Memory of Dr R.S. Paffenbarger", *BC Medical Journal*, 2007, 49(10):540–6.
28. Vaughn W. Barry, Meghan Baruth, Michael W. Beets, J. Larry Durstine, Jihong Liu et Steven N. Blair, "Fitness vs. Fatness on All-Cause Mortality: A Meta-analysis", *Progress in Cardiovascular Diseases*, 2014, 56(4):382–90.
29. Ming Wei, James B. Kampert, Carolyn E. Barlow, Milton Z. Nichaman, Larry W. Gibbons, Ralph S. Paffenbarger Jr. et Steven N. Blair, "Relationship Between Low Cardiorespiratory Fitness and Mortality in Normal-Weight, Overweight, and Obese Men", *Journal of the American Medical Association*, 1999, 282(16):1547–53.
30. Steven N. Blair, "Physical Inactivity: The Biggest Public Health Problem of the 21st Century", *British Journal of Sports Medicine*, 2009, 43(1):1–2.
31. Xiao-Ren Pan, Guang-Wei Li, Ying-Hua Hu, Ji-Xing Wang, Wen-Ying Yang, Zuo-Xin An, Ze-Xi Hu, *et al.*, "Effects of Diet and Exercise in Preventing NIDDM in People with Impaired Glucose Tolerance: The Da Qing IGT and Diabetes Study", *Diabetes Care*, 1997, 20(4):537–44.
32. Diana Thomas, Elizabeth J. Elliott et Geraldine A. Naughton, "Exercise for Type 2 Diabetes Mellitus", *Cochrane Database of Systematic Reviews,* 2006, Issue 3, Art. No.: CD002968.
33. Kelly A. Shaw, Hanni C. Gennat, Peter O'Rourke et Chris Del Mar, "Exercise for Overweight or Obesity", *Cochrane Database of Systematic Reviews,* 2006, Issue 4, Art. No.: CD003817.

34. Caroline K. Kramer, Bernard Zinman et Ravi Retnakaran, "Are Metabolically Healthy Overweight and Obesity Benign Conditions? A Systematic Review and Meta-analysis", *Annals of Internal Medicine*, 2013, 159(11):758–69.
35. Margaret F. Gregor and Gökhan S. Hotamisligil, "Inflammatory Mechanisms in Obesity", *Annual Review of Immunology*, 2011, 29:415–45.
36. Samuel Klein, Luigi Fontana, V. Leroy Young, Andrew R. Coggan, Charles Kilo, Bruce W. Patterson, and B. Selma Mohammed, "Absence of an Effect of Liposuction on Insulin Action and Risk Factors for Coronary Heart Disease", *The New England Journal of Medicine*, 2004, 350(25):2549–57.
37. Kai Sun, Christine M. Kusminski et Philipp E. Scherer, "Adipose Tissue Remodeling and Obesity", *Journal of Clinical Investigation*, 2011, 121(6):2094101.
38. Tracey M. McLaughlin, T. Liu, Gail Yee, F. Abbasi, C. Lamendola, G.M. Reaven, P. Tsao, *et al.*, "Pioglitazone Increases the Proportion of Small Cells in Human Abdominal Subcutaneous Adipose Tissue", *Obesity*, 2010, 18(5):926–31.
39. Qiqi Lu, Mingming Li, Yu Zou et Tong Cao, "Induction of Adipocyte Hyperplasia in Subcutaneous Fat Depot Alleviated Type 2 Diabetes Symptoms in Obese Mice", *Obesity*, 2014, 22(7):1623–31.
40. Julianne Holt-Lunstad, Timothy B. Smith et J. Bradley Layton, "Social Relationships and Mortality Risk: A Meta-analytic Review", *PLoS Medicine*, 2010, 7:e1000316.
41. Lisa M. Jaremka, Christopher P. Fagundes, Juan Peng, Jeanette M. Bennett, Ronald Glaser, William B. Malarkey et Janice K. Kiecolt-Glaser, "Loneliness Promotes Inflammation During Acute Stress", *Psychological Science*, 2013, 24(7):1089– 97.
42. Andrew Steptoe, Natalie Owen, Sabine R. Kunz-Ebrecht et Lena Brydon, "Loneliness and Neuroendocrine, Cardiovascular, and Inflammatory Stress Responses in Middle-Aged Men and Women", *Psychoneuroendocrinology*, 2004, 29(5):593–611.
43. Kate Karelina, Greg J. Norman, Ning Zhang, John S. Morris, Haiyan Peng et A. Courtney DeVries, "Social Isolation Alters Neuroinflammatory Response to Stroke", *Proceedings of the National Academy of Sciences, USA*, 2009, 106(14):5895–900.
44. Bernardo Léo Wajchenberg, "Subcutaneous and Visceral Adipose Tissue: Their Relation to the Metabolic Syndrome", *Endocrine Reviews*, 2000, 21(6):697–738.
45. Marie-Christine Pouliot, Jean-Pierre Després, André Nadeau, Sital Moorjani, Denis Prud'Homme, Paul J. Lupien, Angelo Tremblay et Claude Bouchard, "Visceral Obesity in Men. Associations with Glucose Tolerance, Plasma Insulin and Lipoprotein Levels", *Diabetes*, 1992, 41(7):826–34.
46. De-xiu Bu, Gabriel Griffin et Andrew H. Lichtman, "Mechanisms for the Anti-inflammatory Effects of Statins", *Current Opinion in Lipidology*, 2011, 22(3):165–70.
47. Amandine Chaix, Amir Zarrinpar, Phuong Miu et Satchidananda Panda, "Time-Restricted Feeding is a Preventative and Therapeutic Intervention Against Diverse Nutritional Challenges", *Cell Metabolism*, 2014, 20(6):991–1005.
48. Kim S. Stote, David J. Baer, Karen Spears, David R. Paul, G. Keith Harris, William V. Rumpler, Pilar Strycula, Samer S. Najjar, *et al.* "A Controlled Trial of Reduced Meal Frequency Without Caloric Restriction in Healthy, Normal-Weight, Middle-Aged Adults", *American Journal of Clinical Nutrition*, 2007, 85(4):981–8.
49. Daniela Jakubowicz, Maayan Barnea, Julio Wainstein et Oren Froy, "High Caloric Intake at Breakfast vs. Dinner Differentially Influences Weight Loss of Overweight and Obese Women", *Obesity*, 2013, 21(12):2504–12.
50. Eric M. Matheson, Dana E. King et Charles J. Everett, "Healthy Lifestyle Habits and Mortality in Overweight and Obese Individuals", *Journal of the American Board of Family Medicine*, 2012, 25(1):9–15.

51. Kim T.B. Knoops, Lisette C.P.G.M. de Groot, Daan Kromhout, Anne-Elisabeth Perrin, Olga Moreiras-Varela, Alesssandro Menotti et Wija A. van Staveren, "Mediterranean Diet, Lifestyle Factors, and 10-Year Mortality in Elderly European Men and Women: The HALE Project", *Journal of the American Medical Association*, 2004, 292(12):1433–9.
52. A. Janet Tomiyama, Britt Ahlstrom & Traci Mann, "Long-Term Effects of Dieting: Is Weight Loss Related to Health?", *Social and Personality Psychology Compass*, 2013, 7(12):861–77.
53. Linda Bacon, Judith S. Stern, Marta D. Van Loan et Nancy L. Keim, "Size Acceptance and Intuitive Eating Improve Health for Obese, Female Chronic Dieters", Journal of the American Dietetic Association, 2005, 105(6):929–36.
54. Greer Hawley, Caroline Horwath, Andrew Gray, Alison Bradshaw, Lisa Katzer, Janine Joyce et Sue O'Brien, "Sustainability of Health and Lifestyle Improvements Following a Non-dieting Randomised Trial in Overweight Women", *Preventive Medicine*, 2008, 47(6):593–9.

Chapitre 14 : Changez de mode de vie pour aller mieux

1. U.S. Department of Health and Human Services, "2008 Physical Activity Guidelines for Americans"
2. Satoru Kodama, Kazumi Saito, Shiro Tanaka, Miho Maki, Yoko Yachi, Mihoko Asumi, Ayumi Sugawara, *et al.*, "Cardiorespiratory Fitness as a Quantitative Predictor of All-Cause Mortality and Cardiovascular Events in Healthy Men and Women: A Meta-analysis", *Journal of the American Medical Association*, 2009, 301(19):2024–35.
3. Suvi Rovio, Ingemar Kåreholt, Eeva-Liisa Helkala, Matti Viitanen, Bengt Winblad, Jaakko Tuomilehto, Hilkka Soininen, *et al.*, "Leisure-Time Physical Activity at Midlife and the Risk of Dementia and Alzheimer's Disease", *Lancet Neurology*, 2005, 4(11):705–11.
4. J.E. Blundell, C. Gibbons, P. Caudwell, G. Finlayson et M. Hopkins, "Appetite Control and Energy Balance: Impact of Exercise", supplément, *Obesity Reviews*, 2015, 16(S1):67–76.
5. Ming Wei, James B. Kampert, Carolyn E. Barlow, Milton Z. Nichaman, Larry W. Gibbons, Ralph S. Paffenbarger Jr. et Steven N. Blair, "Relationship Between Low Cardiorespiratory Fitness and Mortality in Normal-Weight, Overweight, and Obese Men", *Journal of the American Medical Association*, 1999, 282(16):1547–53.
6. http://fitfatties.ning.com/
7. Holly S. Kessler, Susan B. Sisson et Kevin R. Short, "The Potential for High-Intensity Interval Training to Reduce Cardiometabolic Disease Risk", *Sports Medicine*, 2012, 42(6):489–509.
8. Josephine Y. Chau, Anne C. Grunseit, Tien Chey, Emmanuel Stamatakis, Wendy J. Brown, Charles E. Matthews, Adrian E. Bauman et Hidde P. van der Ploeg, "Daily Sitting Time and All-Cause Mortality: A Meta-analysis", *PLoS ONE*, 2013, 8(11): e80000.
9. Genevieve N. Healy, Charles E. Matthews, David W. Dunstan, Elisabeth A.H. Winkler et Neville Owen, "Sedentary Time and Cardio-metabolic Biomarkers in US Adults: NHANES 2003–06", *European Heart Journal*, 2011, 32(5):590–7.
10. David W. Dunstan, Bronwyn A. Kingwell, Robyn Larsen, Genevieve N. Healy, Ester Cerin, Marc T. Hamilton, Jonathan E. Shaw,. *et al.*, "Breaking Up Prolonged Sitting Reduces Postprandial Glucose and Insulin Responses", *Diabetes Care*, 2012, 35(5):976–83.
11. Gary Charness and Uri Gneezy, "Incentives to Exercise", *Econometrica*, 2009, 77(3):909–31.
12. D.L. Katz and S. Meller, "Can We Say What Diet is Best for Health?", *Annual Review of Public Health*, 2014, 35:83–103.
13. Centers for Disease Control and Prevention, "State Indicator Report on Fruits and Vegetables", 2013.

14. Oyinlola Oyebode, Vanessa Gordon-Dseagu, Alice Walker et Jennifer S. Mindell, "Fruit and Vegetable Consumption and All-Cause Cancer and CVD Mortality: Analysis of Health Survey for England Data", *Journal of Epidemiology & Community Health*, 2014, 68:856–62.
15. David J.A. Jenkins, Cyril W.C. Kendall, Augustine Marchie, Dorothea A. Faulkner, Julia M.W. Wong, Russell de Souza, Azadeh Emam, *et al.*, "Effects of a Dietary Portfolio of Cholesterol-Lowering Foods Versus Lovastatin on Serum Lipids and C-Reactive Protein", *Journal of the American Medical Association*, 2003, 290(4):502–10.
16. Manisha Chandalia, Abhimanyu Garg, Dieter Lutjohann, Klaus von Bergmann, Scott M. Grundy et Linda J. Brinkley, "Beneficial Effects of High Dietary Fiber Intake in Patients with Type 2 Diabetes Mellitus", *The New England Journal of Medicine*, 2000, 342(19):1392–8.
17. Elinor Ochs and Tamar Kremer-Sadik (eds) *Fast-Forward Family: Home, Work, and Relationships in Middle-Class America*, 2013, Berkeley: University of California Press, p. 56.
18. Dariush Mozaffarian, Renata Micha et Sarah Wallace., "Effects on Coronary Heart Disease of Increasing Polyunsaturated Fat in Place of Saturated Fat: A Systematic Review and Meta-analysis of Randomized Controlled Trials", *PLoS Medicine*, 2010, 7(3):e1000252.
19. L. Hooper, C.D. Summerbell, R. Thompson, D. Sills, F.G. Roberts, H.J. Moore et G. Davey Smith, "Reduced or Modified Dietary Fat for Preventing Cardiovascular Disease", *Cochrane Database of Systematic Reviews*, 2012, 5:CD002137.
20. Maria Luz Fernandez, "Dietary Cholesterol Provided by Eggs and Plasma Lipoproteins in Healthy Populations", *Current Opinion in Clinical Nutrition & Metabolic Care*, 2006, 9(1):8–12.
21. Alain J. Nordmann, Katja Suter-Zimmermann, Heiner C. Bucher, Iris Shai, Katherine R. Tuttle, Ramon Estruch et Matthias Briel, "Meta-analysis Comparing Mediterranean to Low-Fat Diets for Modification of Cardiovascular Risk Factors", *The American Journal of Medicine*, 2011, 124(9):841–51.e2.
22. Lluís Serra-Majem, Blanca Roman et Ramón Estruch, "Scientific Evidence of Interventions Using the Mediterranean Diet: A Systematic Review", supplément, *Nutrition Reviews*, 2006, 64(1):S27–47.

Chapitre 15 : De bonne habitudes valent mieux que de bonnes intentions

1. Mindy F. Ji and Wendy Wood. "Purchase and Consumption Habits: Not Necessarily What You Intend", *Journal of Consumer Psychology*, 2007, 17(4):261–76.
2. Thomas L. Webb and Paschal Sheeran, "Does Changing Behavioral Intentions Engender Behavior Change? A Meta-Analysis of the Experimental Evidence", *Psychological Bulletin*, 2006, 132:249–68.
3. Roy F. Baumeister and Todd F. Heatherton, "Self-Regulation Failure: An Overview", *Psychological Inquiry*, 1996, 7(1):1–15.
4. Earl K. Miller and Jonathan D. Cohen, "An Integrative Theory of Prefrontal Cortex Function", *Annual Review of Neuroscience*, 2001, 24:167–202.
5. Wendy Wood, Jeffrey M. Quinn et Deborah A. Kashy, "Habits in Everyday Life: Thought, Emotion, and Action", *Journal of Personality and Social Psychology*, 2002, 83(6):1281–97.
6. Christopher J. Armitage and Mark Conner, "Efficacy of the Theory of Planned Behaviour: A Meta-analytic Review", *British Journal of Social Psychology*, 2001; 40(4):471–99
7. Benjamin Gardner, Gert-Jan de Bruijn et Philippa Lally, "A Systematic Review and Meta-analysis of Applications of the Self-Report Habit Index to Nutrition and Physical Activity Behaviours", *Annals of Behavioural Medicine*, 2011, 42(2):174–87.

8. Phillippa Lally, Cornelia H.M. van Jaarsveld, Henry W.W. Potts et Jan Wardle. “How Are Habits Formed: Modelling Habit Formation in the Real World”, *European Journal of Social Psychology*, 2010, 40(6):998–1009.
9. Phillippa Lally and Benjamin Gardner, “Promoting Habit Formation”, supplément, *Health Psychology Review*, 2013, 7(1):S137–58.
10. Peter M. Gollwitzer and Paschal Sheeran, “Implementation Intentions and Goal Achievement: A Meta-analysis of Effects and Processes”, *Advances in Experimental and Social Psychology*, 2006, 38:69–119.

Table des matières